工学一体化企业新型学徒制培训教材
国家职业教育医药类规划教材

中药炮制
ZHONGYAO PAOZHI

与
YU

LINFANG ZHIJI
临方制剂

张晓军　蒋玲霞　主编
陈蕴涵　主审

U0231089

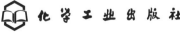

化学工业出版社

·北京·

内容简介

本书分为净制与切制、炒法、炙法、煅法、蒸煮焯法、丸剂的制备和浸出制剂的制备七个工作领域，细分为 31 项典型工作任务共 67 个职业能力点，涉及中药炮制与临方制剂工作的方方面面。

本书适合高职高专类院校中医药相关专业师生阅读，也可作为从事中药炮制加工、中药调剂、中药经营的管理者及基层医务工作者的参考书。

图书在版编目（CIP）数据

中药炮制与临方制剂/张晓军，蒋玲霞主编. —北京：化学工业出版社，2023.6
ISBN 978-7-122-43257-5

Ⅰ. ①中… Ⅱ. ①张…②蒋… Ⅲ. ①中药炮制学 - 高等职业教育 - 教材②中药制剂学 - 高等职业教育 - 教材 Ⅳ. ① R283

中国国家版本馆 CIP 数据核字（2023）第 060896 号

责任编辑：张　蕾
加工编辑：赵爱萍
责任校对：王　静
装帧设计：史利平

出版发行：化学工业出版社
　　　　　（北京市东城区青年湖南街 13 号　邮政编码 100011）
印　　装：河北鑫兆源印刷有限公司
710mm×1000mm　1/16　印张 19　字数 402 千字
2023 年 8 月北京第 1 版第 1 次印刷

购书咨询：010-64518888
售后服务：010-64518899
网　　址：http://www.cip.com.cn
凡购买本书，如有缺损质量问题，本社销售中心负责调换。

定　　价：69.80 元

《中药炮制与临方制剂》编委会

为深入贯彻落实《国家职业教育改革实施方案》（国发〔2019〕4号）、人社部《推进技工院校工学一体化技能人才培养模式实施方案》（人社部函〔2022〕20号），关于建设校企双元合作开发教材的要求，倡导使用新型活页式、工作手册式教材的要求，本教材依托国家级康养实训基地建设单位杭州第一技师学院和胡庆余堂国药号有限公司蒋玲霞大师工作室、卢超医药购销技能大师工作室合作开发。

本教材以培养学生综合能力为目标，主要从中药炮制与临方制剂领域中提取了7个工作领域、31项典型工作任务共67个职业能力点。其中7个工作领域包括净制与切制、炒法、炙法、煅法、蒸煮焯法、丸剂的制备和浸出制剂的制备，每个能力点围绕着核心概念、学习目标、基本知识、能力训练和课后作业这五个方面展开，其中能力训练包括操作条件、安全及注意事项、操作过程、学习结果评价这四个部分内容。

本教材以立德树人、培养学生创新意识和以学生为中心为理念，致力于开发新型活页式教材和工作手册式教材。配套信息化教学资源包，为个性化学习和"工学一体化"提供信息支持。本教材通过校企双元合作开发，促进产教融合、工学一体、共同构建服务于技工教育的现代职业教育教材体系。教材融会贯通课程标准、岗位需求、技能比赛、药品购销员等级工证书，将工作群与课程中的典型工作任务相统一，使学校培养的技能人才与企业岗位所需实现零对接。

由于活页式、工作手册式教材作为新生事物，需深入探索的领域还有很多，加之编者精力、学识、时间有限，内容疏漏与不足之处在所难免，望使用与参阅者不吝指正。

编　者

2023 年 3 月

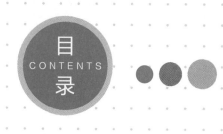

目录
CONTENTS

模块 A
净制与切制

项目 A-1
清除杂质与分离非药用部位

实训 A-1-1　能正确清除中药材的杂质

一、核心概念

1. 净制

即净选加工，是中药炮制的第一道工序，指将原药材采用适当方法，除去非药用部位、杂质及虫蛀、霉变、泛油等不符合药用要求的部分，使药材纯净。

2. 挑选

是清除混在中药材中的杂质、虫蛀及霉变品等，使其洁净，或将中药材按大小、粗细等进行分档，以便进一步加工处理。也称为挑拣。

3. 筛选

即过筛，选用不同孔径的药筛，筛除砂土、灰屑，分离杂质及不合格的饮片，或药材粉碎成粉末，过筛使粗细度符合规定。

4. 风选

是利用中药材和杂质的质量不同，利用簸扬，借起伏的风力，使中药材与杂质分离，以达到纯净之目的。

5. 水选

是将中药材用水洗或漂以除去杂质的常用方法。

6. 磁选

是利用强磁性材料吸附混合在药材中的磁性杂物，将药材与磁性杂质进行分离的一种方法。

二、学习目标

1. 能正确使用清除杂质的设备和工具。
2. 能选择适宜的方法清除中药材杂质。
3. 能检查并清洁净制容器和设备。

三、基本知识

1. 净制的目的
（1）除去杂质，使药材纯净。
（2）进行大小分档。
（3）除去非药用部位。
（4）分离不同药用部位。
（5）去除毒副作用部位。

2. 挑选

挑选的方法是将中药材放在竹匾或挑选台上，用手拣去簸不出、筛不下且不能入药的杂质，如核、骨、壳、柄、梗、木屑等，或变质失效的部分，如虫蛀、霉变及走油部分，或分离不同的药用部位。

（1）含有木屑、砂石等杂质的中药材

如莱菔子、桑螵蛸、石膏等。莱菔子是萝卜的干燥成熟种子，因其在夏季果实成熟时采割植株，搓出种子，其药材惯有的杂质为未去净的种皮、短梗或石块等。石膏主含含水硫酸钙，呈长块状、板块状或不规则块状，白色、灰白色或淡黄色，有的半透明，其药材惯有的杂质为黑色、黄色砂石等，饮片加工时需将其挑除。

（2）常夹有枯枝、腐叶及杂草等的中药材

如紫苏叶、广藿香、香薷等。紫苏叶为紫苏的干燥叶（或带嫩枝），夏季枝叶茂盛时采收，其药材惯有的杂质为老梗、腐叶等。广藿香为唇形科植物广藿香的干燥地上部分，枝叶茂盛时采割，饮片加工时，需除去残根和杂质，先抖下叶，筛净另放；茎洗净，润透，切段，晒干，再与叶混匀。

（3）常有霉变物混入的中药材

如枸杞子、百合、薤白等。枸杞子为宁夏枸杞的干燥成熟果实，夏、秋二季果实呈红色时采收，药材表面红色或暗红色，需除去果梗，因其含有枸杞多糖，储存时容易发生霉变，挑选时需注意。

（4）常黏附泥沙和木屑的中药材

如树脂类中药乳香、没药等。乳香为乳香树及同属植物树皮渗出的树脂，没药为地丁树或哈地丁树的干燥树脂，其药材常常粘有树皮，采收时落于地面的常黏附砂土杂质，品质较次，均需对其进行挑除。

3. 筛选

筛选的方法是使用竹筛、铁丝筛、铜筛等进行筛选。也有用马尾筛筛去细小种子类的杂质。现代多用机械操作，主要有振荡式筛药机和小型电动筛药机。操作时只要将待筛选的中药材放入筛子内，启动机器，即可筛净。不同体积的中药材，可更换不同孔径的筛子。这种机械结构简单，操作容易，效率高而噪声小。

（1）筛除泥土和杂质

选用不同规格的筛和箩，以除去中药材中的砂石杂质，使其达到洁净，如红花等。红花是夏季花由黄变红时采摘，其药材常常含有细小的砂石及叶，需要通过筛选进行去除。蝉蜕因蝉的幼虫生活在土中，将要羽化时，于黄昏及夜间钻出土表，爬到树上，然后抓紧树皮，蜕皮羽化，所以蝉蜕表面或内部常常粘有大量的泥土，可通过筛选将其去除，一般还需对其进行水选，以达到净制的目的。

（2）筛选不同体积大小的中药材

利用不同孔径的筛分离大小和粗细不同的中药材和粉末，使大小规格趋于一致，如浙贝母、半夏、延胡索等。浙贝母在炮制前，药材需要按大小分档，之后分别进行润制，才能保证将药材完全润透而不伤水。半夏为天南星科植物半夏的干燥块茎，在生产加工法半夏、清半夏、姜半夏前，均需要将其进行大小分档，根据块茎大小控制浸泡时间，最终达到内无干心。延胡索为罂粟科植物延胡索的干燥块茎，在进行切制或炮制前，也需要对其进行大小分档，便于切制、煮制。

4. 风选

风选一般使用风车或簸箕。风选的药材有紫苏子、车前子、吴茱萸、青葙子、莱菔子、葶苈子等，通过风选可将果柄、花梗、干瘪之物等非药用部位除去。

5. 水选

有些中药材常附着泥沙、盐分或不洁之物，用筛选或风选不易除去，故用水洗或漂的方法，以使中药材洁净。如乌梅、山茱萸、海藻、昆布等，均需洗或漂去附着的泥沙、盐分。质地较轻的蝉蜕、蛇蜕等水洗时，将药材置水中搅拌，使水洗药材中的杂质漂浮于水面或沉于水中而除去。水选时，应严格掌握时间，对药效成分易溶于水的中药材，一般采用"抢水洗"法(快速洗涤中药材，缩短中药材与水接触时间)，以免损失药效成分。

6. 磁选

有些中药材常附着磁性金属杂质，用筛选、风选、水选等方法都不易除去，故用磁选的方法，以使中药材洁净。如朱砂，需用磁铁吸净所含杂质的铁，再用水淘去杂石和泥沙使之洁净。磁选可以除去药材中的铁丝等金属杂物，保护切制、粉碎等炮制机械和人身安全。

7. 其他清除杂质的方法

传统净制方法还有摘除、剥离、挤压、刷、擦、火燎等，以达到净度要求。这些方法也可在清除非药用部位时使用。

（1）摘除

指用手将不入药的柄梗等摘除，使之纯净。如旋覆花、辛夷除去梗柄，即将少许辛夷或旋覆花摊放在竹匾内，用手轻轻摘除连在花朵上的细梗，同时拣去杂草残叶，留净药使用。

（2）剥离

指采用金属刀或竹片，挖去果实类中药材中的内瓤、毛核，以便于药用。如枳壳挖去内瓤、金樱子挖去毛。

（3）挤压

使用挤压等方法，把药材中药用部分完全挤排出。蟾酥为中华大蟾蜍或黑眶蟾蜍的干燥分泌物。多于夏、秋二季捕捉蟾蜍，洗净，挤取耳后腺和皮肤腺的白色浆液，加工，干燥。

（4）刷

指用刷子，刷去中药材外表面灰尘泥沙、线毛或其他附着物。如枇杷叶入药时就需用刷子刷去叶片的毛连附着物，再经过其他方法加工后方能入药。

（5）擦

将药材放水中浸渍，擦去果肉。如胡椒为胡椒科植物胡椒的干燥近成熟或成熟果实。秋末至次春果实呈暗绿色时采收，晒干，为黑胡椒；果实变红时采收，用水浸渍数日，擦去果肉，晒干，为白胡椒。

（6）火燎

用火对药材表面进行燎，去除表面的茸毛或鳞片。如鹿茸片加工时，需将鹿茸，燎去茸毛，刮净后，以布带缠绕茸体，自锯口面小孔灌入热白酒，并不断添酒，至润透或灌酒稍蒸，横切薄片，压平，干燥。鹿茸粉也需燎去茸毛，刮净后，劈成碎块，研成细粉。

四、能力训练

（一）操作条件

1. 净制设备，如挑选台、竹匾、竹筛、筛药机、风车、簸箕等。
2. 需要净制的药材，如莱菔子、蝉蜕、吴茱萸、昆布等。

（二）安全及注意事项

1. 净制设备使用时注意使用安全。

2. 火燎时注意用火消防安全。

3. 筛选时，动作不要太大，防止粉尘飞扬。

4. 水刷洗或漂洗后的药材要及时干燥，防止霉变。

（三）操作过程

序号	步骤	操作方法及说明	注意事项 / 操作标准
1	设备选择	能根据所需要清除的杂质种类确定所需的净制工具和设备	正确选择所需设备
2	设备洁净	能检查并清洁净制容器和设备	容器、设备应处于"设备完好""已清洁"状态
3	药材领取	能正确领取待净选的中药，核对、称重，备用	称量精确到十分之一
4	杂质清除	（1）能选择适宜的方法清除中药材杂质 （2）会正确使用设备清除中药材杂质	按照标准操作规程使用设备
5	收贮	能将净制好的中药收贮在洁净容器内	药材无遗漏；容器干净无异物
6	清场	能清洁净制设备和操作场地	按规程清洁设备，清理现场

【问题情境一】

　　某中药饮片炮制公司，采购了500kg莱菔子，现存放在净制车间，请问这些药材应如何清除杂质。

　　取适量原药材置簸箕内，双手握住簸箕边缘后部的2/3处，均匀用力采取扬、簸、摆等操作。风选除去不饱满者；将药材置挑选台上，挑选除去叶片、枝梗等；将药材置适宜容器内，用清水洗净；将药材置晒台上晒干或置干燥机械中烘干。如此多次反复操作后，将所有净莱菔子放在洁净的容器内。

【问题情境二】

　　某中药饮片炮制公司，采购了200kg蝉蜕，现存放在净制车间，请问这些药材应如何清除杂质。

　　取适量原药材置药筛中，双手对称握紧筛子的边缘，均匀用力采取摆、颠、旋等操作，筛去泥土、灰屑；将药材置适宜容器内，用清水淘洗除去上浮的杂质和下沉的泥沙；将药材置晒台上晒干或置干燥机械中烘干。如此多次反复操作后，将所有净蝉蜕放在洁净的容器内。

（四）学习结果评价

序号	评价内容	评价标准	评价结果（是 / 否）
1	设备选择	能选择正确的净制工具和设备	
2	设备洁净	能检查并清洁净制容器和设备	
3	药材领取	能正确领取待净选的中药	
4	杂质清除	能选择适宜的方法清除中药材杂质 能使用设备和工具熟练清除杂质	
5	收贮	能正确收贮已净制中药	
6	清场	能清洁净制设备和操作场地	

五、课后作业

1. 清除杂质的方法有哪些？

2. 某炮制工人领取了清除杂质后的土鳖虫，发现容器底部的土鳖虫出现霉烂现象，试分析其在清除杂质过程中可能存在的问题。

实训 A-1-2　能分离不同药用部位的中药材

一、核心概念

分离

是指将药材中的某种药用部位与其他药用部分或整体分开的操作。

二、学习目标

1. 能用摘除、剪切、挑选等多种方法分离麻黄、紫苏等中药材的不同药用部位。

2. 能用挑、挖、筛等多种方法分离莲子、瓜蒌等中药材的不同药用部位。

三、基本知识

1. 分离

（1）分离子叶与胚芽

莲子为睡莲科植物莲的干燥成熟种子，将其略浸，润透，切开，去心，干燥后成为莲子（莲子肉），其幼叶及胚根成为莲子心。

（2）分离根与茎

麻黄为麻黄科植物草麻黄、中麻黄或木贼麻黄的干燥草质茎，麻黄根为麻黄科植物草麻黄或中麻黄的干燥根和根茎。饮片加工时要注意，麻黄除去木质茎、残根及杂质，麻黄根除去残茎、须根。

（3）分离种子、叶与茎

唇形科植物紫苏的全株均可药用，但其果实、叶、茎等功效不同，分离后分别作为紫苏子、紫苏叶、紫苏梗药用，其采收时间也不同。紫苏梗为干燥茎，秋季果实成熟后采割，或趁鲜切片。紫苏叶为干燥叶（或带嫩枝），夏季枝叶茂盛时采收，除去杂质和老梗。紫苏子为成熟果实，秋季果实成熟时采收，除去杂质，晒干。

（4）分离种子和果皮

葫芦科植物栝楼在秋季果实成熟时，连果梗剪下，分别作为瓜蒌、瓜蒌皮和瓜蒌子药用。压扁，切丝或切块，称为瓜蒌；剖开，除去果瓤及种子，切丝，称为瓜蒌皮；剖开，取出种子，除去杂质和干瘪的种子，称为瓜蒌子。

芸香科植物橘及其栽培变种的干燥成熟果皮。采摘成熟果实，剥取果皮，晒干或低温干燥，称为陈皮，药材分为"陈皮"和"广陈皮"。其成熟种子，除去杂质及干瘪的核，称为橘核，以粒均匀、饱满、色黄白者为佳。其干燥幼果或未成熟果实的果皮称为青皮。

棕榈科植物槟榔的干燥果实。冬季至次春采收未成熟的果实，煮后干燥，纵剖两瓣，剥取果皮，习称"大腹皮"；春末至秋初采收成熟果实，煮后干燥，剥取果皮，打松，晒干，习称"大腹毛"；春末至秋初采收成熟果实，用水煮后，干燥，除去果皮，取出种子，干燥，饮片称为槟榔。

2. 适用中药

（1）莲子和莲子心

莲子秋季果实成熟时采割莲房，取出果实，除去果皮，干燥，或除去莲子心后干燥，即得莲子饮片。本品味甘、涩，性平，归脾、肾、心经。有补脾止泻，止带，益肾涩精，养心安神的功效。

莲子心为莲的成熟种子中的干燥幼叶及胚根。取出，晒干，即得莲子心饮片。本品味苦，性寒，归心、肾经，有清心安神、交通心肾、涩精止血的功效。

（2）麻黄和麻黄根

麻黄药材除去杂质，取草质茎，切段，干燥，即得麻黄饮片。本品味辛、微苦，性温，归肺、膀胱经。有发汗散寒，宣肺平喘，利水消肿的功效。用于风寒感冒，胸闷喘咳，风水浮肿。

麻黄药材秋末采挖，除去残茎、须根和泥沙，取根和根茎，干燥，即得麻黄根饮片。本品味甘、涩，性平。归心、肺经。有固表止汗的功效。用于自汗，盗汗。

（3）紫苏叶、紫苏梗和紫苏子

紫苏叶在夏季枝叶茂盛时采收，除去杂质，晒干，即得。本品味辛，性温，归肺、脾经，有解表散寒，行气和胃的功效。用于风寒感冒，咳嗽呕恶，妊娠呕吐，鱼蟹中毒。

紫苏梗在秋季果实成熟后采割，除去杂质，晒干，或趁鲜切片，晒干，即得。本品味辛，性温，归肺、脾经。有理气宽中，止痛，安胎的功效。用于胸膈痞闷，胃脘疼痛，嗳气呕吐，胎动不安。

紫苏子在秋季果实成熟时采收，除去杂质，晒干，即得。本品味辛，性温，归肺经。有降气化痰，止咳平喘，润肠通便的功效。用于痰壅气逆，咳嗽气喘，肠燥便秘。

（4）瓜蒌、瓜蒌皮和瓜蒌子

瓜蒌在秋季果实成熟时，连果梗剪下，置通风处阴干，即得。本品味甘、微苦，性寒，归肺、胃、大肠经。有清热涤痰，宽胸散结，润燥滑肠的功效。用于肺热咳嗽，痰浊黄稠，胸痹心痛，结胸痞满，乳痈，肺痈，肠痈，大便秘结。

瓜蒌皮在秋季采摘成熟果实，剖开，除去果瓤及种子，阴干，即得。本品味甘，性寒，归肺、胃经。有清热化痰，利气宽胸的功效。用于痰热咳嗽，胸闷胁痛。

瓜蒌子在秋季采摘成熟果实，剖开，取出种子，洗净，晒干，即得。本品味甘，性寒，归肺、胃、大肠经。有润肺化痰，滑肠通便的功效。用于燥咳痰黏，肠燥便秘。

（5）陈皮和青皮

陈皮药材分为"陈皮"和"广陈皮"。采摘成熟果实，剥取果皮，晒干或低温干燥，即得陈皮饮片。本品味苦、辛，性温，归肺、脾经。有理气健脾，燥湿化痰的功效。用于脘腹胀满，食少吐泻，咳嗽痰多。

青皮在5～6月收集自落的幼果，晒干，习称"个青皮"；7～8月采收未成熟的果实，在果皮上纵剖成四瓣至基部，除尽瓤瓣，晒干，习称"四花青皮"。本品味苦、辛，性温，归肝、胆、胃经。有疏肝破气，消积化滞的功效。用于胸胁胀痛，疝气疼痛，乳癖，乳痈，食积气滞，脘腹胀痛。

（6）大腹皮和槟榔

大腹皮在冬季至次春采收未成熟的果实，煮后干燥，纵剖两瓣，剥取果皮，习称"大腹皮"。本品味辛，性微温，归脾、胃、大肠、小肠经。有行气宽中，行水消肿的作用。用于湿阻气滞，脘腹胀闷，大便不爽，水肿胀满，脚气浮肿，小便不利。

槟榔在春末至秋初采收成熟果实，用水煮后，干燥，除去果皮，取出种子，干燥，即得。本品味苦、辛，性温，归胃、大肠经。有杀虫，消积，行气，利水，截疟的功效。用于绦虫病，蛔虫病，姜片虫病，虫积腹痛，积滞泻痢，里急后重，水肿脚气，疟疾。

四、能力训练

（一）操作条件

1. 净制设备，如挑选台、剪刀、烘箱等。
2. 需要净制的药材，如麻黄、紫苏、瓜蒌等。

（二）安全及注意事项

1. 净制设备使用时注意使用安全。

2. 分离的器具一药一清理，避免混药。

3. 水处理后的中药应及时干燥，然后入库或包装，避免变异。

（三）操作过程

序号	步骤	操作方法及说明	注意事项/操作标准
1	设备选择	能根据所需要分离药用部位的类型确定所需的工具和设备	正确选择所需设备
2	设备洁净	能检查并清洁净制容器和设备	容器、设备应处于"设备完好""已清洁"状态
3	药材领取	能正确领取待分离的中药，核对、称重，备用	称量精确到十分之一
4	分离不同药用部位	（1）能用摘除、剪切、挑选等多种方法分离麻黄、紫苏等中药材的不同药用部位 （2）能用挑、挖、筛等多种方法分离莲子、瓜蒌等中药材的不同药用部位	按照标准操作规程使用设备
5	收贮	能将分离好的中药收贮在不同的洁净容器内	药材无遗漏；容器干净无异物
6	清场	能清洁净制设备和操作场地	按规程清洁设备，清理现场

【问题情境一】

　　某中药饮片炮制公司，采购了500kg麻黄，现存放在净制车间，请问这些药材应如何进行分离净制工作。

　　取适量原药材置挑选台上，挑选除去杂质；剪切除去木质茎、根和根茎，收取草质茎（麻黄）；或剪切除去地上部分，收取根和根茎（麻黄根）。将净麻黄和净麻黄根分别放在洁净的容器内。

【问题情境二】

　　某中药饮片炮制公司，采购了200kg莲子，现存放在净制车间，请问这些药材应如何进行分离净制工作。

　　取适量原药材置适宜容器中，用清水略浸，润透，用刀切开，摘除幼叶及胚根，收取种子（莲子肉）；或摘取幼叶及胚根（莲子心），除去种子；将药材置晒台上晒干或置干燥机械中烘干。

（四）学习结果评价

序号	评价内容	评价标准	评价结果（是/否）
1	设备选择	能选择正确的净制工具和设备	
2	设备洁净	能检查并清洁净制容器和设备	
3	药材领取	能正确领取待净选的中药	
4	分离不同药用部位	（1）能用摘除、剪切、挑选等多种方法分离麻黄、紫苏等中药材的不同药用部位 （2）能用挑、挖、筛等多种方法分离莲子、瓜蒌等中药材的不同药用部位	
5	收贮	能正确收贮已净制中药	
6	清场	能清洁净制设备和操作场地	

五、课后作业

1. 麻黄为什么要除去木质茎？麻黄根和麻黄茎为什么分别入药？

2. 以小组为单位，在查阅资料、相互讨论的基础上，分别设计大腹皮和槟榔的分离工艺。

实训 A-1-3　能清除中药材中的非药用部位

一、核心概念

1. 芦

又称"芦头"，一般指中药材的根头、根茎、残茎、茎基、叶基等部位。

2. 去心

一般指去除根类中药材的木质部或枯朽部分、种子的胚和胚芽、某些果实的种子以及鳞茎的茎等。

二、学习目标

1. 能用挑选、剪切、浸漂、刀刮、掰除、剥除等多种方法清除中药材的非药用部位。

2. 能使用相关设备清除中药材的非药用部位。

三、基本知识

1. 去根、去茎

（1）去残根

用茎或根茎的中药材须除去非药用部位的残根。残根，一般指除去主根、支根、须根等非药用部位。如石斛药用部位为茎，加工需除去杂质及残根；荆芥药用部位为地上部分，加工需除去残根；薄荷需除去残根、老茎和杂质；黄连在除去须根和泥沙后，需撞去残留须根等；白芍为毛茛科植物芍药的干燥根，需除去头尾和细根，炮制成薄片；防风为伞形科植物防风的干燥根，需除去须根、泥沙和芦头。

部分用草类中药材，药用部位为地上部分，多为枝叶茂盛时采割，炮制时也需要除去残根。如香薷为唇形科植物石香薷或江香薷的干燥地上部分，需除去残根和杂质。仙鹤草为蔷薇科植物龙芽草的干燥地上部分，需除去残根和杂质。广藿香为唇形科植物广藿香的干燥地上部分，炮制时除去残根和杂质，先抖下叶，筛净另放；茎洗净，润透，切段，晒干，再与叶混匀。茵陈为菊科植物滨蒿或茵陈蒿的干燥地上部分，春季采收的习称"绵茵陈"，绵茵陈筛去灰屑即可。

（2）去残茎

用根的中药材须除去非药用部位的残茎，如秦艽、柴胡、山豆根、北沙参、地榆等。秦艽为龙胆科植物秦艽、麻花秦艽、粗茎秦艽或小秦艽的干燥根，药材顶端有残存茎基及纤维状叶鞘，在进行润透切片前，需要进行净制，除去茎基及叶鞘。柴胡为伞形科植物柴胡或狭叶柴胡的干燥根，采挖后除去茎叶和泥沙，炮制时需要除去杂质和残茎，而后进行润透切片等加工。山豆根为豆科植物越南槐的干燥根和根茎，炮制时需除去残茎及杂质。北沙参为伞形科植物珊瑚菜的干燥根，炮制时需除去残茎和杂质。地榆为蔷薇科植物地榆或长叶地榆的干燥根，炮制时需除去残茎。秋季采割的茵陈称"花茵陈"，花茵陈需除去老茎和杂质，搓碎或切碎。

2. 去枝梗

去枝梗指除去某些果实、花、叶类中药材的非药用部位，如去除老茎枝、柄蒂（花柄、果柄），使用量准确。现代常要求去枝梗的中药有五味子、花椒、连翘、槐角、夏枯草等。

五味子为木兰科植物五味子的干燥成熟果实，习称"北五味子"，除去果梗和杂质。花椒为芸香科植物青椒或花椒的干燥成熟果皮，秋季采收成熟果实，需除去椒目、果柄等杂质。连翘为木樨科植物连翘的干燥果实，秋季果实初熟尚带绿色时采收，除去杂质，蒸熟，晒干，习称"青翘"；果实熟透时采收，晒干，除去杂质，习称"老翘"，饮片加工时，仍需进行净制，去除剩余杂质。槐角为豆科植物槐的干燥成熟果实，除去杂质。夏枯草为唇形科植物夏枯草的干燥果穗，需去枝梗。

3. 去芦

通常认为需要去芦的药材有人参、党参、桔梗、牛膝、玄参、川牛膝、仙茅等。

牛膝为苋科植物牛膝的干燥根，产地除去须根和泥沙，加工饮片需除去杂质，洗净，润透，除去残留芦头，切段，干燥。玄参为玄参科植物玄参的干燥根，需除去残留根茎和杂质。川牛膝为苋科植物川牛膝的干燥根，除去杂质及芦头、须根。仙茅为石蒜科植物仙茅的干燥根茎，除去根头和须根，2020年版《中华人民共和国药典》（以下简称《中国药典》）中对杂质（须根、芦头）有要求。

4. 去皮壳

（1）树皮类中药材

可用刀刮去栓皮、苔藓及其他不洁之物。如厚朴、杜仲。杜仲为杜仲科植物杜仲的干燥树皮，未去粗皮，可见明显的皮孔。饮片加工需刮去残留粗皮，洗净，切块或丝，干燥。厚朴为木兰科植物厚朴或凹叶厚朴的干燥干皮、根皮及枝皮，外表面灰棕色或灰褐色，粗糙，有时呈鳞片状，较易剥落，有明显椭圆形皮孔和纵皱纹。饮片加工需刮去粗皮，洗净，润透，切丝，干燥。

（2）果实类中药材

可砸破皮壳，去壳取仁。如草果、益智。草果为姜科植物草果的干燥成熟果实，秋季果实成熟时采收。饮片使用草果仁。取草果，按照清炒法炒至表面焦黄色并微鼓起，去壳，取仁，用时捣碎。益智为姜科植物益智的干燥成熟果实，夏、秋间果实由绿变红时采收，药用益智仁，需除去杂质及外壳，用时捣碎。

（3）产地趁鲜去皮

有些中药材多在产地趁鲜去皮，若不趁鲜及时去皮，干后不易除去。如知母、桔梗。知母为百合科植物知母的干燥根茎，春、秋二季采挖，除去须根和泥沙，晒干，习称"毛知母"；或除去外皮，晒干。饮片知母需除去杂质，洗净，润透，切厚片，干燥，去毛屑，外表皮可见少量残存的黄棕色叶基纤维和凹陷或突起的点状根痕。桔梗为桔梗科植物桔梗的干燥根，春、秋二季采挖，洗净，除去须根，趁鲜剥去外皮或不去外皮，干燥。饮片桔梗需除去杂质，洗净，润透，切厚片，干燥，外皮多已除去或偶有残留。

5. 去毛

有些中药材表面或内部，常着生许多茸毛，服后能刺激咽喉引起咳嗽或有其他副作用，故须除去。去毛类中药材包括表面有细茸毛、鳞片的中药材，以及有须根的根类中药材，可分别采取下列方法去毛。

（1）根茎类中药材

某些根茎类中药材如骨碎补、狗脊等表面具毛，常采用砂烫去毛的方法。

（2）茎叶类中药材

部分叶类中药材如蔷薇科植物枇杷的干燥叶，药材枇杷叶下表面密被黄色茸毛。常采用刷除茸毛的方法，除去茸毛，用水喷润，切丝，干燥。

（3）果实类中药材

金樱子为蔷薇科植物金樱子的干燥成熟果实。10～11月果实成熟变红时采收，干燥，除去毛刺。药材切开后，花托内有多数坚硬的小瘦果，内壁及瘦果均有淡黄色茸毛。

6. 去心

通常认为，需要去心的中药材有地骨皮、五加皮、白鲜皮、连翘、远志等。地骨皮为茄科植物枸杞或宁夏枸杞的干燥根皮，春初或秋后采挖根部，洗净，剥取根皮，晒干，饮片炮制时除去杂质及残余木心即可。白鲜皮为芸香科植物白鲜的干燥根皮，春、秋二季采挖根部，除去泥沙和粗皮，剥取根皮，干燥，饮片炮制时需注意挑选出未去除的木心。

7. 去核

有些果实类中药材，常须用果肉而不用核（或种子）。核（或种子）作为非药用部分除去。如诃子、山茱萸、山楂等。诃子为使君子科植物诃子或绒毛诃子的干燥成熟果实。秋、冬二季果实成熟时采收，除去杂质，晒干。诃子可直接入药，亦可取净诃子，稍浸，闷润，去核，干燥，称为诃子肉，供药用。山茱萸为山茱萸科植物山茱萸的干燥成熟果肉。秋末冬初果皮变红时采收果实，用文火烘或置沸水中略烫后，及时除去果核，干燥。饮片山茱萸需除去杂质和残留果核。山楂为蔷薇科植物山里红或山楂的干燥成熟果实。秋季果实成熟时采收，切片，干燥。山楂饮片需除去杂质及脱落的核。

8. 去瓤

有些果实类中药材，须去瓤用于临床。如枳壳的瓤占枳壳重量的20%，又易霉变和虫蛀，水煎液极为苦酸涩，很难入口；同时，瓤可能会引起胀气，故枳壳瓤作为非药用部分除去有一定道理。枳壳为芸香科植物酸橙及其栽培变种的干燥未成熟果实。7月果皮尚绿时采收，自中部横切为两半，晒干或低温干燥。饮片加工枳壳需除去杂质，洗净，润透，切薄片，干燥后筛去碎落的瓤核，饮片切面有的有少量紫褐色瓤囊。

9. 去头尾、皮骨、足、翅

为了除去有毒部位或非药用部位，有些动物类或昆虫类中药材需要去头尾或足翅。

如乌梢蛇、金钱白花蛇、蕲蛇等均去头及鳞片，斑蝥、红娘子、青娘子均去头、足、翅，蛤蚧须除去鳞片及头足。去头尾、皮骨，一般采用浸润切除，蒸制剥除；去头、足、翅，一般采用掰除、挑选等方法。

10. 去残肉

某些动物类中药材，如龟甲、鳖甲等，均须除去残肉、筋膜，纯净中药材。传统方法一般采用刀刮、挑选、浸漂（如石灰、碱面浸。比例为龟甲：石灰：碱面 =100：20：25）等。现代可采用胰脏净制法和酵母菌净制法。

（1）胰酶净制法

利用胰蛋白酶能够使龟甲、鳖甲残肉、残皮中蛋白质水解成不同形式的多肽和氨基酸进而达到净选的目的。操作方法：取新鲜或冷冻保存的猪胰脏，除去脂肪层和结缔组织，称量后绞碎，加少量水搅匀，纱布过滤，取滤液配制成约 0.5% 的溶液，备用。用碳酸钠 (Na$_2$CO$_3$) 调 pH 至 8.0 ~ 8.4，水浴加热至 40℃，每隔 3 小时搅拌 1 次，经过 12 ~ 16 小时，残皮和残肉能够全部脱落，捞起鳖甲、龟甲，洗净晒干，至无臭味即得。该方法设备简单，操作方便，成本低，时间短，产品无残肉，色泽好，但其质量可能会受到影响。

（2）酵母菌净制法

取龟甲 1kg，冷水浸泡 2 天，弃去浸泡液，加卡氏罐酵母菌 600ml，加水淹过龟甲 1/6 ~ 1/3 体积，盖严。2 天后溶液上面起一层白膜，7 天后将药材捞起，用水冲洗 4 ~ 6 次，晒干至无臭味即得。与传统净制方法相比，此法所需时间短，设备要求简单，对有效成分无损失，适用于大量生产。

11. 洗药池的使用方法

（1）检查洗药池的下水管道是否泄漏。

（2）关闭下水阀门，将拣选过的药材投入洗药池中，一次投入的药材量不宜过多，以洗药池体积的 1/3 为佳。注入清水，不断搅拌清洗药物，打开下水阀门放掉脏水，重复注入清水，直至洗净。

（3）将洗净的药材捞出，干燥或切制。

12. 循环水洗药机

（1）检查水、电、机械系统是否正常。

（2）将待清洗的药材投入料斗，开启水泵和筒体，清洗药材。清洗好的药材自出料口送出，及时处理。

（3）清洗机器，关闭电源。

13. 带式磁选机

（1）检查电路及机械系统是否正常。

（2）将待拣选的药材投入料斗，开启电机，除去磁性杂质。杂质自磁性出料口送出，药材自出料口送出，及时处理。

（3）清理机器，关闭电源。

14. 筛选机

（1）检查电路及机械系统是否正常、筛网是否适当。

（2）将待拣选的药材投入料斗，开启电机，除去杂质。药材自出料口送出，及时处理。

（3）清理机器，关闭电源。

15. 机械化净选机组

机械化净选机组是将风选、筛选、挑选、磁选等单机设备，根据生产需要优化组合设计，配备若干输送装置、除尘器等，组成以风选、筛选、磁选等机械化净选为主、人工辅助挑选相结合的自动化成套净选设备，对中药饮片进行多方位的净制处理。该机组设有机械化挑选输送机，对于不能用机械方式除净的杂物可由人工进行处理，如挑拣、剪切、刮削、刷、擦等。

四、能力训练

（一）操作条件

1. 净制设备，如洗药机、机械化净选机组、挑选台、烘箱等。
2. 需要净制的药材，如厚朴、枳壳、乌梢蛇、龟甲等。

（二）安全及注意事项

1. 净制设备使用时注意使用安全。
2. 净制工作完成后，应及时洗净内部泥沙等杂物。
3. 日常维护保养：检查水、电、气路、机械系统等是否正常。
4. 水处理的中药应及时干燥，然后入库或包装。
5. 净选的器具、设备一药一清理，避免混药。
6. 毒性中药所用器具，妥善处理，防止中毒。

（三）操作过程

序号	步骤	操作方法及说明	注意事项/操作标准
1	设备选择	能根据所需要清除非药用部位的类型确定所需的工具和设备	正确选择和备齐所需设备和工具
2	设备洁净	能检查并清洁净制容器和设备	容器、设备应处于"设备完好""已清洁"状态
3	药材领取	能正确领取待分离的中药，核对、称重，备用	称量精确到十分之一
4	清除非药用部位	（1）能用挑选、剪切、浸漂、刀刮、掰除、剥除等多种方法清除中药材的非药用部位 （2）能正确使用相关设备清除中药材的非药用部位	按照标准操作规程使用设备和工具
5	收贮	能将清除非药用部位完成的中药收贮在洁净容器内	药材无遗漏；容器干净无异物
6	清场	能清洁净制设备和操作场地	按规程清洁设备，清理现场

【问题情境一】

　　某中药饮片炮制公司，采购了500kg辛夷，现存放在净制车间，请问这些药材应如何手工清除非药用部位。

取适量原药材置挑选台上，挑选除去杂质，剪切除去残留的枝梗；将药材置药筛中，双手对称握紧筛子的边缘，均匀用力采取摆、颠、旋等操作，筛去灰屑。如此多次反复操作后，将所有净辛夷放在洁净的容器内。

【问题情境二】

某中药饮片炮制公司，采购了 200kg 龟甲，现存放在净制车间，请问这些药材应如何手工清除非药用部位。

取适量原药材，置蒸锅内，蒸 45 分钟，取出，放入热水中，立即用硬刷除去皮肉，洗净，干燥。或取原药材，用清水浸泡，不换水，至皮肉筋膜与甲骨容易分离时取出，除去皮肉，洗净，日晒夜露至无臭味，晒干。如此多次反复操作后，将所有净龟甲放在洁净的容器内。

（四）学习结果评价

序号	评价内容	评价标准	评价结果（是／否）
1	设备选择	能根据所需要清除非药用部位的类型确定所需的工具和设备	
2	设备洁净	能检查并清洁净制容器和设备	
3	药材领取	能正确领取待分离的中药，核对、称重、备用	
4	清除非药用部位	（1）能用挑选、剪切、浸漂、刀刮、掰除、剥除等多种方法清除中药材的非药用部位 （2）能正确使用相关设备清除中药材的非药用部位	
5	收贮	能将清除非药用部位完成的中药收贮在洁净容器内	
6	清场	能清洁净制设备和操作场地	

五、课后作业

1. 去毛的中药有哪几类？
2. 以小组为单位，在查阅资料、相互讨论的基础上，设计鳖甲去除残肉的炮制工艺。

项目 A-2

软化与切片

实训 A-2-1　能完成中药材的软化

一、核心概念

1. 软化
是指使干燥药材吸收水分使其软化，从而达到切制要求而采取的处理过程。

2. 软硬适度
是指药材的切制硬度，即药材达到适合切制所需的硬度值，是一个硬度指标。

3. 药透水尽
是指药材经过适当水处理后药材内部各部分水分的渗透速度为零，即药材各部分的含水量均相同。

4. 避免伤水
是指避免药材因其中所含成分大量溶于水或发生水解等变化而影响药性。

二、学习目标

1. 能对陈皮、何首乌等中药进行常规的软化处理。
2. 能针对中药材的不同情况调节软化设备单工艺参数。

三、基本知识

1. 软化的目的
（1）洁净药物，除去泥沙杂质及非药用部位。
（2）调整或缓和药性，降低毒副作用。
（3）软化药材，便于切制饮片。

2. 软化的原理
干燥的药材细胞壁皱缩，不但硬度增加，且容易破碎。动植物药材几乎都含有蛋白质、淀粉、纤维素等大量亲水物质，遇水后易吸收水分，增加药材柔软性，降低硬度，便于切制。因此传统软化药材的方法多采用自然水浸润处理，而在生产中则多倡导气相置换润药进行药材软化。

3. 软化程度要求

药材软化的总体要求是"软硬适度""药透水尽"和"避免伤水"。通过对软化要求进行解析，将更利于在软化处理过程中掌握好药材软化的程度，确保饮片的质量。

（1）软硬适度

药材的硬度与含水率一般成反比关系，即含水率低药材硬度高，含水率高药材硬度低，药材的不同含水率都对应了一个硬度指标。不同药材切制所需的硬度值需要通过切制试验确定。"软硬适度"是对药材硬度的规定，同时也可以看作药材平均含水率指标。

（2）药透水尽

干药材和全浸透药材是两种极端状态。采用水浸泡法软化干药材时，在达到全浸透以前，水分始终从高浓度向低浓度方向渗透，直至全浸透药材，达到"药透水尽"要求。为了避免药材渗透过多的水分而"伤水"，传统常采用淋润、堆润、闷润、少泡多润等方法进行药材软化。

（3）避免伤水

从药性、功效角度进一步规定了药材软化所需要控制的含水率。药材软化程度适中，才更利于饮片的切制，保证饮片质量，否则，"伤水"将从根本上破坏饮片药效成分，降低其临床疗效，并引起各种饮片变异现象等。

"软硬适度""药透水尽"和"避免伤水"是药材软化所应遵循的基本准则，其高度概括和总结了药材软化的技术要求，构成了中药材软化技术要求体系，"软硬适度"需要"药透水尽"，"药透水尽"是以"软硬适度"为前提条件，"避免伤水"使"软硬适度""药透水尽"更具有炮制学意义，三者缺一不可。

4. 常用软化方法

（1）淋法（喷淋法）

淋法即用清水喷淋中药材。操作时，将中药材整齐堆放，用清水均匀喷淋，喷淋的次数根据中药材质地而异，一般为 2～3 次，均需稍润，以适合切制。本法多适用于气味芳香、质地疏松的全草类、叶类、果皮类和药效成分易随水流失的中药材，如薄荷、荆芥、佩兰、香薷、枇杷叶、陈皮等。

（2）洗法（淘洗法）

洗法是用清水洗涤或快速洗涤中药材的方法。操作时，将中药材投入清水中，经淘洗或快速洗涤后，及时取出，稍润，即可切制。由于中药材与水接触时间短，故又称"抢水洗"。适用于质地松软，水分易渗入及药效成分易溶于水的中药材，如五加皮、瓜蒌皮、白鲜皮、合欢皮、南沙参、石斛、瞿麦、防风、龙胆、细辛等。大多数中药材洗一次即可，但有些中药材附着大量泥沙或其他杂质，则需用水洗数遍，以洁净为度。每次用水量不宜太多，如蒲公英、紫菀等。

（3）泡法

泡法是将中药材用清水泡一定时间，使其吸入适量水分的方法。操作时，先将中药材洗净，再注入清水至淹没中药材，放置一定时间，视中药材的质地、大小和季节、水温等灵活掌握，中间不换水，一般浸泡至一定程度，捞起，润软，再切制。适用于质地坚硬、水分较难渗入的中药材。如萆薢、天花粉、木香、土茯苓、泽泻、姜黄、三棱等。

体积粗大、质地坚实者，泡的时间宜长些；体积细小、质轻者，泡的时间宜短些。春、冬季节浸泡的时间相对宜长些；夏、秋季节浸泡的时间则宜短。质轻遇水漂浮的中药材，如枳壳、青皮，在浸泡时，要压一重物，使其泡入水中。本着"少泡多润"的原则，以软硬适度便于切制为准。

另外，动物类中药材也可长时间水泡处理以除去皮肉筋膜，亦称"烂法"。即将中药材置缸内，放水淹过药面，加盖泡之，中间不换水。由于微生物繁殖，造成筋膜腐烂，可除去附着的筋、肉、膜、皮等，而留下需要的骨质，洗净，干燥。如龟甲、鳖甲、鹿角、狗骨等。

（4）漂法

漂法是将中药材用多量水、多次漂洗的方法。操作时，将中药材放入大量的清水中，每日换水 2～3 次。漂去有毒成分、盐分及腥臭异味。古代常用长流水漂。本法适用于毒性中药材、用盐腌制过的中药及具腥臭异常气味的中药材，如川乌、草乌、天南星、半夏、附子、肉苁蓉、昆布、海藻、紫河车等。漂的时间根据中药材的质地、季节、水温灵活掌握，以去除其刺激性、咸味及腥臭气味为度。

（5）润法

润法是把泡、洗、淋过的中药材，用适当器具盛装，或堆积于润药台上，以湿物遮盖，或继续喷洒适量清水，保持湿润状态，使中药材外部的水分徐徐渗透到组织内部，达到内外湿度一致，利于切制。润药得当，既保证质量，又可减少药效成分损耗，有"七分润工，三分切工"之说。润法的优点：一是药效成分损失少；二是中药饮片颜色鲜艳；三是水分均匀，中药饮片平坦整齐可减少出现炸心、翘片、掉边、碎片等现象。

润的方法有浸润、伏润、露润等。浸润以定量水或其他溶液浸润中药材，经常翻动，使水分或溶液缓缓渗入内部，以"水尽药透"为准，如酒浸黄连、水浸郁金、枳壳、枳实等。伏润（闷润）经过水洗、泡或以其他辅料处理的中药材，用缸（坛）等在基本密闭条件下闷润，使中药材内外软硬一致，便于切制，如郁金、川芎、白术、白芍、山药、三棱、槟榔等。露润（吸潮回润）将中药摊放在湿润而垫有篾席的土地上，使其自然吸潮回润，如当归、玄参、牛膝等。

5. 特殊软化方法

有些不适宜用上述方法软化处理的中药材还可以采用加热软化的方法。如黄芩蒸润后趁热切片，使其断面呈现黄色，若用冷水浸润后切片，断面则变为绿色，使疗效降低或丧失。木瓜蒸透后趁热切片，呈棕红色，既可保证质量，又便于切片。

鹿茸先刮去茸毛，加酒稍润，置高压锅脐上喷气趁热切片，边蒸边切，这样利于切制和保证质量。还有一些中药材，如川乌、盐附子、天南星、熟地黄等，均采用酒蒸或加辅料煮后进行切片。

药店中常用小型中药切片机进行切片，切片前用烘箱进行烘烤，使西洋参、红参、三七、天麻等根部药材软化，通过手掐捏、弯曲的方式判断药材的软化程度。软化完全后再进行切制。但不能烘烤过度，烘烤过度会使药材自身水分丧失，产生焦炭化。

在手工切片中，常用通过蒸煮的蒸汽润透药材达到软化的目的。主要方式是隔水蒸，让水蒸气在一定的空间里润药材，达到充分湿润后取出切片。软化通过手掐捏、弯曲判断，要把握时机，防止软化过度，导致切片粘连。一般适用于根茎类药材的软化。

四、能力训练

（一）操作条件

1. 软化设备，如润药机、洗药机、润药台、喷壶、不锈钢盆等。
2. 需要净制的药材，如陈皮、鸡血藤、葛根等。

（二）安全及注意事项

1. 软化设备使用时注意使用安全。
2. 设备使用后一药一清理，避免混药。
3. 润法时间长短应视中药材质地而定，夏、秋宜短，冬、春宜长。

（三）操作过程

序号	步骤	操作方法及说明	注意事项/操作标准
1	设备选择	能根据所需要软化的类型确定所需的工具和设备	正确选择和备齐所需设备和工具
2	设备洁净	能检查并清洁净制容器和设备	容器、设备应处于"设备完好""已清洁"状态
3	药材领取	能正确领取待分离的中药，核对、称重，备用	称量精确到十分之一
4	软化	（1）能用淋法、洗法、泡法等多种方法软化中药材的非药用部位 （2）能针对中药材的不同情况调节软化设备单工艺参数	按照标准操作规程使用设备和工具
5	收贮	能将软化完成的中药收贮在洁净容器内	药材无遗漏；容器干净无异物
6	清场	能清洁净制设备和操作场地	按规程清洁设备，清理现场

【问题情境一】

　　某药店向顾客出售西洋参后，顾客要求切片，店员完成后，出现较多的碎片或碎末等现象。试分析其原因，并提出解决方案。

　　西洋参在切片时，可以进行烘箱软化，第一步需要检查西洋参是否有出油、霉变现象，如果有出油或霉变，则代表药材内部中空，切片时就会出现碎片、碎末等现象。第二步当药材不存在出油或霉变现象时，可以采用掐捏法判断软化是否到位，软化得当时，就不会出现碎片、碎末等现象。

【问题情境二】

　　某中医门诊部的中药切片师傅对天麻进行了烘箱软化，切片时出现碎末状或颗粒状等现象。试分析其原因，并提出解决方案。

　　天麻经过烘箱软化后，其自身水分会进一步降低，导致其硬度增加，切片时就会出现碎末状或颗粒状等现象。天麻的软化可以采用蒸润软化的方式，以达到药透水尽的软化程度，此时切片就不会出现碎末状或颗粒状等现象。

（四）学习结果评价

序号	评价内容	评价标准	评价结果（是/否）
1	设备选择	能根据所需要软化的类型确定所需的工具和设备	
2	设备洁净	能检查并清洁净制容器和设备	
3	药材领取	能正确领取待分离的中药，核对、称重，备用	
4	软化	（1）能用淋法、洗法、泡法等多种方法软化中药材的非药用部位 （2）能针对中药材的不同情况调节软化设备单工艺参数	
5	收贮	能将软化完成的中药收贮在洁净容器内	
6	清场	能清洁净制设备和操作场地	

五、课后作业

　　1. 软化的目的是什么？

2. 以小组为单位，在查阅资料、相互讨论的基础上，设计毒性中药川乌的软化工艺。

实训 A-2-2　能按照规程判断中药材的软化程度

一、核心概念

1. 下色
药材在水中软化时，其所含成分向水中扩散，致使水液呈现一定颜色的现象。

2. 看水头
中药材在水处理过程中，要检查其软化程度是否符合切制要求，习惯称"看水性""看水头"。

3. 欠水
药材软化过程中吸水不够，有硬心的现象。

4. 发泡
某些药材在水处理软化过程中，由于方法不当致使药材吸水过多，出现鼓胀、蓬松的现象。

二、学习目标

1. 能选择适宜的方法对药材进行软化判断。
2. 能正确判断陈皮、何首乌等中药材的软化程度。

三、基本知识

1. 软化程度检查方法
（1）弯曲法
适用于长条状中药材。中药材软化后握于手中，拇指向外推，其余四指向内缩，以中药材略弯曲、不易折断为合格，如白芍、山药、木通、木香等。
（2）指掐法
适用于团块状中药材。以手指甲能掐入软化后中药材的表面为宜，如白术、白芷、天花粉、泽泻等。
（3）穿刺法
适用于粗大块状中药材。以铁钎能刺穿中药材而无硬心感为宜，如大黄、肉苁蓉等。

（4）手捏法

适用于不规则的根与根茎类的中药材。软化后以手捏粗的一端，感觉其较柔软为宜，如当归、独活等；有些块根、果实、菌类中药材，需润至手握无响声及无坚硬感，如黄芩、槟榔、延胡索、枳实、雷丸等。

（5）刀劈法

质地坚硬药材劈开检视，药材的断面中心应有潮湿痕迹，达到内无干心。

2. 软化药材的质量标准

（1）喷淋

即用清水喷淋或浇淋药材。操作时，将药材整齐堆放，用清水均匀喷淋，喷淋的次数根据药材质地而异，一般为 2～3 次，均需稍润，以适合切制。采用喷淋法软化的药材，未润透或水分过大的药材不得超过总药材的 5%。

（2）淘洗（抢水洗）

即用清水洗涤或快速洗涤药物的方法。操作时，将药材投入清水中，经淘洗或快速洗涤后，及时取出，稍润，即可切制。由于药材与水接触时间短，故又称"抢水洗"。采用淘洗法软化的药材，药材水分过大或未透者不得超过总药材的 5%。

（3）浸泡

即将药材用清水泡一定时间，使其吸入适量水分的方法。操作时，先将药材洗净，再注入清水至淹没药材，放置一定时间，视药材的质地、大小和季节、水温等灵活掌握，中间不换水，一般浸泡至一定程度，捞起，润软，再切制。采用浸泡法软化的药材，未泡透的不得超过总药材的 5%，伤水的不得超过总药材的 3%。

（4）闷润

即把泡、洗、淋过的药材，用适当器具盛装，或堆积于润药台上，以湿物遮盖，在基本密闭条件下闷润，使药材外部的水分徐徐渗透到药材组织内部，达到药材内外湿度一致而利于切制的方法。采用闷润法软化的药材，未润透的不超过总药材的 10%。

四、能力训练

（一）操作条件

1. 软化检查的工具，如铁钎、钢针、刀具等。
2. 已软化完成的药材，如陈皮、鸡血藤、葛根等。

（二）安全及注意事项

钢针、刀具使用时注意使用安全。

（三）操作过程

序号	步骤	操作方法及说明	注意事项/操作标准
1	取样	随机抽取适量软化完成的药材置于润药台上	（1）抽取的样品有代表性 （2）润药台处于"已清洁"状态
2	软化判断	选择适宜的方法对药材进行软化判断	正确选择软化方法
3	残次品	（1）软化程度不够的药材继续软化 （2）软化程度太过的药材可洗后晾至符合标准后备用 （3）软化后出现腐烂或变异的药材应称量、报备、记录后遗弃	继续软化的药材应时刻注意软化程度，以免软化过度
4	收贮	将符合软化标准的饮片放置在适宜容器内，以备切制	容器应干净、无异物

【问题情境一】

　　某炮制工人，在对大黄切片时发现，大黄药材在切到中心位置时，存在炸心的现象，试分析其原因，并提出解决方案。

　　大黄在切片时炸心是因为其软化没有符合要求，可以通过穿刺的方法来判断，药材内部是否已经软化到位，如果还是有硬心感，应继续软化，以铁钎能刺穿中药材而无硬心感为宜。

【问题情境二】

　　某炮制工人，在对槟榔切片时发现，存在翘片的现象，试分析其原因，并提出解决方案。

　　槟榔翘片的主要原因是药材软化时，内部水分太过所导致的。软化时，可采用手捏法对其进行软化程度判断，以润至手握无"吱吱"响声或无坚硬感为宜，如出现软化太过，伤水现象时，可在阴凉处适度阴干即可。

（四）学习结果评价

序号	评价内容	评价标准	评价结果（是/否）
1	取样	能对软化完成的药材科学取样	
2	软化判断	能正确判断药材软化程度	
3	残次品	能正确处理软化不合格的药材	
4	收贮	能正确处理已经软化合格的药材	

五、课后作业

1. 软化程度的检查方法有哪些？

2. 以小组为单位，在查阅资料、相互讨论的基础上，设计槟榔的软化工艺并对其软化程度进行检查。

实训 A-2-3　能按照要求切成不同类型饮片

一、核心概念

1. 切制

药材经净制整理后，经过洗净和软化处理，再切成一定规格的片、丝、块、段等，这是中药饮片加工炮制的一道重要工序，称为中药饮片切制。

2. 变色

是药材切片干燥后的中药饮片失去原中药材的色泽。

3. 走味

是指药材切片后失去原中药材的气味，系中药材浸泡时间过长，或湿片干燥不及时，或方法不当所致。

4. 发霉

是中药饮片表面长出菌丝，系中药材软化时间太长，或中药饮片未完全干透，或干燥后余热未尽即贮存，或贮存处潮湿所致。

二、学习目标

1. 能使用不同的切制方法切制中药材。

2. 能将中药材切制成不同类型饮片。

3. 能处理切制过程中出现的败片等。

三、基本知识

1. 切制的目的

（1）便于有效成分煎出饮片

切制按药材的质地不同而采取"质坚宜薄""质松宜厚"的切制原则，由于饮片与溶剂的接触面增大，可提高药效成分的煎出率，并避免药材细粉在煎煮过程中出现糊化、粘锅等现象，显示出饮片"细而不粉"的特色。

（2）利于炮炙药材

切制成饮片后，便于炮炙时控制火候，使药物受热均匀。利于药物与各种辅料的均匀接触和吸收，提高炮炙效果。

（3）利于调配和制剂药材

切制成饮片后，可方便临床处方的调剂；利于中成药生产中的浸提、粉碎等处理。

（4）利于贮存

药物切制、干燥后，含水量下降，减少了霉变、虫蛀等因素而利于贮存。

（5）便于某些中药的鉴别

部分断面特征明显的中药，切制成一定的片型后，更易显示断面特征，有利于鉴别。如大黄，切片后显露出星点状的异型维管束；何首乌横切后易见云锦状的异型维管束。

2. 饮片类型

根据药材本身的性质（如质地、外部形态、内部组织结构等）和各种不同需要（如炮制、调剂制剂、鉴别等）选择合适的饮片类型，其中药材的性质是决定饮片类型的重要因素，因为它直接关系饮片切制的操作和临床疗效。根据2020年版《中华人民共和国药典》规定，结合传统饮片中的实用类型，现将常见的饮片类型归纳如下。

（1）极薄片

厚度0.5mm以下，一般木质类及动物骨、角质类药材，根据需要，入药时，可分别制成极薄片。如羚羊角、鹿角、松节、苏木、降香等。

（2）薄片

厚度1～2mm，适宜质地致密坚实、切薄片不易破碎的药材。如白芍、槟榔、乌药、当归、天麻、三棱等。

（3）厚片

厚度2～4mm，适用于质地较松泡、粉性或黏性大、切薄片易破碎的药材。如山药、葛根、防己、天花粉、泽泻、丹参、升麻、南沙参等。

（4）斜片

厚度2～4mm，适用于长条形而纤维性强的药材。倾斜度小的称瓜子片（如桂枝、桑枝）；倾斜度稍大而体粗者称马蹄片（如大黄）；倾斜度更大而药材较细者称柳叶片（如甘草、黄芪、木香、鸡血藤等）。

（5）直片（顺片）

厚度2～4mm，适用于形状肥大、组织致密和需突出其鉴别特征的药材。如大黄、白术、升麻、附子等。

（6）丝（包括细丝和宽丝）

① 宽丝宽5～10mm，适用于较大的叶类药材，如荷叶、枇杷叶、淫羊藿等，以及较厚的果皮类药材，如瓜蒌皮、冬瓜皮等。

② 细丝宽2～3mm，适用于树皮类药材，如黄柏、厚朴、桑白皮、秦皮等，以及较薄的果皮类药材，如陈皮等。

（7）段（包括短段和长段）

短段长度为 5 ～ 10mm，又称为"咀"；长段长度为 10 ～ 15mm，称"节"。适用于全草类和形态细长，内含成分易于煎出的药材，如薄荷、荆芥、益母草、青蒿、香薷、牛膝、白茅根、麻黄等。

（8）块

长 8 ～ 12mm 的立方块或长方块。有些药材为方便炮制或煎煮，需切成不等的块状。如大黄、何首乌、干姜、阿胶、鱼鳔胶等。传统又将大黄、何首乌、干姜的立方块，称"咀"，阿胶的立方块称"丁"。

3. 饮片的切制

在不影响药效，便于调配、制剂的前提下，饮片的切制基本上采用机械化生产，并逐步向联动化生产过渡。目前，由于某些中药切制的特殊要求及药材本身的特性，手工切制仍在使用。

（1）机器切制

目前，全国各地生产的切药机种类较多，功率不等，如剁刀式切药机、旋转式切药机、多功能中药切药机、多功能斜片切药机等，基本特点是生产能力大，速度快，节约时间，生产效率高。

① 剁刀式切药机：一般根、根茎、全草类药材均可切制，不适宜颗粒状药材的切制。

② 旋转式切药机：适宜颗粒状药材的切制。不适合全草类药物的切制。

③ 多功能切药机：主要适用于根茎、块状及果实类中药材，圆片、直片以及多种规格斜形饮片的加工切制。

（2）手工切制

一些特殊的片型、出口和贵重饮片，不宜使用机器切制，否则败片率较高。手工切制用的切药刀，全国各地不甚相同，但切制方法相似。操作时，将软化好的药材，整理成把（称"把活"）或单个（称"个活"）置于刀床上，用手或一特别的压板向刀口推进，然后按下刀片，即切成饮片。饮片的厚薄长短，以推进距离控制。

手工切制适用于机器不好切的药材，如太软、太黏及粉质药材和少量特殊药材，其操作方便、灵活，不受药材形状限制、切制的饮片均匀、美观，损耗率低，类型和规格齐全，弥补了机器切制的不足。手工讲究开始、结束一片洁净。传统手工切片可以通过手的固定来灵活控制横截面，随时调整，还能切出比极薄片要求更高的片形，可达到含服标准。相对来说贵重药物更适合手工切片。缺点是劳动效率较低。

4. 特殊切制的方法

（1）镑法

镑法所用的工具是镑刀。将软化的药材用钳子夹住，另一只手持镑刀一端，来回镑成极薄的饮片。此法适用于动物角类药物，如羚羊角、水牛角等。目前已有镑片机。

（2）锉法

锉法指用钢锉将中药材锉为粉末的操作工艺。本法适用于某些习惯上用其粉末，但用量小，一般不事先准备，而是随处方加工的中药材。如水牛角、羚羊角等。

（3）刨法

刨法指用刨刀将中药材刨成花样薄片的操作工艺。适用于木质类中药材，如檀香、松节、苏木等。若使用机械刨刀，药材则需预先进行水处理。

（4）劈法

劈法指用斧类工具将中药材劈成块或厚片的操作工艺。本法适用于木质类及动物骨骼类中药材，如降香、松节等。

（5）碾捣

某些中药材由于质地坚硬或形体甚小，不便切成中药饮片，不论生熟，均需碾碎或捣碎，以便调剂或制剂，使之充分发挥疗效。主要有矿物类、动物甲壳类、果实种子类，以及一些形体很小，不便切制的根及根茎类，如自然铜、栀子、三七等。

（6）制绒

某些质地轻泡或含纤维较多的药材经过捶打，制成绒絮状，可以缓和药性或便于应用。麻黄制成绒，则发汗的功效变得缓和，适于体弱者、老年人、儿童服用。

（7）揉搓

对于质地松软而呈丝条状的药材，须揉搓成团，便于调配和煎熬。如竹茹。

5.败片处理

中药饮片切制程序中，由于工艺（如中药材软化、干燥等）处理不当，或切制操作（如刀具的修理、安装和使用）技能欠佳，均能影响中药饮片的质量，导致败片、变色、走味、发霉等现象发生。需要对发生上述问题的原因进行分析并做出相应的处理。

（1）机器切制

机器切制饮片具有节省劳动力、减轻劳动强度、生产速度快、产量大、效率高、适用于机械化工业生产等特点；但存在切制的饮片类型较少、片形不能满足临床使用的需要等不足。

现在的切药机器种类较多，切制原理不同，功率不等。操作时要严格按照说明书，建立岗位操作标准操作程序（SOP）。机器切制易出现的败片及其原因如下。

① 拖须：如黄芪、甘草、桑白皮、丝瓜络等含纤维多的药材易出现拖须。出现拖须应检查药材的"水头"是否太过，刀刃是否不锋利，或刀片与刀床不"合床"。

② 破碎：如黄连、川芎、防风、苍术、羌活等药材易出现破碎片。出现破碎应检查润药是否不足、含水是否过少、刀刃是否不锋利或传送带送药是否挤压过度。

④ 斜长：如白芍、大黄、广木香、当归、独活、佛手等药材易出现斜长片。出现斜长片应检查药槽内的药材是否未捋顺，或斜放，或横放。

⑤ 连刀：应检查切刀深度是否不够或者刀刃是否不锋利；再就是刀刃刃磨时未控制好刀刃的平直度，刀刃凹入的部分就会切不断药材。

广大药工人员把切药机的操作技能、减少败片出现的技巧用歌诀的形式概括为："刀快上线喂药匀，中速操作饮片平，时多时少厚薄片，刀钝曲线斧头形。"

（2）手工切制

手工切制能切出整齐、美观的特殊片型和规格齐全的饮片。但操作中的经验性很强，且生产效率低，劳动强度大，只宜于小批量饮片的生产。手工切制易出现的败片及其原因如下。

① 连刀：连刀是饮片之间相互牵连，药材纤维未完全切断的现象。如甘草、黄芪、桑白皮、厚朴、麻黄等含纤维多的药材易出现。检查药材皮部是否过软，刀刃是否不锋利，或药刀与刀床不"合床"。

② 掉边（脱皮）与炸心：饮片的外层与内层相脱离，成为圆圈或圆芯两部分为掉边。郁金、白芍、泽泻等药材易出现掉边。饮片髓芯破碎称为炸心，应检查闷润的"水头"是否不当，药材内外软硬程度是否不一致。

③ 翘片（马鞍片）：饮片边缘卷翘而不平整，或呈马鞍状的现象。槟榔、白芍、泽泻等药材易出现翘片。应检查药材是否闷润不当，内部"水头"是否太过。

③ 皱纹片（鱼鳞片）：饮片的切面粗糙、具鱼鳞样磨痕。如三棱、莪术等药材易出现皱纹片。检查药材软化的"水头"是否不及，或刀刃是否不锋利。

④ 油片：饮片的切面有油分或黏液质渗出的现象。如当归、白术、独活等药材易出现油片。检查药材软化时是否"伤水"。

⑥ 斧头片：饮片一边厚、一遍薄，形如"斧刃"的现象。检查药材闷润的"水头"是否不及，或刀刃是否不锋利，或操作技术不当。

操作时出现上述败片，要立即查找原因，及时纠正，已切出的败片及时改刀，加以补救，使之符合饮片质量要求。

四、能力训练

（一）操作条件

1. 切制所用的器具、设备使用前需检查是否清洁。
2. 需要切制的药材，如陈皮、鸡血藤、葛根等。
3. 切制的器具、设备一药一清理，避免混药。

（二）安全及注意事项

1. 切药刀、刨刀等使用时注意使用安全。
2. 手工切制时要注意掌握压板向前移动速度，以使切制的饮片厚度一致。

（三）操作过程

序号	步骤	操作方法及说明	注意事项/操作标准
1	器具准备	切药刀、切药机、切药台、锉、镑、刀板、刀桥、蟹爪钳、竹扫帚、护板等	器具准备齐全、洁净、摆放合理
2	切制	（1）正确选择合适的饮片类型 （2）使用切药工具将药材切制成饮片	饮片类型正确；工具使用规范；饮片整齐、美观
3	败片	发现并正确处理切制过程中出现的败片	无败片现象
4	收贮	将符合切制标准的饮片放置在适宜容器内，以备切制	容器应干净、无异物
5	清场	清洁切药刀等工具设备	按规程清洁器具，清理现场；饮片和器具归类放置

【问题情境一】

某中医门诊部的中药手工切片师傅对西洋参蒸润之后进行切片，出现颜色偏深黄，有泛油状。试分析其原因，并提出解决方案。

西洋参片颜色出现偏深黄，泛油状，切片过程中，也没有卡刀的现象，原因在于没有把握好蒸润时间，时间过长导致西洋参内部发黄。一般情况下对服用没有影响，但需要尽快服用。西洋参把握好时间控制，一般在3～5分钟即可，拿出弯曲或者掐捏。软化到位后，及时切制。以防相同现象的出现，或"伤水"。

【问题情境二】

某中医门诊部的中药师傅以手工切片的方式对西洋参进行切片，切片完毕后发现片型厚薄不均匀。试分析其原因，并提出解决方案。

原因可能是刀架与药刀缝合不当，应及时检查并修复缝合。如修复后仍有此问题，对刀板进行加固防止抖动影响，导致下刀不稳。厚薄不均匀，还有可能是切片者对药材的固定不够稳定，导致每次进刀的速度不匀。

切制时将需切药材理顺，将断落的枝置于中间，外层再与专用的竹制扫帚包住，随着板刀的上下，以扫帚将药材往前推送，饮片的厚薄全在扫帚推送的速度之间。对部分形状特殊的药材如槟榔、鹅眼枳实等则需配备另一种工具进行辅助，即蟹爪钳，以其尖齿钳住药物切成薄片。

（四）学习结果评价

序号	评价内容	评价标准	评价结果（是/否）
1	器具准备	能将所用器具进行清洁 能一次性将器具准备齐全 能将工具合理摆放、不杂乱	
2	切制	能正确选择合适的饮片类型 能使用切药工具将药材切制成饮片	
3	败片	能发现切制过程中出现的败片 能正确处理切制过程中出现的败片	
4	收贮	能将切制完成的饮片储存在适宜容器内	
5	清场	能清洁炒制器具、台面、地面及工作环境	

五、课后作业

1. 切制的目的是什么？

2. 六味地黄丸中有熟地黄、茯苓、泽泻、山药、山茱萸、牡丹皮这六味药，请说明这些药需要切制成哪些饮片类型？

项目 A-3

干燥与粉碎

实训 A-3-1 能根据中药材的性质选用干燥方法和条件

一、核心概念

1. 干燥

利用热能使物料中的湿分（水分或其他溶剂）气化，并利用气流或真空带走气化的湿分，从而获得干燥物品的工艺操作。

2. 干燥速率

是单位时间内在单位干燥面积上气化的水分重量。

3. 自然干燥

是指把切制好的中药材置日光下晒干或置阴凉通风处阴干，必要时采用烘焙至干的方法。

4. 人工干燥

是利用一定的干燥设备，对饮片进行干燥。

二、学习目标

1. 能判断中药材的性质。
2. 能选择正确的干燥方法和条件。
3. 能完成中药材的干燥操作。

三、基本知识

1. 影响干燥的因素

（1）干燥的面积

干燥面积大小与干燥效率成正比，所以相同体积的中药材干燥面积越大干燥越快，反之就慢。

（2）干燥的湿度

干燥介质的相对湿度越小，越易干燥。

（3）干燥的压力

压力与蒸发量成反比，因而减压是改善蒸发条件、加快干燥速率的有效手段。减压干燥能降低干燥温度，加快蒸发，保持热敏性成分的稳定性。

（4）干燥的速度

干燥应控制在一定速率下缓慢进行。在干燥过程中首先是表面干燥，然后内部水分扩散至表面继续蒸发，若干燥速率过快，一开始干燥温度过高，则物料表面水分很快蒸发，内部水分来不及扩散到表面，致使药材结成硬壳，从而阻碍内部水分蒸发，使干燥不完全，造成外干内湿的假干燥现象。

（5）干燥的方法

在干燥过程中处于静态的物料，其暴露面积小，水蒸气散失慢，干燥效率低；在动态情况下，中药材彼此分开，不停地跳动，与干燥介质接触面积大，干燥效率高。

（6）空气的温度

在适当范围内提高空气的温度，可加快蒸发速率，加大蒸发量而利于干燥。但应根据中药材的性质选择适宜的干燥温度，以防止某些成分的破坏。

2. 中药材性质

饮片干燥要求保持形、色、气、味俱全，充分发挥其疗效。中药材性质一般可分为以下几类。

（1）黏性类

黏性类药物如天冬、玉竹等含有黏性糖质类药材，潮片容易发黏，多采用烘焙法或晒干法。明火烘焙可使药物外皮迅速硬结，内部原汁不向外渗，从而保证药材质量。但时间过久会使颜色枯黄，原汁走失，故一般烘焙至九成干，以手摸之感觉烫不黏手为度。干燥时要勤翻动，防止焦枯，如有烈日晒至九成干即可。

（2）粉质类

粉质类药物就是含有淀粉较多的药物，如山药、浙贝母等，这些药材潮片极易发滑、发黏、发霉、发馊、发臭而变质，宜采用晒干法或烘焙法。随切随晒，薄摊晒干，要轻翻防碎；如天气不好，微火烘焙。

（3）油质类

油质类药材如当归、怀牛膝、川芎等，宜采用日晒法，如遇阴雨天，不能日晒，也只能微火烘焙，如果火力过大，会使油质溢出表面，失油后干枯，影响质量。

（4）芳香类

芳香类药材如荆芥、薄荷、香薷、木香等，保持香味极其重要，因为香味与质量有密切的关系，香味浓就意味着质量好，所以，多采用阴干法，切后薄摊于阴凉通风干燥处。如太阳不太强烈也可晒干，但不宜烈日暴晒。否则温度过高会挥发香气，颜色也随之变黑。如遇阴雨连绵天气，药材快要发霉，用微火烘焙，避免猛火或高温干燥。

（5）色泽类

色泽类药材如桔梗、浙贝母、泽泻、黄芪等，这类药材色泽很重要，含水量不宜过多，否则不易干燥。根据色泽不同，分别采用日晒法和烘焙法，如白色类的桔梗、浙贝母宜用日晒，越晒越白。黄色类的泽泻、黄芪，宜用小火烘焙，可保持黄色，增加香味。

（6）根须类和根皮类

可采用日晒法和烘焙法，如白薇、龙胆、厚朴、黄柏等。

（7）草叶类

薄摊暴晒，勤翻动，不宜用烘焙法，以防燃烧，如仙鹤草、泽兰、竹叶、紫花地丁等。

3. 中药材自然干燥方法

自然干燥不需要特殊的设备，简单廉价，但是易受气候的影响，饮片易不太卫生。

（1）晒干

利用阳光直接晒干，但需注意：含挥发油的药材不宜采用此法，如薄荷；色泽和有效成分受日光照射后易变色变质者，不宜用此法，如白芍、黄连、大黄、红花及一些有色花类药材等；有些药材在烈日下晒后易爆裂，如郁金、白芍、厚朴等；药材晒干后，要凉透，才可以包装，否则将因内部温度高而发酵，或因部分水分未散尽而造成局部水分过多而发霉等。

（2）阴干

药材放置或悬挂在通风的室内或荫棚下，避免阳光直射，利用水分在空气自然蒸发而干燥。主要适用于含挥发性成分的花类、叶类及草类药材，如薄荷、荆芥、紫苏叶等。在干燥过程中易于皮肉分离或空枯的药材，必须进行揉搓，如党参、麦冬等。有的药材在干燥过程中要进行打光，如光山药等。

4. 中药材人工干燥方法

人工干燥的优点是不受气候影响，比自然干燥卫生，并能缩短干燥时间。近年来，全国各地在生产实践中，设计并制造各种干燥设备，如直火热风式、蒸气式、电热式、远红外线式、微波式，其干燥能力和效果均有了较大的提高，适宜大量生产。

人工干燥的温度，应根据药物性质调整。一般药物以不超过80℃为宜。成分易挥发的药物以不超过50℃为宜。干燥后的饮片需放凉后再贮存，否则，余热能使饮片回潮，易于发生霉变。但干燥后的饮片含水量应控制在7%～13%为宜。

（1）翻版式干燥机

工作原理：饮片经上料输送带送入干燥室内，由若干翻板构成的帘式输送带往复传动，热风炉或蒸汽换热器产生的干净热空气经送风器分配给烘箱内的多层翻板，自上而下运动，经热空气对物料的对流传导和辐射传导，达到物料干燥之目的，干燥后饮片沿出料口经振动输送带进入立式送料器，上输入出料漏斗，下承麻袋装药。此种设备干燥结构简单，易于安装，干燥饮片受热均匀，干燥效果好，适宜大量生产。

（2）热风式干燥机

工作原理：燃烧室内以煤作热源，热风从热风管内输入室内。由于鼓风机作用，使热风对流，达到温度均匀。余热从热风管出口排出。操作时，待干燥之药物以筛、匾盛装，分层置于铁架中，由轨道送入。饮片干燥后，停止鼓风，敞开铁门，将铁架拉出，收集干燥饮片。干燥温度一般在 80～120℃，干燥饮片时控制在 80℃左右，并应视药物质地和性质而定。

（3）红外线辐射干燥设备

工作原理：远红外线辐射物料，使分子运动加剧而内部发热，温度升高；内部水分的热扩散和湿扩散梯度方向一致，都是由内向外，与表面水蒸气共同处在正在进行的最佳状态，加速了干燥过程，缩短了干燥时间，其特点是干燥速度快，药物质量好，具有较高的杀菌、杀虫及灭卵能力，节省能源，造价低，便于自动化生产，减轻劳动强度。此种设备能较好地保留中药挥发油，可用于中药饮片及芳香性药物的干燥灭菌，近年来在中药材原料、饮片等脱水干燥及消毒中都有广泛应用。

（4）微波干燥技术

工作原理：微波能转变为热能使物料干燥。中药及其炮制品种的极性水分子和脂肪能不同程度地吸收微波能量，因电场时间的变化，使极性分子发生旋转振动，致使分子间互相摩擦而生热，从而达到干燥灭菌的目的。其优点是：速度快、时间短、加热均匀、产品质量好、热效率高等，微波干燥不受燃料废气污染的影响，且能杀灭微生物及霉菌，具有消毒作用，可以防止发霉和生虫。此种设备适用于中药原药材、炮制品及中成药之水丸、浓缩丸、散剂、小颗粒等的干燥灭菌。由于微波能深入物料的内部，干燥时间是常规热空气加热的 1/100～1/10，所以对中药中所含的挥发性物质及芳香性成分损失较少。微波灭菌与被灭菌物的性质及含水量有密切关系，因水能强烈地吸收微波，所以含水量越多，灭菌效果越好。

（5）太阳能集热器干燥技术

太阳能是一种巨大的清洁能源，适用于低温干燥。其特点是：节省能源，环境污染少，烘干质量好，避免了尘土和昆虫传菌污染及自然干燥后药物出现的杂色和阴面发黑的现象，提高了外观质量。

四、能力训练

（一）操作条件

1.《中国药典》《中药炮制工》国家职业技能标准、《中药饮片质量标准通则

（试行）》。

2.中药材的性质判断方法。

3.翻版式干燥机标准操作规程。

（二）安全及注意事项

1.中药材干燥前要区分性质，选择干燥方式，避免破坏饮片，影响功效。

2.干燥过程控制好温度，防止成分破坏。

3.确保设备各部件齐全、紧固件无松动。

4.设备温度较高，注意防止烫伤。

5.干燥后的中药材必须放凉后再贮存，避免回潮霉变。

6.注意水电安全、消防安全。

（三）操作过程

序号	步骤	操作方法及说明	质量标准
1	中药材准备	（1）判断中药材性质，选择合适的干燥方式 （2）中药材切制，准备干燥	中药材分为黏性类、粉质类、油质类、芳香类、色泽类等，处理方式不同，具体处理方式见基础知识中药材的性质
2	干燥设备开机准备	（1）生产前检查 （2）打开带式干燥设备的蒸气总截门，打开排污阀，将管道内积水、污物排出后关闭排污阀 （3）合上电源总开关，接通控制柜电源，按下鼓风机按钮，加入热风循环，风经过散热器、加热器二级加热使设备投入预热状态，从控制柜上可随时观察到初段、中段、末段温度 （4）当达到适宜温度时，开始干燥生产	（1）设备处于正常状态 （2）设备温度保持在70～80℃
3	干燥生产	（1）开启网带的传动，依据所需干燥物料的湿度，调整合适的网带速度旋钮，确定最佳的网带速度 （2）根据所干燥的物料湿度，调节布料厚度，均匀上料 （3）干燥过程中，可随时从观察口取样检查物料状态	（1）干燥温度不宜过高，不超过80℃ （2）网带传送速度不宜过快，上料应该均匀、厚度适中 （3）应随时检查饮片干燥情况，是否焦黄黏结
4	排潮	可选择手动排潮或自动排潮。若采用手动排潮，将排潮按钮置于手动；若采用自动排潮，将按钮置于自动，同时使用排潮计时器，设定排潮时间及频率；若停止排潮，将按钮置于中间位置即可	干燥过程中应定期排潮

序号	步骤	操作方法及说明	质量标准
5	调节风量	调节风道上挡板角度，获得所需风量	热风循环量不能过大或过小，应根据干燥情况及时调整
6	冷却、出料	干燥过程结束，进入冷却段。启动冷却风机，将物料冷却后，进入储料箱	物料必须经过冷却阶段，才可以进入下一步，否则容易返潮
7	关机	干燥生产完毕后，关闭蒸气总截门，关闭全部风机，进行设备清洗	按顺序进行关机操作，避免降低设备寿命
8	清场	（1）接通水管路，按下网带传动按钮，调节速度旋钮获得适宜的网带传动速度，以利于设备的清洗 （2）用水冲刷并用软刷清洗网面 （3）按要求清场，做好房间、设备、容器等的清洁记录	（1）严禁用尖锐、硬物撞击网面 （2）按规程清洁器具，清理现场

【问题情境一】

　　某中药饮片公司要干燥一批浙贝母，但现在正是立夏前后，雨水多，无法进行太阳暴晒干燥，若不能及时晒干将影响质量，作为炮制人员，请问该怎么处置。

　　可以使用烘干机对浙贝母进行干燥。烘干时将切好的浙贝母片在烘干架上摊平，要尽量摊薄摊均匀，以2～4cm厚度为宜，以免积压太厚水分蒸发不及而闷坏，导致烘干品质不佳。根据不同烘房大小，可放入600～1500kg浙贝母，烘干机智能控温控湿。启动烘干设备后，初始温度45℃左右，再缓缓升温至55～60℃，注意温度控制不超过70℃，以免高温影响浙贝母的药性成分，时间约14小时，此时浙贝片的品相和外观及药效成分均为最佳。

【问题情境二】

　　小李主要从事中药材手工炮制工作，对于中药饮片经常需要进行干燥操作。某天，小李的师傅想考一考他，就拿来了天冬、山药、薄荷、黄芪、仙鹤草，让他进行干燥，请问小李该怎么做？

　　天冬属于黏性类，可采用烘焙法或晒干法，明火烘焙或烈日暴晒天冬使外皮迅速硬结，内部原汁不向外渗，勤翻动烘焙至九成干；山药属于粉质类，宜采用烘焙法或晒干法，随切随晒，薄摊、轻翻，防止碎掉；薄荷属于芳香类，需要保持香味，宜阴干，切后薄摊于阴凉通风处；黄芪属于色泽类，色泽很重要，宜用小火烘焙，保持黄色增加香味；仙鹤草属于叶草类，不宜采用烘焙法以防燃烧，应薄摊暴晒，勤翻动。

（四）学习结果评价

序号	评价内容	评价标准	评价结果（是/否）
1	中药材准备	能正确判断中药材性质 能对中药材进行预处理 能选择合适的干燥方式	
2	干燥设备 开机准备	能完成生产前检查并正确记录 能正确开机、试运行 能将机器预热	
3	干燥生产	能按照操作标准规程完成中药材干燥过程	
4	排潮	能进行手动或自动排潮操作	
5	调节风量	能调节风道上挡板角度，获得所需风量	
6	冷却、出料	能启动冷却风机 能判断中药材是否冷却完全 能完成出料操作	
7	关机	能按照操作标准规程关机	
8	清场	能按照标准操作规程清洁设备 能认真清洁操作台面、地面、房间卫生 能正确填写清场记录	

五、课后作业

1. 中药饮片常用的干燥方法有哪几种？
2. 简述翻转式干燥机和热风式干燥机的工作原理。

实训 A-3-2 能识别药筛的种类和规格

一、核心概念

1. 筛选

根据药物和杂质的体积大小不同，选用不同规格的筛，以筛去药物中的砂石、杂质，使其达到洁净，或者利用不同孔径的筛筛分药材大小和粉末粗细，使得大小规格趋于一致。

2.筛分法

指借助筛网孔径大小将物料进行分离的方法。

二、学习目标

1. 识别药筛的种类和规格。
2. 完成中药饮片的筛分操作。

三、基本知识

1.中药常用筛的种类和规格

（1）竹筛

圆形浅边，底平有孔，直径 50 ～ 70cm，四周边高 3 ～ 4cm，底部孔眼大小不一，以孔的大小分为下列几种：

① 大眼筛：每个眼孔约为 $0.40cm^2$。

② 中眼筛：每个眼孔约为 $0.15cm^2$。

③ 小眼筛：每个眼孔约为 $0.10cm^2$。

④ 细眼筛：每个眼孔约为 $0.08cm^2$。

另有大眼圆孔或六角形孔眼筛（俗称半夏筛），式样相同。

（2）龟板筛

半球形，底部突起，系以宽竹条编成，每个孔眼相距 1.5 ～ 2cm，用于筛选体积较大的药物。

（3）罗筛

系用竹片（或木片）扎成圆筐，大小不一，筐底是用丝绢、细铜丝、马尾（马鬃）或细铁丝做成，按密度可分如下几种。

① 马尾筛：罗筛底系马尾织成，粗的每 $1cm^2$ 约 3 个眼，细的每 $1cm^2$ 约有 5 个眼。

② 铁丝纱罗：罗筛底系铁丝纱做成，每 $1cm^2$ 有 1.5 ～ 2 个眼。

③ 细罗：罗筛底系丝绢或细铜丝织成，每 $1cm^2$ 有 8 个眼。

此外还有头罗筛、二罗筛，罗底孔眼每 $1cm^2$ 有 10 ～ 13 孔之分，最细的每 $1cm^2$ 有 15、17、19、20 个孔眼，供筛细粉用。

（4）套筛

即细罗筛，外有圆形木套，上覆以盖，上下两层，中嵌罗筛，对合盖起，全高约 25cm，用套筛的目的，主要是使研细的粉末不易飞扬。

2.药筛的种类和规格

筛按制备方法不同可分为冲眼筛和编制筛两种，按应用又分为标准筛和工业

筛。标准筛又称药筛，《中国药典》2020 年版所用的药筛，选用国家标准的 R40/3
系列，规格见表 A-3-2-1。

表A-3-2-1　《中国药典》筛号、筛孔内径、工业筛目对照表

筛号	筛孔内径（平均值）	目号	筛号	筛孔内径（平均值）	目号
一号筛	2000μm±70μm	10 目	六号筛	150μm±6.6μm	100 目
二号筛	850μm±29μm	24 目	七号筛	125μm±5.8μm	120 目
三号筛	355μm±13μm	50 目	八号筛	90μm±4.6μm	150 目
四号筛	250μm±9.9μm	65 目	九号筛	75μm±4.1μm	200 目
五号筛	180μm±7.6μm	80 目			

3. 筛分的原则

（1）药筛需要不断振动

药粉或杂质在静止状态下，由于表面自由能等因素的影响，易结成块而不易通
过筛孔。当不断振动时，各种力的平衡受到破坏，小于筛孔的药粉或杂质才能通
过。但振动速度应适中，太快或太慢均会降低过筛效率。

（2）药筛应合适

根据所需药粉或杂质的细度，正确选用适当筛号的药筛。

（3）物料应干燥

粉末的含水量过高，药粉或药材黏性增强，易阻塞筛孔，影响过筛的效率。

（4）厚度应适中

加到药筛中物料不宜太多，应让物料在筛网上有足够多的余地在较大范围内移
动，有利于过筛；但也不宜太少、太薄，否则也会影响过筛的效率。

（5）粉碎与筛分

机械应配置有气、粉分离装置如旋风分离器、袋滤器等。

4. 常用的过筛设备

（1）振荡式筛药机

操作时只要将待筛选的药物放入筛子内，启动机器，即可筛净。不同体积的药
物，可更换不同孔径的筛子。这种机械结构简单，操作容易，效率高而噪声小。

（2）小型电动筛药机

小型电动筛药机较适用于筛选无黏性的植物药或化学药物，也适用于有毒、有
刺激性及易风化、潮解的药物。小型电动筛药机将筛底安装于铁皮箱内，上盖有铁
皮盖，药物在密封的筛箱内往复振动，筛落的药物粉末再掉入下面密封的铁箱中。

四、能力训练

（一）操作条件

1.《中国药典》《中药炮制工》国家职业技能标准、《中药饮片质量标准通则

（试行）》。

2.《中国药典》筛号、筛孔内径、工业筛目对照表。

（二）安全及注意事项

1. 选择合适的药筛种类和规格，避免物料未被筛分。
2. 防止粉尘飞扬，安装必要的捕尘装置，注意劳动保护。
3. 物料要提前干燥，防止黏结，堵住筛孔。
4. 注意水电安全、消防安全。

（三）操作过程

序号	步骤	操作方法及说明	质量标准
1	准备	准备收集布袋、工具、无毒塑料袋等以及需要筛分的饮片或中药材细粉	（1）工具洁净 （2）物料已干燥处理
2	选择药筛	根据饮片的大小或细粉的分等要求，选择合适的药筛	药筛孔径合适，能满足筛分要求
3	筛分	将物料加入到药筛中，不断振荡，直到除去饮片中的杂质、碎屑，或筛得大小一致的药物细粉	（1）药筛需不断振动 （2）物料加入量比较适宜 （3）防止粉尘飞扬
4	装袋	筛分完成，装袋，填写生产记录，贴标签，转移至指定位置备用	（1）装袋要扎紧，避免受潮 （2）生产记录填写完整
5	清场	按规程清洗工具、容器，清洁台面、地面及工作环境，及时关闭水电	按要求整理、清洁，并由QA人员检查合格

【问题情境一】

　　某公司采购了一批花椒，但是杂质较多，无法直接使用，请问该公司应如何处理这批花椒。

　　可以对这批花椒进行净选，以得到需要的部分。首先将花椒倒在小眼筛里，先筛去灰屑，再换中眼筛筛去籽（椒目）及残柄细棒，如果有粗梗成串相连，再用大眼筛过筛，把净椒筛下，把串联在一起的粗梗分开，去棒即可。

【问题情境二】

　　小李在实验室用蛤粉炒阿胶珠，每次筛去蛤粉速度都比较慢，导致阿胶珠冷却不及时，出现局部黑点的情况，请问小李该如何改进。

　　小李筛去蛤粉较慢可能是筛的孔径不合适，物料太多，或者振动不及时造成的，他应该选择孔径和直径大一点的药筛，在阿胶珠炒好后立即倒入药筛，并且快速振摇，使得蛤粉快速通过筛网，与阿胶珠分离。

（四）学习结果评价

序号	评价内容	评价标准	评价结果（是 / 否）
1	准备	能将工具准备齐全	
2	选择药筛	能认识药筛的种类和规格 能选择合适的药筛	
3	筛分	能按照要求筛分物料	
4	装袋	能进行物料装袋、贴标签操作 能正确填写生产记录	
5	清场	能完成工具和场地的清洁	

五、课后作业

1. 药筛的类型和规格有哪些？
2. 对物料进行筛分的目的是什么？

实训 A-3-3　能根据中药材的性质选用粉碎方法

一、核心概念

1.粉碎

系指借助机械力或其他方法将大块的固体物料碎裂成所需粒度的操作。

2.粉碎度

固体药物粉碎后的细度，常以未经粉碎中药的平均直径（d），与已粉碎中药的平均直径（dL）的比值（n）来表示，即 $n=d/dL$。

3.粉碎细度

中药粉碎后颗粒的实际大小。

二、学习目标

1. 能判断中药饮片的性质。
2. 能选择正确的粉碎方法。
3. 能完成中药材的粉碎操作。

三、基本知识

1.粉碎的目的

（1）增加药物的表面积，以利于药材中药成分提取和溶出，特别是难溶性药物的溶出。

（2）便于调剂操作和多种给药途径的应用。

（3）有利于新鲜药材的干燥和储存。

2. 常用的粉碎技术

（1）干法粉碎

系指药物经适当干燥，待其水分降低到一定程度（一般 9% 以下）时再进行粉碎的方法，适合于绝大多数中药材的粉碎。

（2）湿法粉碎

湿法粉碎又称加液研磨法，系指在药物中加入适量水或其他液体并与之一起研磨粉碎的方法。液体选用以药物遇湿不膨胀、两者不起变化、不妨碍药效为原则。湿法粉碎因液体分子很容易渗入药物颗粒的内部，从而可以削弱药物内部分子间的内聚力而使粉碎易于进行；对于毒剧性、刺激性强的药物，可以避免药物细粉的飞扬，减少药物的损失及对环境的污染和利于劳动保护。根据粉碎时加入液体的方式，湿法粉碎可分为"水飞法"和"加液研磨法"。

（3）低温粉碎

有些药材在常温下黏性较大，经低温冷冻后可增加其脆性而易于粉碎。本法适用于在常温下难以粉碎、热敏性的药物以及软化点或熔点低、黏性大的物料，如树胶、树脂、干浸膏等。低温粉碎一般有下列 4 种方法：

① 物料先行冷却或在低温条件下，迅速通过高速撞击或粉碎机粉碎；

② 粉碎机壳通入低温冷却水，在循环冷却下进行粉碎；

③ 待粉碎的物料与干冰或液氮混合后进行粉碎；

④ 组合运用上述冷却方法进行粉碎。

3. 粉碎设备与工具

中药传统磨粉工具有中臼（又称捣臼）、石磨、铁研槽（铁研船）、冲筒、乳钵等。

（1）中臼

中臼分为地冲和立冲两种，均包括臼体和杵棒两部分。

（2）石磨

石磨有利用水力的大石磨和人力的手推石磨。通过磨芯高度的调整，来达到物料的粉碎细度和物料净度，常见的有苍耳子和蒺藜的去刺，以及一些粉性较强中药的研粉。

（3）铁研槽（铁研船）

为一铁制的船形槽状物置于一个长方形的木质框架上，和一个有中轴的铁制研盘，其边缘与研槽的弧形底部贴合，再配以一副木质踏板，操作时人踩在踏板之上，以腰腿之力，前后摆动，推动研盘，利用前后、左右擦压的方式使药物受到挤压而粉碎，一般 3～5 分钟即可将药物倾出过筛，如此反复，以达到粉碎细度。

（4）冲筒

为最简单的撞击式粉碎工具，是冲臼的缩微版，只是筒体上方有盖，可防药物溅出，操作起来看似简单，其实有包含着前后、左右的上下研压之力，其主要用于部分矿石类、贝壳类及果实、种子类的粉碎。

（5）乳钵

常为陶瓷、玻璃或玛瑙材质的碗状体，配有相适的杵棒，一般用于特殊药物的精细加工（水飞），如珍珠、牛黄、朱砂、炉甘石以及冰片、麝香等。水飞所得的粉末可达微粉级。

除了人工磨粉工具，现在比较常用的是机械粉碎设备，其基本作用力主要有截切、挤压、撞击和劈裂等，如摇摆式高速粉碎机、连续投料粉碎机等。

（6）摇摆式高速粉碎机

利用粉碎刀片高速旋转撞击来实现干性物料的一般性粉碎。它由粉碎室、粉碎刀片、高速电机等组成。使用时物料直接放入粉碎室中，旋紧粉碎室盖，通过直立式电机的高速运转带动横向安装的粉碎刀片，对物料进行撞击、剪切式粉碎。粉碎物体由于在密闭的空间内被搅动，所以粉碎效果相对均匀，适合干性物料。该机开机 1～3 分钟便可完成粉碎，效率较高，同时具有摇摆设计，方便对物料的倾倒和清理。摇摆式高速粉碎机采用超高速单项电机匹配，具有结构精密、体积小、重量轻、功效高、无粉尘、清洁卫生、操作简便、造型美观、既省电又安全等优点。

（7）连续投料粉碎机

连续投料粉碎机又名高性能粉碎机，适用于诊所、医院药房、药店等场所粉碎各种物料，具有体积小、造型美观、移动方便、操作简单等优点。连续投料粉碎机对中西药物、珍珠、矿物等有极理想的粉碎效果，是粉碎脆性物料的首选机型，除制细粉外，还可制煎汤剂用的粗颗粒饮片，但不适合粉碎有一定油性或黏性的物料。

4.不同药材的粉碎方法

（1）单独粉碎的药物

氧化性药物与还原性药物、贵重药物及刺激性、毒性药物、某些难溶于水的矿物药和贝壳类药物。

（2）混合粉碎的药物

适用于处方中性质及硬度相似的群药粉碎，这样既可避免一些黏性药物单独粉碎的困难，又可使粉碎与混合操作结合进行，提高效率。但在混合粉碎的药物中含有共熔成分时会产生潮湿或液化现象，这些药物能否混合粉碎取决于制剂的具体要求。若处方中含大量的黏性药物如红枣、熟地黄、龙眼肉（桂圆）等，可先将处方中其他干燥药物粉碎，然后取一部分粉末与此类药物混合掺研，使之成为不规则的碎块和颗粒，在 60℃ 下充分干燥后再粉碎，此法叫串研法。若处方中含大量的油性药物如杏仁、桃仁等，则应先将此类药物捣成糊状，再与已粉碎的其他药物掺研粉碎，此法称串油法。

四、能力训练

（一）操作条件

1.《中国药典》《中药炮制工》国家职业技能标准、《中药饮片质量标准通则（试行）》。

2. 摇摆式高速粉碎机操作规程。

（二）安全及注意事项

1. 粉碎前选择合适的粉碎器具，并确保干净，避免污染饮片。
2. 饮片粉碎前注意干燥处理，并充分冷却。
3. 粉碎设备电源必须接地线，使用者注意人身安全。
4. 粉碎的药物勿超过粉碎槽容量的一半，粉碎时间不宜过长。

（三）操作过程

序号	步骤	操作方法及说明	质量标准
1	器具准备	摇摆式高速粉碎机、烘箱、药筛	器具准备齐全，摆放合理，确保整洁
2	烘干	将饮片烘干，水分降至一定限度	干燥至水分少于9%，并冷却除去潮气
3	粉碎	使用本机前，先关闭电源开关，然后开始操作： （1）打开上盖（顺时针关，逆时针开） （2）把干燥药物放入粉碎箱内 （3）将上盖关紧 （4）插上电源，打开定时器开关 （5）当滚动的声音比较均匀时，说明药物已粉碎成粉，即可关机 （6）打开上盖，倒出粉末	把药材粉碎成需要的粉末
4	过筛	过筛时使用套筛，即双层筛，其底层为一平底的筛框，筛框上沿1cm处留有接口，上可套装60目、100目或120目的不锈钢筛网，使用时能有效地防止粉尘外泄	筛选达到粉碎细度要求的药粉
5	清场	清洁摇摆式高速粉碎机、烘箱、药筛及其他器具，清洁环境和地面	器械、地面干净、无明显污渍，所有物品摆放整齐

【问题情境一】

张女士购得一批三七，想要将它打成粉末，但是自己研磨难度太大、效率太低，于是委托药店工作人员帮忙打粉，如果你是药店的店员，你该如何操作。

首先将三七切成小块或片状，含水量应控制在9%以内，然后准备好摇摆式高速粉碎机，检查仪器是否完好，内部是否清洁；关闭电源开关，逆时针打开上盖，将切好的三七放入粉碎箱内，注意不要超过容量的一半；然后上盖关紧，插上电源，打开开关进行粉碎，粉碎30秒至1分钟即可；打开上盖，检查三七是否已经粉碎完全，倒出已经达到粉碎细度的三七粉末即可。

【问题情境二】

小李刚刚毕业，在一家药店从事中药饮片粉碎工作，某天师父教他使用铁研槽，他根据师父所教的那样操作，踩在踏板之上，以腰腿之力，前后摆动，推动研盘，但是没多久就感觉疲惫，请问是什么原因。

首先造成疲惫的原因可能是坐姿不对，可以通过调整坐姿来解决，其次小李应该多练习，真正掌握铁研槽的使用方法，做到熟练。

（四）学习结果评价

序号	评价内容	评价标准	评价结果（是／否）
1	器具准备	能将器具准备齐全，合理摆放	
2	烘干	能烘干药物使其松脆易于碾碎	
3	粉碎	能把药材碾碎成粉末	
4	过筛	能把达到粉碎细度要求的药粉筛选出来	
5	清场	能将器械、地面清洁干净、无明显污渍，所有物品摆放整齐	

五、课后作业

1. 为什么要对饮片进行粉碎操作？
2. 请问冰片应如何粉碎。

项目 A-4

包装

实训 A-4-1　能按照工艺要求对中药饮片进行内包装

一、核心概念

1. 饮片包装

系指采用一定的包装材料对饮片进行盛放、称量、封口、粘贴（或缝线）标签的过程。

2. 内包装材料

简称内包材，系指直接与中药饮片接触的包装材料。

3. 标签

系指中药饮片的标识，在最小包装上必须印有或者贴有标签。

二、学习目标

1. 能判断内包装材料的质量。

2. 能选择合适的内包装材料。

3. 能对中药饮片进行内包装。

三、基本知识

1. 饮片包装的目的

（1）防止虫害、微生物、灰尘的侵入和污染，有利于饮片的养护和卫生。

（2）方便饮片的存取、运输、调剂。

（3）包装后清洁、美观，有利于销售。

（4）有利于促进饮片生产的现代化、标准化。

（5）有利于中药饮片进入国际市场。

2.中药饮片内包装材料的要求

内包装材料应能保证中药饮片在运输、贮藏及使用过程中的质量，并便于医疗使用。中药饮片内包材总体上应符合以下要求。

（1）质量要求

中药饮片内包材应符合药品包装标准或食品包装标准，至少应符合食品包装标准。

（2）印刷要求

中药饮片内包材标签的印刷应清晰、易于辨识。内包装标签上应注明品名、规格、产地、生产企业、产品批号、生产日期、执行标准等内容，实施批准文号管理的中药饮片还必须注明药品批准文号。

3.中药饮片常用内包装材料的种类和规格

常用中药饮片内包装材料有塑料、牛皮纸、复合膜、滤纸、无纺布及玻璃、铝箔等。根据中药饮片的性质和装量要求，制成不同规格的包装袋或包装容器，用于中药饮片的内包装。

（1）塑料袋

塑料袋是目前中药饮片使用最为广泛的内包装材料，一般以聚乙烯为材料，具有一定的机械强度，易于储存、运输，防破损。该类内包装上一般留有透明观察窗，便于对包装袋内中药饮片进行质量观察。

（2）牛皮纸袋

牛皮纸袋是目前国际上最流行的环保包装材料之一。中药饮片包装一般采用符合食品包装要求的牛皮纸（80g以上），可多层缝合或内有加衬食用或药用防潮纸。其黏合剂应使用不含化学成分、无毒的水溶黏合剂，黏合剂涂布要均匀，以致面纸分离时接缝依然黏合不分，无开缝。应无破损、污迹，也不应有多余的黏合剂溢出。

（3）复合膜

复合膜是由各种塑料与纸、金属或其他材料通过层合、挤出、贴面、共挤塑等工艺技术将基材结合在一起而形成的多层结构的膜。复合膜包装有密闭、隔离空气、强度和韧性较好等优点，可按中药饮片要求制作成透明或不透明，设计成各种尺寸。复合膜包装材料通常分为普通复合膜、药用易撕复合材料、纸塑复合膜、高温蒸煮膜以及多层共挤复合膜、复合成型材料等。

（4）无纺布

无纺布又称不织布，是由定向或随机的纤维构成，是新一代的环保材料，具有防潮、透气、柔韧、质轻、不易燃、容易分解、无毒、无刺激性、色彩丰富、价格低廉、可循环再用等诸多特点。

（5）滤纸袋

材料一般为热塑性茶叶滤纸，白色、无毒、无气味，有一定的滤过性。常用于花粉、细小种子类中药饮片的配方剂量包装，可以有效避免煎煮时的糊化粘锅现象。为避免吸潮，常在外层加套塑料袋。

（6）玻璃瓶

玻璃本身具有不渗透、不老化、密封性能好等优点，棕色玻璃还可以避光，缺点是易碎、质重。可以用于一些贵重中药饮片、颗粒中药饮片的包装，如天然牛黄、麝香等采用玻璃包装。

4.中药饮片内包装设备

（1）普通薄膜封口机

适用于各种类别和规格中药饮片的包装，是最常用的封口机械。通过电加热封口元件，使袋口受热而闭合，封口处可压印生产批号等文字。尽管一般需人工事先称量，但与先前的纯手工缝合包装相比，工作效率大为提高。特点是结构轻巧，方便移动包装。

（2）落地式真空包装机

适用于整枝的人参、鹿茸等贵重中药饮片的包装。通常还同时封入干燥剂或除氧剂，以便更好地保证中药饮片质量，延长中药饮片货架周期。

（3）半自动托盘式包装机

该设备运行时，工人于机器两侧将称好剂量的中药饮片加入连接到履带的一个个托盘上，机器再依次将各个托盘中的中药饮片翻倒进包装袋中封装。适用于各种类型的单剂量小包装中药饮片。特点是除人工称量外，机器可以自动完成制袋、充填、封合、分切、计数、热压批号或打印日期等功能。

四、能力训练

（一）操作条件

1.《中国药典》《中药炮制工》国家职业技能标准、《中药饮片质量标准通则（试行）》。

2. 中药饮片内包装材料种类和规格。

3. 中药饮片内包装的一般操作流程。

4. 电子天平、台秤操作 SOP。

（二）安全及注意事项

1. 包装前应检查环境和物料是否合格，经 QA 现场监控员确认许可后方可进行生产。

2. 接触毒性饮片注意做好防护措施。

3. 包装过程注意称量准确，注意饮片每个最小包装袋大小、均匀性。

4. 包装记录填写应及时、准确、规范、完整。

（三）操作过程

序号	步骤	操作方法及说明	质量标准
1	包装前检查与准备	（1）清除上批遗留的产品、文件或与本次包装无关的物料 （2）确认所使用设施、设备（特别是称量台秤）完好 （3）凭"批包装指令"到中间站领取待包装的中药饮片 （4）凭"批包装指令"和清场合格证领取包装材料 （5）凭"批包装指令"到QA处领取本批次包装饮片的标签和合格证 （6）根据"批包装指令"填写"生产状态牌"（包括产品名称、包装规格、批号、包装数量、包装日期等）并悬挂于规定位置 （7）QA现场监控员按以上条件检查工作现场，物料符合规定后在生产记录上签字认可允许生产	（1）确认生产现场卫生合格，有"清场合格证" （2）领料时双方核对所领取饮片的品名、数量、规格等，无误后，领料人员将待包装品转入包装区规定的位置整齐摆放；确认领取包装材料信息无误；确认标签、合格证的内容和数量与指令内容一致并签字
2	设备仪器调试	选择称量范围和精确度适合的电子台秤或天平，并按照《电子天平、台秤操作SOP》对设备进行调试	电子天平、台秤操作SOP
3	包装	将所需包装的物料进行核对，无误后将中药饮片放入相应的包装袋内。包装规格较大的，可先将包装袋除皮，再往袋中装适量的饮片后进行定量称量	注意称量准确，注意饮片每个最小包装袋大小、均匀性
4	装量差异检查	取供试品10袋，将包装袋去皮后，分别精密称定每袋内容物的重量。每袋装量应与标示装量比较，超出装量差异限度的不得多于2袋，并不得有1袋超出装量差异限度1倍	饮片包装装量差异限度 | 标示装量	装量差异限度
---	---
100g及以下	±4.5%
100g以上至250g	±3.0%
250g以上至500g	±2.0%
500g以上至1000g	±1.5%
1000g以上	±1.0%	
5	封口	选择适合的封口机进行封口	封口时注意封口的美观性和严密性，不得压料，不得漏缝，封口应平直，倾斜度不得大于20°
6	贴标签	将打印好的标签贴在包装袋的规定位置上	若包装的为毒性饮片，应在每个最小包装单元右上角贴上醒目的"毒"字

序号	步骤	操作方法及说明	质量标准
7	清场	（1）尾料的处理　将本批次饮片剩余尾料全部收集好称量，并填好物料标示卡，将尾料退回中间站管理员处 （2）废料的处理　将废料全部收集并称量，做好记录后，收集放置于废料桶中，及时处理 （3）剩余标签、合格证的处理　将剩余标签、合格证收集并清点数量，退还制签员，并做好登记 （4）剩余包材的处理　包装结束时，已打印批号的包装材料应当由专人负责全部计数销毁，并有记录；未打印批号的印刷包装材料归类整理后退还库房，并做好记录 （5）卫生清理　每批次包装完成后，组织人员对包装台、包装设备、包装台秤、地面、墙壁等做卫生清理 （6）质量部 QA 做现场检查	检查是否有遗留物料、包装盒产品，如清场不合格则继续整改；如清场合格，将清场合格证发放给包装组长，允许其准备下次包装
8	填写包装记录	（1）根据实际包装情况，填写包装记录。记录填写完成后交质量部 QA 审核 （2）质量部 QA 检查成品包装合格后，发放产品检验放行单作为合格品入库的凭证	包装记录填写应及时、准确、规范、完整

【问题情境一】

2022 年 3 月某中药饮片公司包装车间包装了一批袋装金银花，在包装过程中发现成品封口不严的现象，试分析可能的原因有哪些。

封口不严首先考虑设备问题，可能是热封温度不够，设定温度时一般纵封应高出横封 10℃左右，在温度达到设定值后，观察包装效果判断温度是否合适，热封温度低时封合不牢固，过高时发生皱折，包装温度应根据不同的包装材料进行相应的调整；也可能是热封速度过快，封口处还未来得及热化就被牵引辊传送至冷压处进行冷却处理；还有可能是热封器压力低，左右热封器未贴平，导致封口不严。

其次封口不严也有可能是包装袋质量导致，比如复合膜里料电晕处理不均匀，效果不好，并恰好出现在封口处，就会导致无法封口。

【问题情境二】

小李是中药饮片公司质量部的 QA 工作人员,在饮片包装过程中他需要做哪些工作,确保饮片包装质量合格?

首先在包装前检查与准备阶段,小李需要检查工作现场是否有上批遗留物,检查物料是否符合规定,检查生产现场的卫生情况是否合格,是否有"清场合格证",无误后在生产记录上签字允许生产。

然后在清场阶段,小李应该检查尾料、废料、剩余物料是否清理干净,生产环境卫生是否清洁到位,判断清场合格,并发放清场合格证。

小李对于包装记录也要严格把控,检查成品包装合格后,发放产品检验放行单。

(四)学习结果评价

序号	评价内容	评价标准	评价结果(是/否)
1	包装前检查与准备	能完成包装前检查与准备工作,达到可包装状态	
2	设备仪器调试	能按 SOP 调试台秤、电子天平	
3	包装	能核对物料,将中药饮片放入相应的包装袋内进行包装	
4	装量差异检查	能进行饮片包装装量差异限度检查	
5	封口	能选择适合的封口机进行封口	
6	贴标签	能将打印好的标签贴在包装袋的规定位置上	
7	清场	能达到清场合格标准	
8	填写包装记录	能及时、准确、规范、完整填写包装记录	

五、课后作业

1. 简述常用的内包材料,并举例说明。

2. 为什么要对中药饮片进行包装?

实训 A-4-2 能按照工艺要求对中药饮片进行外包装

一、核心概念

1. 外包装

系指将若干个已经有内包装的药品装于一个容器或材料内的过程。

2. 外包装材料

简称外包材，系指内包装以外的其他包装材料，由里向外分为中包装和大包装。

二、学习目标

1. 能判断外包装材料的质量。
2. 能选择合适的外包装材料。
3. 能对中药饮片进行外包装。

三、基本知识

1. 中药饮片包装材料的选择原则

（1）应符合国家对药品（或食品）包装材料的标准，禁止使用含"氯"成分和再利用的有毒材料。

（2）应透明或部分透明，以便直观地看到内装饮片，无纺布等特殊用法的可不透明。

（3）包装材料应由符合资质的企业生产。

（4）为了适应环保需要，应尽可能选择可降解的环保材料。

2. 中药饮片常用外包装材料的种类和规格

外包装材料应不易破损，根据中药饮片的特性和容纳内包装的数量选择合适的外包装，以保证中药饮片在运输、贮藏过程中的质量。常用的外包装材料有塑料编织袋、纸箱、木箱等。

（1）编织袋

编织袋原料一般是聚丙烯等各种化学塑料原料，经挤出、拉伸成扁丝，再经织造、制袋而成。其中内衬编织袋有两层，内层为聚乙烯塑料袋，应符合食品包装标准，无色、透明、无毒、无气味；外层为聚乙烯编织袋，白色、无毒、无气味。编织袋具有质地轻、封口方便等特点。适用于大多数中药饮片的外包装。

（2）纸箱

纸箱的优点是成本低、重量轻、码放规整、搬运方便，缺点是易受潮，内容物过重时不宜采用。纸箱一般常用瓦楞纸箱，适用于大多数中药饮片的外包装。纸箱切断口应无连刀、无破损、无污迹，也不应有多余的黏合剂溢出。

（3）木箱

材质主要采用松柏科的木材，加工成各种厚薄的干燥的木板，也可用胶合板，钉成箱子。木板不应有腐朽，不得有影响强度的节干和裂纹等。无特殊臭气。适用于花类、种子类中药饮片和不耐压、易吸潮霉蛀的贵重根茎类中药饮片。

（4）其他

除了以上常规中药饮片所用到的包装材料，参茸之类贵重精制中药饮片会采用铝箔、蜡丸、绸缎、木盒等特殊内包装材料，其外包装材料及形式选择会更多。

3.中药饮片外包装设备

（1）手提便携式电动封包机

适用于使用麻袋、编织袋、牛皮纸袋等中药饮片大包装的封包操作。具有线迹美观、封包牢固、富有弹性、拆包方便等优点。其结构紧凑轻巧，调整简单，方便移动包装。

（2）半自动打包机

以聚乙烯塑料带为捆扎材料，适用于使用麻袋、编织袋、牛皮纸袋、纸箱、木箱等已封口中药饮片大包装的捆扎打包操作。使中药饮片包装更为规整牢靠，方便码垛及运输装卸。特点是将已封口的中药饮片大包装置于机器的打包台面，按要求插入包装带后，机器能自动完成聚带、热合、切断并出带，并有自动停机功能。

（3）全自动打包机

将已封口的中药饮片大包装置于机器的打包台面，机器可自动完成聚袋、热合、切断和出带，并有自动停机功能。跟半自动打包机相比，不需要人工插带，工作效率更高，劳动强度更低。

四、能力训练

（一）操作条件

1.《中国药典》《中药炮制工》国家职业技能标准、《中药饮片质量标准通则（试行）》。

2.中药饮片外包装材料种类和规格。

3.中药饮片外包装的一般操作流程。

（二）安全及注意事项

1.包装前应检查环境和物料是否合格，经QA现场监控员确认许可后方可进行生产。

2.外包装设备操作注意水电安全，防止受伤。

3. 禁止不同品种、同一品种不同规格的中药饮片混装。

4. 包装量不宜过大，否则容易造成药物积压。

5. 包装记录填写应及时、准确、规范、完整。

（三）操作过程

序号	步骤	操作方法及说明	质量标准
1	包装前检查与准备	（1）清除上批遗留的产品、文件或与本次包装无关的物料 （2）确认所使用设施、设备完好 （3）领取准备进行外包装的中药饮片和外包材料	（1）确认生产现场卫生合格，有"清场合格证" （2）核对待包装产品和外包材料一致性
2	装箱	根据生产指令要求选择周转桶和不同规格的纸箱、编织袋等做外包装	注意选择适宜的外包材料，并核对无误。一个中包装、大包装中只能装一种小包装中药饮片的一个规格
3	打包	根据需要对装箱的饮片进行打包，可采用双带包、并字包、五带包	打包带应在打包宽度的1/3处，打包带的松紧度要调试适度以保证打包后重心的牢固
4	清场	（1）将包装后的中药饮片移入中药饮片待验仓库，与保管员做好交接手续 （2）将剩余包装退回仓库，剩余标签和废标签退回标签管理员 （3）将工具、容器、电子秤、封口机、打包机的药屑、灰尘清除干净，放入固定位置 （4）地面清扫干净，打扫工具放回清洁间 （5）填写清场记录	确保生产环境干净、整洁，无上批遗留物，工具放回原位，清场记录完整
5	填写生产记录	根据实际包装情况，填写外包装生产记录	包装记录填写应及时、准确、规范、完整

【问题情境一】

五六月份，江南地区进入了梅雨季节，某中药饮片公司用纸箱包装了一批盐知母，但是出厂时发现已经受潮，请问该如何解决这个问题？

盐知母容易受潮变质，在包装时尤其要注意防潮。盐知母出厂时受潮，可能是饮片包装不合适，可以在内包装外加一层塑料中包装，防止潮气入侵，再将中包装置于纸箱内，便于堆垛和转运，或者使用内衬编织袋防潮。同时也要注意仓库储存条件适宜，防止中药饮片在储存过程中发生质量变化。

【问题情境二】

　　某药店购买了一批 10kg/ 袋的甘草并于 6 月 14 日送货到了店里，李某作为店员要接收这批货物，请问他应如何检查产品的外包装？

　　检查产品的外包装，首先查看外包装是否破损、虫蛀、受潮、有污迹等，其次检查外包装是否印刷清晰，印刷项目有品名、规格、产地、储藏、生产企业、产品批号、生产日期等。然后打开外包装检查内部中包装或者小包装是否受潮、破损，规格是否一致等，确认产物无误后接收。

（四）学习结果评价

序号	评价内容	评价标准	评价结果（是 / 否）
1	包装前检查与准备	能完成包装前检查与准备工作	
2	装箱	根据生产指令要求选择周转桶和不同规格的纸箱、编织袋等做外包装	
3	打包	能根据需要对装箱的饮片进行打包	
4	清场	能按要求进行清场操作	
5	填写生产记录	能规范填写生产记录	

五、课后作业

　　1. 简述常用的外包材料，并举例说明。

　　2. 中药饮片外包装的原则有哪些？

实训 A-4-3　能按照规程对包装饮片进行质量检查

一、核心概念

1. 饮片装量
系指中药饮片包装生产过程中包装内容物的重量。

2. 装量差异
系指中药饮片包装生产过程中包装内容物之间的重量差异。

二、学习目标

1. 能判断饮片包装外观是否合格。
2. 能进行饮片装量检查。
3. 能进行铝箔、复合膜饮片包装漏气检查。

三、基本知识

1. 中药饮片包装质量要求

（1）生产中药饮片，应选用与药品性质相适应及符合药品质量要求的包装材料和容器。严禁选用与药品性质不相适应和对药品质量可能产生影响的包装材料。

（2）中药饮片包装外观应该完整、美观，无破损。

（3）中药饮片包装应按照包装重量制定允许误差范围。

（4）内包装必须印有或者贴有标签，注明品名、规格、产地、生产企业、产品批号、生产日期、执行标准等内容。实施批准文号管理的中药饮片还必须注明批准文号。

（5）包装内容物应与包装标示产品名称、规格等一致。

（6）中药饮片在发运过程中必须要有包装。每件包装上必须注明品名、产地、日期、调出单位等，并附有质量合格的标志。

2. 中药饮片装量的检查方法

（1）取供试品 10 份，打开样品的包装盒、包装袋，将样品全部取出。

（2）样品分别称重，求出每一份的装量差异和平均装量差异。

（3）复试：初试中如有 1 份的装量超过装量差异的限度规定时，另取 10 份样品按上述方法复试。

3. 铝箔、复合膜饮片包装漏气检查

（1）铝箔、复合膜饮片包装出现漏气的原因

① 热封温度的问题：同一包装材料在不同的热封部位要求的热封温度不同，不同的包装速度要求的热封温度不同，不同的包装环境要求的热封温度也不同，包装设备纵封和横封要求的热封温度不同。

② 封口部位受到污染：在包装的填充过程中，包装材料的封口位置常常被包装物污染。

③ 设备和操作方面的问题：如热封模夹有异物、热封压力不够、热封模具不平行等。

④ 包装材料的问题：如热封层润滑剂太多而引起热封不良。

（2）漏气检查方法

取待检查的铝箔、复合膜包装，平放于台面上，检查包装表面是否有尖锐物体刺破、是否有撕裂、是否封口不严，存在上述现象则存在漏气现象。

将待检查的铝箔、复合膜包装所装饮片堆于包装袋下方，轻压上方无内容物的空白处，若内部气体快速跑空，手感变软，则存在漏气现象。

四、能力训练

（一）操作条件

1.《中国药典》《中药炮制工》国家职业技能标准、《中药饮片质量标准通则》（试行）》。

2. 中药饮片装量差异检查法。

3. 铝箔、复合膜饮片包装漏气检查法。

（二）安全及注意事项

1. 打开外包装时使用道具注意避免划伤。

2. 质检时拆开的外包装注意还原。

3. 质量检查报告填写应及时、准确、规范、完整。

（三）操作过程

序号	步骤	操作方法及说明	质量标准
1	取样	随机抽取适量包装完成的一批中药饮片	抽样的随机化原则
2	外包装检查	观察外包装是否破损、潮湿、虫蛀、印字不清等，打开外包装，核对数量是否与标示量相同，查看是否有质量合格证	包装外观应该完整、美观，无破损并附有质量合格证
3	内包装检查	检查内包装是否破损、发霉、渗漏、潮湿等，检查标签，查看印字	内包装应完整、美观、无破损，必须印有或贴有标签且印字清晰完整
4	装量检查	（1）取供试品10份，打开样品的包装盒、包装袋，将样品全部取出 （2）样品分别称重，求出每一份的装量差异，和平均装量相比，如有1份的装量超过装量差异的限度规定，另取10份样品按上述方法复试	装量应在规定的装量差异限度范围内
5	漏气检查	（1）取待检查的铝箔、复合膜包装平放于台面上，检查包装表面是否有尖锐物体刺破、是否有撕裂、是否封口不严，存在上述现象则存在漏气现象 （2）将铝箔、复合膜包装所装饮片堆于包装袋下方，轻压上方无内容物的空白处，若内部气体快速跑空，手感变软，则存在漏气现象	包装表面应光洁完整、无异物
6	填写质量检查报告	按规定填写质量检查报告，并签字	填写应及时、准确、规范、完整

【问题情境一】

　　5月份，某药店进了60kg的党参和1kg二十年陈的新会皮，某天养护人员在进行巡库时发现，这批陈皮就压在党参下面，检查后发现已经发霉，试分析这批陈皮发霉的原因。

　　首先陈皮进货后和党参混在一起，收货人员并未进行仔细的验收，储存方式也不恰当；其次是梅雨季节比较潮湿，而陈皮的包装不严、破损或者漏气，导致潮气入侵，陈皮发霉。

【问题情境二】

　　某企业购得一批西红花，并对其进行了分包装，假如你是一名质检人员，应如何操作以确保该饮片出厂质量合格。

　　首先西红花是一种贵细中药饮片，价格昂贵，包装规格一般较小，需要贴上完整的使用说明标签，并在小包装外面再进行精美的外包装。作为质检人员，应仔细检查标签内容，包括品名、规格、产地、生产企业、产品批号、生产日期、执行标准等，检查外观是否完整、美观、无破损，检查外包装是否完整、美观等。

（四）学习结果评价

序号	评价内容	评价标准	评价结果（是/否）
1	取样	能按照随机化原则取样	
2	外包装检查	能判断外包装是否合格	
3	内包装检查	能判断内包装是否合格	
4	装量检查	能按要求进行装量差异检查	
5	漏气检查	能按要求进行漏气检查	
6	填写质量检查报告	能规范填写包装记录	

五、课后作业

　　1. 简述中药饮片包装的要求。

　　2. 某企业包装了一批饮片，请问该如何确定其装量合格？

模块 B
炒法

项目 B-1

炒黄法

实训 B-1-1　能按照操作规程采用炒黄法对中药材进行炮制

一、核心概念

炒黄

将净制或切制过的药材，置预热容器内，用文火或中火连续加热，并不断翻动，至中药饮片表面呈黄色或较原色加深，或发泡鼓起，或爆裂，并逸出固有气味的炮制工艺，称为炒黄。

二、学习目标

1. 正确使用火力、准确判断火候。
2. 能按要求完成炒黄药材的前处理。
3. 能使用炮制工具完成芥子、紫苏子、王不留行、决明子、牵牛子、葶苈子、牛蒡子、莱菔子、瓜蒌子、芡实、苍耳子、山楂、槐花、九香虫、酸枣仁、栀子、槟榔、白芍、车前子、苦杏仁的炒制操作。

三、基本知识

1. 炒黄的目的
（1）增强疗效
通过加热，可使某些药物的种皮或果皮爆裂，内部质地变得疏松，易于煎出有效成分，如王不留行；可使某些药物产生香气，增强消食健脾的作用，如莱菔子、谷芽、麦芽等。

（2）缓和或改变药性

炒后可缓和寒滑之性，如牛蒡子、瓜蒌子等；缓和辛散之性，如蔓荆子、芥子；药性由升变降，如莱菔子。

（3）降低毒性

可破坏药物中某些有毒成分，如牵牛子、白果；可减少有毒成分煎出量，如苍耳子。

（4）矫臭矫味

能矫正某些动物药的不良气味，如九香虫。

（5）利于制剂和贮藏

杀灭药物中各种菌类、虫类及其卵；可除去药物中部分水分；可破坏有些药物中的酶，以保证苷类成分不被分解。

2. 适用药物

（1）果实种子类。

（2）某些消食药、花类药、虫类药。

3. 常见药材炒黄的炮制作用

（1）芥子

芥子味辛，性温，归肺经。具有温肺豁痰利气，散结通络止痛的功能。用于寒痰咳嗽，胸胁胀痛，痰滞经络，关节麻木、疼痛，痰湿流注，阴疽肿毒。

炒后可缓和辛散走窜之性，可免耗气伤阴，善于顺气豁痰，多用于痰多咳嗽。

（2）紫苏子

紫苏子味辛，性温，归肺经。具有降气化痰，止咳平喘，润肠通便的功能。用于痰壅气逆，咳嗽气喘，肠燥便秘。

炒后辛散之性缓和。

（3）王不留行

王不留行味苦，性平，归肝、胃经。具有活血通经，下乳消肿，利尿通淋的功能。用于经闭，痛经，乳汁不下，乳痈肿痛，淋证涩痛。

炒后长于活血通经，下乳，通淋。

（4）决明子

决明子味甘、苦、咸，性微寒。具清热明目，润肠通便的功能。用于目赤涩痛，羞明多泪，头痛眩晕，目暗不明，大便秘结。

炒后能缓和寒泄之性。

（5）牵牛子

牵牛子味苦，性寒。有毒。归肺、肾、大肠经。具有泻水通便，消痰涤饮，杀虫攻积的功能。用于水肿胀满，二便不通，痰饮积聚，气逆喘咳，虫积腹痛。

炒后可降低毒性，缓和药性，免伤正气，易于粉碎和煎出，以消食导滞见长。

（6）葶苈子

葶苈子味辛、苦，性大寒。归肺、膀胱经。具有泻肺平喘，行水消肿的功能。用于痰涎壅肺，喘咳痰多，胸胁胀满，不得平卧，胸腹水肿，小便不利。

炒后药性缓和，免伤肺气，可用于实中夹虚的患者。

（7）牛蒡子

牛蒡子味辛、苦，性寒。归肺、胃经。具有疏散风热，宣肺透疹，解毒利咽的功能。用于风热感冒，咳嗽痰多，麻疹，风疹，咽喉肿痛，痄腮，丹毒，痈肿疮毒。

炒后能缓和寒滑之性，以免伤中，并且气香，宣散作用更强，长于解毒透疹，利咽散结，化痰止咳。

（8）莱菔子

莱菔子味辛、甘，性平。归肺、脾、胃经。具有消食除胀，降气化痰的功能。用于饮食停滞，脘腹胀痛，大便秘结，积滞泻痢，痰壅喘咳。

炒后药性变升为降，长于消食除胀、降气化痰。

（9）瓜蒌子

瓜蒌子味甘，性寒。归肺、胃、大肠经。具有润肺化痰，滑肠通便的功能。用于燥咳痰黏，肠燥便秘。

炒后寒性减弱，长于理肺化痰。

（10）芡实

芡实味甘、涩，性平。归脾、肾经。具有益肾固精，补脾止泻，除湿止带的功能。用于遗精滑精，遗尿尿频，脾虚久泻，白浊，带下。

炒后性偏温，补脾和固涩作用增强，适用于脾虚之证和虚多实少者。

（11）苍耳子

苍耳子味辛、苦，性温。有毒。归肺经。具有散风寒，通鼻窍，祛风湿的功能。用于风寒头痛，鼻塞流涕，鼻鼽，鼻渊，风疹瘙痒，湿痹拘挛。

炒后可降低毒性，长于通鼻窍、祛湿止痛。多用于鼻渊头痛，风湿痹痛。

（12）山楂

山楂味酸、甘，性微温。归脾、胃、肝经。具有消食健胃，行气散瘀，化浊降脂的功能。用于肉食积滞，胃脘胀满，泻痢腹痛，瘀血经闭，产后瘀阻，心腹刺痛，胸痹心痛，疝气疼痛，高脂血症。焦山楂消食导滞作用增强。用于肉食积滞，泻痢不爽。

炒后酸味减弱，可缓和对胃的刺激性，善于消食化积。

（13）槐花

槐花味苦，性微寒。归肝、大肠经。具有凉血止血，清肝泻火的功能。用于便血，痔血，血痢，崩漏，吐血，衄血，肝热目赤，头痛眩晕。

炒后苦寒之性缓和，有杀酶保苷作用。

（14）九香虫

九香虫味咸，性温。归肝、脾、肾经。具有理气止痛，温中助阳的功能。用于胃寒胀痛，肝胃气痛，肾虚阳痿，腰膝酸痛。

炒后去其腥气之气，可增强行气温阳作用。

（15）酸枣仁

酸枣仁味甘、酸，性平。归肝、胆、心经。具有养心补肝，宁心安神，敛汗，生津的功能。用于虚烦不眠，惊悸多梦，体虚多汗，津伤口渴。

炒后易于粉碎和煎出。有杀酶保苷作用。其作用与生酸枣仁相近，养心安神作用强。

（16）栀子

栀子味苦，性寒。归心、肺、三焦经。具有泻火除烦，清热利湿，凉血解毒的功效。外用消肿止痛。用于热病心烦，湿热黄疸，淋证涩痛，血热吐衄，目赤肿痛，火毒疮疡。外治扭挫伤痛。

炒后缓和苦寒之性，清热除烦。

（17）槟榔

槟榔味苦，辛，性温。归胃、大肠经。具有杀虫，消积，行气，利水，截疟的功能。用于绦虫病，蛔虫病，姜片虫病，虫积腹痛，积滞泻痢，里急后重，水肿脚气，疟疾。

炒后可缓和槟榔药性，免伤正气，减轻对消化道的副作用。

（18）白芍

白芍味苦、酸，性微寒。归肝、脾经。具有养血调经，敛阴止汗，柔肝止痛，平抑肝阳的功能。用于血虚萎黄，月经不调，自汗，盗汗，胁痛，腹痛，四肢挛痛，头痛眩晕。

炒后缓和药性，长于养血敛阴。

（19）车前子

车前子味甘，性寒。归肝、肾、肺、小肠经。具有清热利尿通淋，渗湿止泻，明目，祛痰的功能。用于热淋涩痛，水肿胀满，暑湿泄泻，目赤肿痛，痰热咳嗽。

炒后寒性稍减，并能提高煎出效果，作用与生品相似，长于渗湿止泻、祛痰止咳。

（20）苦杏仁

苦杏仁味苦，性微温。有小毒。归肺、大肠经。具有降气止咳平喘，润肠通便的功能。用于咳嗽气喘，胸满痰多，肠燥便秘。

炒后性温，长于温肺散寒。多用于肺寒咳喘，久患肺喘。

4. 炮制火力要求

炒黄一般以文火为主，少数药物用中火，如王不留行、苍耳子、牵牛子、水红花子，加热时间相对较短。

四、能力训练

（一）操作条件

1.《中国药典》《中药炮制工》国家职业技能标准、《中药饮片质量标准通则（试行）》。

2. 炒黄所用药材王不留行、紫苏子、芥子、苍耳子、莱菔子、决明子、槐花等。

3. 炒制工具：炉子、炒药锅、药铲、小笤帚、瓷盆、筛子、温度计、天平、竹匾等。

（二）安全及注意事项

1. 药物炒前要精选和大小分档，分别炒制。

2. 炒制要掌握好适宜的火力及加热时间，控制好火候。

3. 放入药物前锅应加热到一定程度，特别是炒爆的一些药物，锅温较高时爆裂的程度好，反之很少爆裂。

4. 翻炒要均匀，出锅要及时，并摊凉散热。

5. 炮制品充分放凉后筛去药屑，及时包装。

6. 炒制的器具、设备一药一清理，避免混药。

7. 水电安全、消防安全。

（三）操作过程

序号	步骤	操作方法及说明	质量标准
1	器具准备	准备炉子、炒药锅、药铲、瓷盆、筛子、温度计、电子秤、竹匾等炒制工具	器具准备齐全、洁净、摆放合理
2	净制	取药材除去杂质、大小分档	饮片净度符合《中国药典》2020 年版及《中药饮片质量标准通则（试行）》之规定
3	称量	使用电子秤，称取适量需要炒黄的药材	称量精确到十分之一，投药量以占炒锅容量的 1/3～1/2 为宜
4	预热	用文火或中火热锅，将手掌心置于药锅上方 10cm 处感知锅温	（1）宜用文火炒黄的药材温度控制在 80～120℃。宜用中火炒黄的药材温度控制在 120～150℃ （2）炒药锅的热度达到药物炒黄时所要求的温度，即仅感觉掌心微温
5	投药	将药材迅速投入已预热的炒锅内	原药材全部投入锅内。预热温度达到所要求的程度后，立即投药

序号	步骤	操作方法及说明	质量标准
6	翻炒	炒黄药材文火加热，投药后使用铲子快速翻炒	（1）翻炒动作娴熟、快速，使药物均匀受热炒制 （2）每次下铲都要露锅底
7	出锅	药材翻炒至一定程度后，关闭火源，立即出锅，将药材置于适宜容器，立即摊平、放凉	炒至药材表面呈黄色或较原色加深，或鼓起发泡，或爆裂，并逸出固有气味后，将药物及时转移到适宜容器内
8	清场	清洁炒制器具、台面、地面及工作环境，及时关闭水、电、煤气等	（1）按规程清洁器具，清理现场 （2）饮片和器具归类放置

【问题情境一】

　　操作者在进行炒王不留行时，认为火力可以任意调节，只要能开裂就行，对有效成分的浸出影响不大。试分析该做法是否可行。

　　该做法错误。炒王不留行采用中火最佳，因温度过低易炒成僵子，温度过高又易炒焦。实验证明，王不留行水溶物的增加与爆花程度有关，爆花率越高，水溶性浸出物含量也越高。完全爆花者较生品增加 1.1 倍，刚爆花者增加 0.6 倍，未爆花者增加 0.2 倍。根据爆花率与水浸出物含量的关系，及生产中实际的可能性，炒王不留行炒爆的标准是以完全爆花者占 80% 以上为宜。

【问题情境二】

　　在炒黄操作时，如何判断炒黄药材所用火力应该是文火还是中火？

　　炒黄所用火力为文火或中火，一般用文火。王不留行、水红花子等需要炒爆花的药材，以及苍耳子用中火。

（四）学习结果评价

序号	评价内容	评价标准	评价结果（是/否）
1	器具准备	能将所用器具进行清洁 能一次性将器具准备齐全 能将工具合理摆放、不杂乱	
2	净制	能正确进行药材净制，无明显杂质 能对饮片进行大小分档 能合理使用净制器具	

序号	评价内容	评价标准	评价结果（是／否）
3	称量	能正确使用称量器具	
4	预热	能正确控制火力，投药时机恰当 能在投药前用合适的判断方法预测锅温	
5	投药	能在投药前，选择合适火力 能正确掌握投药方法，不洒落在操作台或地上	
6	翻炒	能熟练掌握翻炒动作，翻炒均匀 能连续进行炒制，中途不熄火 能在炒制过程中，掌握好炮制火候 能在饮片集中翻炒时，饮片不洒落在台面上或地上	
7	出锅	能将炒制好的饮片及时出锅，动作迅速 能在出锅后及时摊凉	
8	清场	能将炒制器具彻底清洁，放回原处，摆放整齐 能认真清洁操作台面、地面卫生 能及时关闭煤气罐阀门，若为电磁炉及时切断电源	

五、课后作业

1. 常见的炒黄药材的火力要求。

2. 以小组为单位，在查阅资料、相互讨论的基础上，设计麦芽、薏苡仁、莱菔子炒黄的炮制工艺。

实训 B-1-2　能对炮制成品进行质量判定

一、核心概念

爆花率

某些种子类药材如王不留行，经炒黄后发生爆裂的部分占投药量的百分比。

二、学习目标

1. 能通过眼看的方式正确判断炒黄饮片性状。

2. 能通过手摸的方式正确判断炒黄饮片干燥程度。

3. 能通过鼻闻的方式正确判断炒黄饮片气味。

4. 能通过口尝的方式正确判断炒黄饮片味道。

三、基本知识

常见饮片生品和炮制品质量要求：

1. 芥子

生白芥子呈球形，直径 1.5 ~ 2.5mm。表面灰白色至淡黄色，具细微的网纹，有明显的点状种脐。种皮薄而脆，破开后内有白色折叠的子叶，有油性。气微，味辛辣。

生黄芥子较小，直径 1 ~ 2mm。表面黄色至棕黄色，少数呈暗红棕色。研碎后加水浸湿，则产生辛烈的特异臭气。

炒芥子形如芥子，表面淡黄色至深黄色（炒白芥子）或深黄色至棕褐色（炒黄芥子），偶有焦斑。有香辣气。

2. 紫苏子

生紫苏子呈卵圆形或类球形，直径约 1.5mm。表面灰棕色或灰褐色，有微隆起的暗紫色网纹，基部稍尖，有灰白色点状果梗痕。果皮薄而脆，易压碎。种子黄白色，种皮膜质，子叶 2，类白色，有油性。压碎有香气，味微辛。

炒紫苏子形如紫苏子，表面灰褐色，有细裂口，有焦香气。

3. 王不留行

生王不留行呈球形，直径约 2mm。表面黑色，少数红棕色，略有光泽，有细密颗粒状突起，一侧有 1 凹陷的纵沟。质硬。胚乳白色，胚弯曲成环，子叶 2。气微，味微涩、苦。

炒王不留行呈类球形，爆开白花状，表面白色，质松脆。

4. 决明子

生决明略呈菱方形或短圆柱形，两端平行倾斜，长 3 ~ 7mm，宽 2 ~ 4mm。表面绿棕色或暗棕色，平滑有光泽。一端较平坦，另端斜尖，背腹面各有 1 条突起的棱线，棱线两侧各有 1 条斜向对称而色较浅的线形凹纹。质坚硬，不易破碎。种皮薄，子叶 2，黄色，呈 "S" 形折曲并重叠。气微，味微苦。

生小决明呈短圆柱形，较小，长 3 ~ 5mm，宽 2 ~ 3mm。表面棱线两侧各有 1 片宽广的浅黄棕色带。

炒决明子形如决明子，微鼓起，表面绿褐色或暗棕色，偶见焦斑。微有香气。

5. 牵牛子

生牵牛子似橘瓣状，长 4 ~ 8mm，宽 3 ~ 5mm。表面灰黑色或淡黄白色，背面有一条浅纵沟，腹面棱线的下端有一点状种脐，微凹。质硬，横切面可见淡黄色或黄绿色皱缩折叠的子叶，微显油性。气微，味辛、苦，有麻感。

炒牵牛子形如牵牛子，表面黑褐色或黄棕色，稍鼓起。微具香气。

6. 葶苈子

生南葶苈子呈长圆形略扁，长 0.8～1.2mm，宽约 0.5mm。表面棕色或红棕色，微有光泽，具纵沟 2 条，其中 1 条较明显。一端钝圆，另端微凹或较平截，种脐类白色，位于凹入端或平截处。气微，味微辛、苦，略带黏性。

生北葶苈子呈扁卵形，长 1～1.5mm，宽 0.5～1mm。一端钝圆，另端尖而微凹，种脐位于凹入端。味微辛辣，黏性较强。

炒葶苈子形如葶苈子，微鼓起，表面棕黄色。有油香气，不带黏性。

7. 牛蒡子

生牛蒡子呈长倒卵形，略扁，微弯曲，长 5～7mm，宽 2～3mm。表面灰褐色，带紫黑色斑点，有数条纵棱，通常中间 1～2 条较明显。顶端钝圆，稍宽，顶面有圆环，中间具点状花柱残迹。基部略窄，着生面色较淡。果皮较硬，子叶 2，淡黄白色，富油性。气微，味苦后微辛而稍麻舌。

炒牛蒡子形如牛蒡子，色泽加深，略鼓起。微有香气。

8. 莱菔子

生莱菔子呈类卵圆形或椭圆形，稍扁，长 2.5～4mm，宽 2～3mm。表面黄棕色、红棕色或灰棕色。一端有深棕色圆形种脐，一侧有数条纵沟。种皮薄而脆，子叶 2，黄白色，有油性。气微，味淡、微苦辛。

炒莱菔子形如莱菔子，表面微鼓起，色泽加深，质酥脆，气微香。

9. 瓜蒌子

生瓜蒌子呈扁平椭圆形，长 12～15mm，宽 6～10mm，厚约 3.5mm。表面浅棕色至棕褐色，平滑，沿边缘有 1 圈沟纹。顶端较尖，有种脐，基部钝圆或较狭。种皮坚硬；内种皮膜质，灰绿色，子叶 2，黄白色，富油性。气微，味淡。

炒瓜蒌子形如瓜蒌子，气略焦香，味淡。

10. 芡实

生芡实呈类球形，多为破粒，完整者直径 5～8mm。表面有棕红色或红褐色内种皮，一端黄白色，约占全体 1/3，有凹点状的种脐痕，除去内种皮显白色。质较硬，断面白色，粉性。气微，味淡。

炒芡实形如芡实，表面黄色或微黄色。味淡、微酸。

11. 苍耳子

生苍耳子呈纺锤形或卵圆形，长 1～1.5cm，直径 0.4～0.7cm。表面黄棕色或黄绿色，全体有钩刺，顶端有 2 枚较粗的刺，分离或相连，基部有果梗痕。质硬而韧，横切面中央有纵隔膜，2 室，各有 1 枚瘦果。瘦果略呈纺锤形，一面较平坦，顶端具 1 突起的花柱基，果皮薄，灰黑色，具纵纹。种皮膜质，浅灰色，子叶 2，有油性。气微，味微苦。

炒苍耳子形如苍耳子，表面黄褐色，有刺痕。微有香气。

12. 山楂

生山楂为圆形片，皱缩不平，直径 1 ～ 2.5cm，厚 0.2 ～ 0.4cm。外皮红色，具皱纹，有灰白色小斑点。果肉深黄色至浅棕色。中部横切片具 5 粒浅黄色果核，但核多脱落而中空。有的片上可见短而细的果梗或花萼残迹。气微清香，味酸、微甜。

炒山楂形如山楂片，果肉黄褐色，偶见焦斑。气清香，味酸、微甜。

13. 槐花

生槐花皱缩而卷曲，花瓣多散落。完整者花萼钟状，黄绿色，先端 5 浅裂。花瓣 5，黄色或黄白色，1 片较大，近圆形，先端微凹，其余 4 片长圆形。雄蕊 10，其中 9 个基部连合，花丝细长。雌蕊圆柱形，弯曲。体轻。气微，味微苦。

生槐米呈卵形或椭圆形，长 2 ～ 6mm，直径约 2mm。花萼下部有数条纵纹。萼的上方为黄白色未开放的花瓣。花梗细小。体轻，手捻即碎。气微，味微苦涩。

炒槐花形如生槐花，外表深黄色，较之生品苦寒之性缓和，有杀酶保苷的作用。其清热凉血作用次于生品。

14. 九香虫

生九香虫呈六角状扁椭圆形，长 1.6 ～ 2cm，宽约 1cm。表面棕褐色或棕黑色，略有光泽。头部小，与胸部略呈三角形，复眼突出，卵圆状，单眼 1 对，触角 1 对各 5 节，多已脱落。背部有翅 2 对，外面的 1 对基部较硬，内部 1 对为膜质，透明。胸部有足 3 对，多已脱落。腹部棕红色至棕黑色，每节近边缘处有突起的小点。质脆，折断后腹内有浅棕色的内含物。气特异，味微咸。

炒九香虫形如九香虫，表面棕黑色至黑色，显油润光泽。气微腥，略带焦香气，味微咸。

15. 酸枣仁

生酸枣仁呈扁圆形或扁椭圆形，长 5 ～ 9mm，宽 5 ～ 7mm，厚约 3mm。表面紫红色或紫褐色，平滑有光泽，有的有裂纹。有的两面均呈圆隆状突起。有的一面较平坦，中间有 1 条隆起的纵线纹。另一面稍突起。一端凹陷，可见线形种脐。另端有细小突起的合点。种皮较脆，胚乳白色，子叶 2，浅黄色，富油性。气微，味淡。

炒酸枣仁形如酸枣仁。表面微鼓起，微具焦斑。略有焦香气，味淡。

16. 栀子

生栀子呈长卵圆形或椭圆形，长 1.5 ～ 3.5cm，直径 1 ～ 1.5cm。表面红黄色或棕红色，具 6 条翅状纵棱，棱间常有 1 条明显的纵脉纹，并有分枝。顶端残存萼片，基部稍尖，有残留果梗。果皮薄而脆，略有光泽。内表面色较浅，有光泽，具 2 ～ 3 条隆起的假隔膜。种子多数，扁卵圆形，集结成团，深红色或红黄色，表面密具细小疣状突起。气微，味微酸而苦。

炒栀子形如栀子碎块，黄褐色。

17. 槟榔

生槟榔呈扁球形或圆锥形，高 1.5～3.5cm，底部直径 1.5～3cm。表面淡黄棕色或淡红棕色，具稍凹下的网状沟纹，底部中心有圆形凹陷的珠孔，其旁有 1 明显瘢痕状种脐。质坚硬，不易破碎，断面可见棕色种皮与白色胚乳相间的大理石样花纹。气微，味涩、微苦。

炒槟榔形如槟榔片，表面微黄色，可见大理石样花纹。

18. 白芍

生白芍呈圆柱形，平直或稍弯曲，两端平截，长 5～18cm，直径 1～2.5cm。表面类白色或淡棕红色，光洁或有纵皱纹及细根痕，偶有残存的棕褐色外皮。质坚实，不易折断，断面较平坦，类白色或微带棕红色，形成层环明显，射线放射状。气微，味微苦、酸。

炒白芍形如白芍片，表面微黄色或淡棕黄色，有的可见焦斑。气微香。

19. 车前子

生车前子呈椭圆形、不规则长圆形或三角状长圆形，略扁，长约 2mm，宽约 1mm。表面黄棕色至黑褐色，有细皱纹，一面有灰白色凹点状种脐。质硬。气微，味淡。

炒车前子呈黑褐色或黄棕色，有香气。

20. 苦杏仁

生苦杏仁呈扁心形，长 1～1.9cm，宽 0.8～1.5cm，厚 0.5～0.8cm。表面黄棕色至深棕色，一端尖，另端钝圆，肥厚，左右不对称，尖端一侧有短线形种脐，圆端合点处向上具多数深棕色的脉纹。种皮薄，子叶 2，乳白色，富油性。气微，味苦。

炒苦杏仁形如焯苦杏仁，表面黄色至棕黄色，微带焦斑。有香气，味苦。

四、能力训练

（一）操作条件

1.《中国药典》《中药炮制工》国家职业技能标准、《中药饮片质量标准通则（试行）》。

2. 炒黄完成的饮片有炒芥子、炒紫苏子、炒王不留行、炒决明子、炒牵牛子、炒葶苈子、炒牛蒡子、炒莱菔子、炒苍耳子、炒山楂、炒槐花、炒九香虫、炒酸枣仁、炒栀子、炒槟榔、炒白芍、炒车前子、炒苦杏仁等。

（二）安全及注意事项

1. 口尝一味药后需漱口后方能尝试下一味药，以免串味。

2. 闻饮片气味时，周围环境需无其他异味。

（三）操作过程

序号	步骤	操作方法及说明	操作要求/标准
1	取样	随机抽取适量炮制完的饮片，摊凉，筛去药屑，置于水平桌面的白纸上	抽样的随机化原则
2	眼看	（1）观察饮片性状，主要包括形状，表面和内部的颜色、焦斑、大小、断面 （2）对比炮制前后的颜色加深程度	视力正常，观察细致
3	鼻闻	具有焦香气	嗅觉正常
4	口尝	味多苦、部分药带酸，带焦味	味觉正常
5	残次品	（1）炒黄程度不够的饮片，可挑选出来后，重新炮制加工 （2）炒黄程度太深，出现严重炭化时，需报送主管领导，等待处理结果	（1）炒黄炮制规范 （2）及时上报炭化饮片
6	收贮	将符合成品质量标准的所有饮片收贮到固定容器内，以备包装人员的接收	无遗漏、无浪费

【问题情境一】

　　某炮制工人在炒黄山楂时，从表面和听爆音都很难判断，你有何建议。

　　炒黄可通过对比看、听爆声、闻香气、看断面来判断，当看表面和听爆鸣声仍无法辨别，看种子断面，当断面呈淡黄色时即为炒好了。

【问题情境二】

　　某炮制工人在炮制完2kg炒酸枣仁后，发现这些炒酸枣仁除了具有其本身的焦香气外，还带有香甜味和黏性。试分析其原因并提出解决方案。

　　出现饮片本身其他味道的原因可能是炮制前没有将炒锅清洗干净，将之前蜜炙过的物料停留在炒锅内，导致炒酸枣仁出现了蜜的甜味和黏性。只需要在炮制药材前后，都清洁炮制用具就不会出现类似问题。

（四）学习结果评价

序号	评价内容	评价标准	评价结果（是 / 否）
1	取样	能对炮制成品进行科学取样	
2	眼看	能通过眼看的方式判断炒黄炮制品的质量	
3	鼻闻	能通过鼻闻的方式判断炒黄炮制品的质量	
4	口尝	能通过口尝的方式判断炒黄炮制品的质量	
5	残次品	能合理处理炒黄后出现的残次品	
6	收贮	能正确收贮炮制合格品	

五、课后作业

1. 白芍与炒白芍功效与应用有何不同。
2. 请问炒王不留行的爆花率多少为合格？炒王不留行的注意事项有哪些？

项目 B-2

炒焦法

实训 B-2-1　能按照操作规程采用炒焦法对中药材进行炮制

一、核心概念

炒焦

是将净选或切制后的药物，置于温度适宜的炒制容器内，用中火或武火加热，炒至药物表面呈焦黄色或焦褐色，内部颜色加深，并透出焦香气味的方法。

二、学习目标

1. 正确使用火力、准确判断火候。
2. 能按要求完成炒焦药材的前处理。
3. 能使用炮制工具完成山楂、麦芽、苍术、川楝子、槟榔、栀子的炒制操作。

三、基本知识

1. 炒焦的目的
（1）增加某些药物的消食健脾作用。
（2）减少药物的刺激性。
（3）缓和药性。

2. 适用药物
（1）消导药
炒焦后可以增强其健脾开胃，消食导滞功效，如焦三仙。
（2）药性过偏的药物
炒焦后可缓和药性，如焦栀子缓和苦寒，焦山楂缓和酸性，焦苍术缓和辛燥。

3. 常见药材炒焦的炮制作用
（1）山楂
山楂味酸、甘，性微温。归脾、胃、肝经。具有消食健胃，行气散瘀的功能。

生山楂长于活血化瘀，常用于血瘀经闭，产后瘀阻，心腹刺痛，疝气疼痛，以及高脂血症、高血压病、冠心病。

焦山楂不仅酸味减弱，且增加了苦味，长于消食止泻，用于食积，兼脾虚和痢疾，如治疗饮食积滞的保和丸。

（2）麦芽

麦芽味甘，性平。归脾、胃经。具有行气消食，健脾开胃，回乳消胀的功能。麦芽生用健脾和胃通乳，用于脾虚食少，乳汁郁积。

焦麦芽性偏温而味甘、微涩，消食化滞，止泻，用于食积不消，脘腹胀痛，泄泻。

（3）苍术

苍术味辛、苦，性温。归脾、胃、肝经。具有燥湿健脾，祛风散寒，明目的功能。生苍术温燥而辛烈，燥湿、祛风散寒力强。用于风湿痹痛，肌肤麻木不仁，风寒感冒，夜盲，眼目昏涩。

焦苍术辛燥之性大减，以固肠止泻为主，用于脾虚泄泻，久痢，或妇女的淋带白浊。

（4）川楝子

川楝子味苦，性寒。归肝、小肠、膀胱经。具有疏肝泄热，行气止痛，杀虫的功能。川楝子生品有小毒，长于杀虫疗癣，兼能止痛，用于虫积腹痛，头癣。

川楝子炒焦后，可缓和苦寒之性，降低毒性，减少滑肠之弊，以疏肝理气止痛力胜，用于胁肋疼痛及胃脘疼痛。如治疗肝郁化热和肝肾阴亏而又肝气横逆所致之胸胁、脘腹胀疼痛，吞酸吐苦。

（5）槟榔

槟榔味苦、辛，性温。归胃、大肠经。具有杀虫，消积，行气，利水，截疟的功能。槟榔生品力峻，常用于治绦虫病、姜片虫病、蛔虫病及水肿、脚气、疟疾。炒后可缓和药性，以免克伐太过而耗伤正气，并能减少服后恶心、腹泻、腹痛的副作用。

焦槟榔长于消食导滞，一般身体素质较差者应选用焦槟榔。如治疗饮食停滞，腹中胀痛的开胸顺气丸。

（6）栀子

栀子味苦，性寒。归心、肺、三焦经。具有泻火除烦，清热利尿，凉血解毒的功能。栀子长于泻火利湿、凉血解毒。常用于热病心烦，湿热黄疸，淋证涩痛，疮疡肿毒，外治扭伤跌损。

栀子炒焦后可除苦寒之性，减弱对胃的刺激性。脾胃虚弱者，可用焦栀子。

四、能力训练

（一）操作条件

1.《中国药典》《中药炮制工》国家职业技能标准、《中药饮片质量标准通则

（试行）》。

2. 炒焦所用药材山楂、麦芽、槟榔、栀子、苍术、川楝子。

3. 炒制工具：炉子、炒药锅、药铲、瓷盆、筛子、温度计、天平、竹匾、喷壶等。

（二）安全及注意事项

1. 药物炒前要精选和大小分档，分别炒制。

2. 炒制要掌握好适宜的火力及加热时间，控制好火候。

3. 翻炒要均匀，出锅要及时，并摊凉散热。

4. 易燃药材出现火星可喷淋少许清水，再炒干或晒干。

5. 炮制品充分放凉后筛去药屑，及时包装。

6. 炒制的器具、设备一药一清理，避免混药。

7. 水电安全、消防安全。

（三）操作过程

序号	步骤	操作方法及说明	质量标准
1	器具准备	准备炉子、炒药锅、药铲、瓷盆、筛子、温度计、天平、竹匾等炒制工具	器具准备齐全、洁净、摆放合理
2	净制	取药材除去杂质、大小分档	净制操作规范，饮片净度符合《中国药典》2020年版及《中药饮片质量标准通则（试行）》之规定
3	称量	对需炒焦的药材进行称重	待炮制品称取要规范
4	预热	用适宜的温度热锅，使炒药锅的热度达到药物炒焦时所要求的温度	火力控制适宜，炒药锅的热度达到药物炒焦时所要求的温度（中火温度控制在120～150℃，武火控制在150～200℃）
5	投药	将药材迅速投入已预热的炒锅内	生饮片投放操作规范。投药时间恰当。投药量以占容器容量的1/3～1/2为宜
6	翻炒	中火加热快速翻炒，使药物均匀受热 炒制药物符合适中的程度	翻炒动作娴熟，操作要快、要勤，使药物均匀受热。翻动时要求每次下铲都要露锅底
7	出锅	药物炒制到相应标准后，将药物及时转移到适宜容器内	出锅及时、要快，药屑处理规范。炮制品存放得当
8	清场	清洁炒制器具、台面、地面及工作环境，及时关闭水、电、煤气等	按规程清洁器具，清理现场。饮片和器具归类放置

【问题情境一】

　　操作者在对山楂、苍术进行炒焦操作时，总有火星出现，试分析出现该现象原因及处理方法。

　　因山楂中含有大量的有机酸，苍术中含有多量挥发油，均会损伤人体脾胃，炒焦时只有焦化程度较重些，才能降低有机酸或挥发油的含量，因此可能出现火星，遇到此类情况，要喷水降温，以免燃烧灰化或造成事故。

【问题情境二】

　　炒焦药物必须放置一定时间才能入库贮藏，试分析原因。

　　炒焦时一般用中火或武火，锅温较高，一些挥发性和易燃性成分还容易产生火星，因此炒后必须放置一定时间，等药材稳定后才能入库贮藏。

（四）学习结果评价

序号	评价内容	评价标准	评价结果（是/否）
1	器具准备	能将所用器具进行清洁 能一次性将器具准备齐全 能将工具合理摆放、不杂乱	
2	净制	能正确进行药材净制，无明显杂质 能对饮片进行大小分档 能合理使用净制器具	
3	称量	能正确使用称量器具	
4	预热	能正确控制火力，投药时机恰当 能在投药前用合适的判断方法预测锅温	
5	投药	能在投药前，选择合适火力 能正确掌握投药方法，不洒落在操作台或地上	
6	翻炒	能熟练掌握翻炒动作，翻炒均匀 能连续进行炒制，中途不熄火 能在炒制过程中，掌握好炮制火候 能在饮片集中翻炒时，饮片不洒落在台面上或地上	
7	出锅	能将炒制好的饮片及时出锅，动作迅速 能在出锅后及时摊凉	
8	清场	能将炒制器具彻底清洁，放回原处，摆放整齐 能认真清洁操作台面、地面卫生 能及时关闭煤气罐阀门，若为电磁炉及时切断电源	

五、课后作业

1. 查阅资料，汇总常见的炒焦药材的炮制方法及临床应用。

2. 以小组为单位，在查阅资料、相互讨论的基础上，根据炮制要求设计焦麦芽、焦神曲的炮制工艺。

实训 B-2-2 能对炮制成品进行质量判定

一、核心概念

焦斑

指饮片表面有炒焦后出现的黑色或黄色斑痕。

二、学习目标

1. 能通过眼看的方式正确判断炒焦饮片性状。
2. 能通过鼻闻的方式正确判断炒焦饮片气味。
3. 能通过口尝的方式正确判断炒焦饮片味道。
4. 能通过手摸的方式正确判断炒焦饮片质地。

三、基本知识

常见饮片生品和炮制品质量要求如下。

1. 山楂

生山楂为圆形片，皱缩不平，直径 1 ～ 2.5cm，厚 0.2 ～ 0.4cm。外皮红色，具皱纹，有灰白色小斑点。果肉深黄色至浅棕色。中部横切片具 5 粒浅黄色果核，但核多脱落而中空。有的片上可见短而细的果梗或花萼残迹。气微清香，味酸、微甜。

焦山楂形如山楂片，表面焦褐色，内部黄褐色。有焦香气。

2. 麦芽

生麦芽呈梭形，长 8 ～ 12mm，直径 3 ～ 4mm。表面淡黄色，背面为外稃包围，具 5 脉。腹面为内稃包围。除去内外稃后，腹面有 1 条纵沟。基部胚根处生出幼芽和须根，幼芽长披针状条形，长约 5mm。须根数条，纤细而弯曲。质硬，断面白色，粉性。气微，味微甘。

焦麦芽形如麦芽，表面焦褐色，有焦斑。有焦香气，味微苦。

3. 苍术

苍术片呈不规则类圆形或条形厚片。外表皮灰棕色至黄棕色，有皱纹，有时可见根痕。切面黄白色或灰白色，散有多数橙黄色或棕红色油室，有的可析出白色细针状结晶。气香特异，味微甘、辛、苦。

焦苍术形如苍术片，表面深黄色，散有多数棕褐色油室。有焦香气。

4. 川楝子

生川楝子呈类球形，直径 2～3.2cm。表面金黄色至棕黄色，微有光泽，少数凹陷或皱缩，具深棕色小点。顶端有花柱残痕，基部凹陷，有果梗痕。外果皮革质，与果肉间常成空隙，果肉松软，淡黄色，遇水润湿显黏性。果核球形或卵圆形，质坚硬，两端平截，有 6～8 条纵棱，内分 6～8 室，每室含黑棕色长圆形的种子 1 粒。气特异，味酸、苦。

焦川楝子呈半球状、厚片或不规则的碎块，表面焦黄色，偶见焦斑。气焦香，味酸、苦。

5. 槟榔

生槟榔呈扁球形或圆锥形，高 1.5～3.5cm，底部直径 1.5～3cm。表面淡黄棕色或淡红棕色，具稍凹下的网状沟纹，底部中心有圆形凹陷的珠孔，其旁有 1 明显瘢痕状种脐。质坚硬，不易破碎，断面可见棕色种皮与白色胚乳相间的大理石样花纹。气微，味涩、微苦。

焦槟榔形如槟榔片，表面微黄色，可见大理石样花纹。

6. 栀子

生栀子呈长卵圆形或椭圆形，长 1.5～3.5cm，直径 1～1.5cm。表面红黄色或棕红色，具 6 条翅状纵棱，棱间常有 1 条明显的纵脉纹，并有分枝。顶端残存萼片，基部稍尖，有残留果梗。果皮薄而脆，略有光泽。内表面色较浅，有光泽，具 2～3 条隆起的假隔膜。种子多数，扁卵圆形，集结成团，深红色或红黄色，表面密具细小疣状突起。气微，味微酸而苦。

焦栀子呈不规则的碎块，果皮表面红黄色或棕红色，有的可见翅状纵棱。种子多数，扁卵圆形，深红色或红黄色。气微，味微酸而苦。

四、能力训练

（一）操作条件

1.《中国药典》《中药炮制工》国家职业技能标准、《中药饮片质量标准通则（试行）》。

2. 需炒焦饮片有生山楂、生川楝子、生槟榔、生栀子、生麦芽、生苍术。

（二）安全及注意事项

1. 口尝一味药后需漱口后方能尝试下一味药，以免串味。

2. 闻饮片气味时，周围环境需无其他异味。

（三）操作过程

序号	步骤	操作方法及说明	操作要求/标准
1	取样	随机抽取适量炮制完的饮片，摊凉，筛去药屑，置于水平桌面的白纸上	抽取的样品有代表性
2	眼看	（1）观察饮片性状，主要包括形状，表面和内部的颜色，焦斑，大小，断面 （2）对比炮制前后的颜色加深程度	视力正常，观察细致
3	鼻闻	具有焦香气	嗅觉正常
4	口尝	味多苦、部分药带酸，带焦味	味觉正常
5	手摸	质地坚硬，或脆，或薄等	触觉正常
6	残次品	（1）炒焦程度不够的饮片，可挑选出来后，重新炮制加工 （2）炒焦程度太深，出现严重炭化时，需报送主管领导，等待处理结果	（1）炒焦炮制规范 （2）及时上报炭化饮片
7	收贮	将符合成品质量标准的饮片，经包装后，及时贮藏	饮片包装规范

【问题情境一】

　　某炮制工人在炒焦 2kg 山楂后发现，只有将近 1200g 山楂具备焦山楂的性状，其余约有 200g 山楂没有变化，约有 200g 山楂是黄褐色，约有 400g 山楂已经炭化。试分析其原因并提出解决方案。

　　导致出现 800g 山楂不具备焦山楂性质的原因是在炮制前没有对山楂进行大小分档，药材在炮制时受热不均匀。400g 炭化的山楂是因为形状较小的，受热过多。200g 没有变化的山楂是因为药材过大，受热较少。200g 黄褐色的山楂是因为形状比大部分的药材略小，属于炒黄的品种。

　　解决方案：下次炮制时，必须要对炮制药材进行大小分档就可以避免此类现象。对于 200g 没有变化的山楂可以于下次与大小类似的生山楂一起炮制。200g 黄褐色的山楂，可以当炒山楂使用。400g 炭化的山楂可以当山楂炭使用。

【问题情境二】

　　某炮制工人在炮制完 1000g 焦槟榔后，发现这些焦槟榔除了具有其本身的焦香气和酸苦味外，还带有香甜味和一点黏性。试分析其原因并提出解决方案。

出现饮片本身其他味道的原因可能是炮制前没有将炒锅清洗干净，将之前蜜炙过的物料停留在炒锅内，导致焦槟榔出现了蜜的甜味和黏性。只需要在炮制药材前后，都清洁炮制用具就不会出现类似问题。

（四）学习结果评价

序号	评价内容	评价标准	评价结果（是／否）
1	取样	能对炮制成品进行科学取样	
2	眼看	能通过眼看的方式判断炒焦炮制品的质量	
3	鼻闻	能通过鼻闻的方式判断炒焦炮制品的质量	
4	口尝	能通过口尝的方式判断炒焦炮制品的质量	
5	手摸	能通过手摸的方式判断炒焦炮制品的质量	
6	残次品	能合理处理炒焦后出现的残次品	
7	收贮	能正确贮藏炮制合格品	

五、课后作业

1. 槟榔与焦槟榔功效与应用有何不同。

2. 请分别炒焦茅苍术和北苍术各 1kg，并查阅资料，结合炮制成品，比较这两种苍术的炮制品是否存在性状上的差异，如果有差异，是哪些不同？

项目 B-3

炒炭法

实训 B-3-1 能按照操作规程采用炒炭法对中药材进行炮制

一、核心概念

炒炭

将净制或切制过的药材，置炒制容器内，用武火或中火加热，不断翻动，至中药饮片表面炭化呈焦黑色或焦褐色，内部呈焦褐色或焦黄色的炮制工艺，称为炒炭。

二、学习目标

1. 正确使用火力，准确判断火候。

2. 能按要求完成炒炭药材的前处理。

3. 能使用炮制工具完成小蓟、白茅根、荆芥、干姜、黄柏、石榴皮、槐花、山楂、栀子、牡丹皮、鸡冠花、艾叶、蒲黄、香附、丝瓜络、地黄、熟地黄、大黄的炒炭操作。

三、基本知识

1. 炒炭的目的

（1）增强或产生止血作用，如槐花、贯众等。

（2）增强或产生止泻止痢作用，如地榆炭。

2. 常见药材炒炭的炮制作用

（1）小蓟

小蓟味甘、苦，性凉。归心、肝经。具有凉血止血，散瘀解毒消痈的功能。用于衄血，吐血，尿血，血淋，便血，崩漏，外伤出血，痈肿疮毒。

小蓟炒炭后凉性减弱，收敛止血作用增强。

（2）白茅根

白茅根味甘，性寒。归肺、胃、膀胱经。具有凉血止血，清热利尿的功能。用于血热吐血，衄血，尿血，热病烦渴，湿热黄疸，水肿尿少，热淋涩痛。

茅根炭味涩，寒性减弱，专用于各种出血症，并偏于收敛止血。

（3）荆芥

荆芥味辛，性微温。归肺、肝经。具有解表散风，透疹，消疮的功能。用于感冒，头痛，麻疹，风疹，疮疡初起。

炒炭后长于收敛止血。

（4）干姜

干姜味辛，性热。归脾、胃、肾、心、肺经。具有温中散寒，回阳通脉，温肺化饮的功能。用于脘腹冷痛，呕吐泄泻，肢冷脉微，寒饮喘咳。

炒炭后味苦、涩，性温，归脾、肝经。长于温经止血。

（5）黄柏

黄柏味苦，性寒。归肾、膀胱经。具有清热燥湿，泻火除蒸，解毒疗疮的功能。用于湿热泻痢，黄疸尿赤，带下阴痒，热淋涩痛，脚气痿躄，骨蒸劳热，盗汗，遗精，疮疡肿毒，湿疹湿疮。盐黄柏滋阴降火。用于阴虚火旺，盗汗骨蒸。

炒炭后清湿热之中兼具涩性。

（6）石榴皮

石榴皮味酸、涩，性温。归大肠经。具有涩肠止泻，止血，驱虫的功能。用于久泻，久痢，便血，脱肛，崩漏，带下，虫积腹痛。

炒炭后收涩力增强。

（7）槐花

槐花味苦，性微寒。归肝、大肠经。具有凉血止血，清肝泻火的功能。用于便血，痔血，血痢，崩漏，吐血，衄血，肝热目赤，头痛眩晕。

炒炭后增强凉血止血作用。

（8）山楂

山楂味酸、甘，性微温。归脾、胃、肝经。具有消食健胃，行气散瘀，化浊降脂的功能。用于肉食积滞，胃脘胀满，泻痢腹痛，瘀血经闭，产后瘀阻，心腹刺痛，胸痹心痛，疝气疼痛，高脂血症。焦山楂消食导滞作用增强。用于肉食积滞，泻痢不爽。

炒炭后其性收涩，功效止血、止泻。

（9）栀子

栀子味苦，性寒。归心、肺、三焦经。具有泻火除烦，清热利湿，凉血解毒功效；外用消肿止痛。用于热病心烦，湿热黄疸，淋证涩痛，血热吐衄，目赤肿痛，火毒疮疡；外治扭挫伤痛。

炒炭后善于凉血止血。

（10）牡丹皮

牡丹皮味苦、辛，性微寒。归心、肝、肾经。具有清热凉血，活血化瘀的功能。用于热入营血，温毒发斑，吐血衄血，夜热早凉，经闭痛经，跌扑伤痛，痈肿疮毒。

炒炭后善于凉血止血。

（11）鸡冠花

鸡冠花味甘、涩，性凉。归肝、大肠经。具有收敛止血，止带，止痢的功能。用于吐血，崩漏，便血，痔血，赤白带下，久痢不止。

炒炭后清热凉血作用较弱，具有凉血止血的作用，常用于血热出血。

（12）艾叶

艾叶味辛、苦，性温。有小毒。归肝、脾、肾经。具有温经止血，散寒止痛功效。外用祛湿止痒。用于吐血，衄血，崩漏，月经过多，胎漏下血，少腹冷痛，经寒不调，宫冷不孕。外治皮肤瘙痒。醋艾炭温经止血，用于虚寒性出血。

艾叶炒炭后凉性减弱，收涩作用增强。

（13）蒲黄

蒲黄味甘，性平。归肝、心包经。具有止血，化瘀，通淋的功能。用于吐血，衄血，咯血，崩漏，外伤出血，经闭痛经，胸腹刺痛，跌扑肿痛，血淋涩痛。

炒炭后性涩，止血作用增强。

（14）香附

香附味辛、微苦、微甘，性平。归肝、脾、三焦经。具有疏肝解郁，理气宽中，调经止痛的功能。用于肝郁气滞，胸胁胀痛，疝气疼痛，乳房胀痛，脾胃气滞，脘腹痞闷，胀满疼痛，月经不调，经闭痛经。

炒炭后味苦涩、性温，能止血，多用治妇女崩漏不止等症。

（15）丝瓜络

丝瓜络味甘，性平。归肺、胃、肝经。具有祛风，通络，活血，下乳的功能。用于痹痛拘挛，胸胁胀痛，乳汁不通，乳痈肿痛。

炒炭后丝瓜络通络、活血、祛风，炒炭后用于便血、血崩。

（16）地黄

鲜地黄味甘、苦，性寒。归心、肝、肾经。生地黄味甘，性寒。归心、肝、肾经。鲜地黄具有清热生津，凉血，止血的功能。用于热病伤阴，舌绛烦渴，温毒发斑，吐血，衄血，咽喉肿痛。生地黄具有清热凉血，养阴生津的功能。用于热入营血，温毒发斑，吐血衄血，热病伤阴，舌绛烦渴，津伤便秘，阴虚发热，骨蒸劳热，内热消渴。

炒炭后入血分，可凉血止血。

（17）熟地黄

熟地黄味甘，性微温。归肝、肾经。具有补血滋阴，益精填髓的功能。用于血虚萎黄，心悸怔忡，月经不调，崩漏下血，肝肾阴虚，腰膝酸软，骨蒸潮热，盗汗遗精，内热消渴，眩晕，耳鸣，须发早白。

炒炭后入血分，可补血止血。

（18）大黄

大黄味苦，性寒。归脾、胃、大肠、肝、心包经。具有泻下攻积，清热泻火，凉血解毒，逐瘀通经，利湿退黄的功能。用于实热积滞便秘，血热吐衄，目赤咽肿，痈肿疔疮，肠痈腹痛，瘀血经闭，产后瘀阻，跌打损伤，湿热痢疾，黄疸尿赤，淋证，水肿。外治烧烫伤。

炒炭后凉血化瘀止血，用于血热有瘀出血症。

3. 炮制火力要求

炒炭操作时要掌握火力大小，质地坚实的药物宜用武火，如干姜炭、地榆炭、贯众炭等；质地疏松的片以及花、花粉、叶、全草类药物可用中火，如白茅根炭、菊花炭、蒲黄炭等。

四、能力训练

（一）操作条件

1.《中国药典》《中药炮制工》国家职业技能标准、《中药饮片质量标准通则（试行）》。

2. 炒炭所用药材大蓟、小蓟、干姜、白茅根、蒲黄、荆芥等。

3. 炒制工具：炉子、炒药锅、药铲、瓷盆、筛子、温度计、天平、竹匾、喷壶等。

（二）安全及注意事项

1. 药物炒前要精选和大小分档，分别炒制。

2. 放入药物前锅应加热到一定程度。

3. 炒制时要掌握好适宜的火力及加热时间，即达到"炒炭存性"的要求。

4. 根据药物质地大小，决定所用火力或火候，一般质地坚实者宜用武火炒炭，质地疏松者宜用中火炒炭。

5. 在炒炭过程中，药物炒至一定程度时，因温度很高，易出现火星，特别是质地疏松的药材，须喷淋适量清水熄灭，以免引起燃烧。

6. 药材出锅后应立即取出，必须摊开晾凉，经检查确无余热后再存储，避免复燃。

7. 炒制的器具、设备一药一清理，避免混药。

8. 注意水电安全、消防安全。

（三）操作过程

序号	步骤	操作方法及说明	质量标准
1	器具准备	准备炉子、炒药锅、药铲、瓷盆、筛子、温度计、电子秤、竹匾等炒制工具	器具准备齐全、洁净、摆放合理
2	净制	取原药材，除去杂质、大小分档	饮片净度符合《中国药典》2020年版或《中药饮片质量标准通则（试行）》之规定
3	称量	使用电子秤，称取适量需要炒炭的药材	称量精确到十分之一，投药量以占炒锅容量的 1/3 ～ 1/2 为宜
4	预热	用武火或中火热锅，将手掌心置于药锅上方 10cm 处感知锅温	（1）宜用武火炒炭的药材，温度控制在 150 ～ 200℃。宜用中火炒炭的药材，温度控制在 120 ～ 150℃ （2）炒药锅的热度达到药物炒炭时所要求的温度，即感觉掌心较烫
5	投药	将药材迅速投入已预热的炒锅内	原药材全部投入锅内。投药时间恰当
6	翻炒	炒炭药物均使用中火加热，投药后使用铲子快速翻炒，如出现火星，可用喷壶喷少量水将火星扑灭	（1）翻炒动作娴熟、快速，使药物均匀受热炒制 （2）每次下铲都要露锅底
7	出锅	药材翻炒至一定程度后，关闭火源，立即出锅，将药材置于适宜容器，立即摊平	炒至药物表面炭化呈焦黑色或焦褐色，内部呈焦褐色或焦黄色后及时出锅
8	清场	清洁炒制器具、台面、地面及工作环境，及时关闭水、电、煤气等	按规程清洁器具，清理现场。饮片和器具归类放置

【问题情境一】

　　操作者在进行大蓟炒炭操作时，用武火加热，突然之间锅内着火，该现象正常吗？该如何处理。

　　炒炭过程中，药物炒至一定程度时，由于温度很高，易有火星出现，特别是质地疏松的药材如荆芥，此现象属于正常现象。遇到该情况时，可用喷壶喷淋适量清水将火星熄灭，避免引起燃烧，药取出后要注意摊开晾凉，经检查确保无余热之后再进行存放。

【问题情境二】

操作者在进行炒炭操作时，一直用武火炒，但始终控制不好炮制程度，常常出现里外漆黑、"炒炭失性"现象，请帮助他解决该问题。

炒炭时一定要注意"炒炭存性"，也就是说药物只能使其部分灰化，未灰化部分仍然保留药物固有的气味。虽然炒炭大多是用武火，但具体操作应视药材质地灵活掌握，可在武火与中火之间视情况进行调节，才能达到最佳炮制效果。

（四）学习结果评价

序号	评价内容	评价标准	评价结果（是/否）
1	器具准备	能将所用器具进行清洁 能一次性将器具准备齐全 能将工具合理摆放、不杂乱	
2	净制	能正确进行药材净制，无明显杂质 能对饮片进行大小分档 能合理使用净制器具	
3	称量	能正确使用称量器具	
4	预热	能正确控制火力，投药时机恰当 能在投药前用合适的判断方法预测锅温	
5	投药	能在投药前，选择合适火力 能正确掌握投药方法，不洒落在操作台或地上	
6	翻炒	能熟练掌握翻炒动作，翻炒均匀 能连续进行炒制，中途不熄火 能在炒制过程中，掌握好炮制火候 能在饮片集中翻炒时，饮片不洒落在台面上或地上	
7	出锅	能将炒制好的饮片及时出锅，动作迅速 能在出锅后及时摊凉	
8	清场	能将炒制器具彻底清洁，放回原处，摆放整齐 能认真清洁操作台面、地面卫生 能及时关闭煤气罐阀门，若为电磁炉及时切断电源	

五、课后作业

1. 查阅资料，汇总常见的炒炭药材的炮制方法及临床应用。

2. 以小组为单位，在查阅资料、相互讨论的基础上，设计荆芥、莲房、石榴皮炒炭的炮制工艺。

实训 B-3-2　能对炮制成品进行质量判定

一、核心概念

炒炭存性

炒炭时药物只能部分炭化，更不能灰化，未炭化部分应保存药物的固有气味。花、草、叶等药材炒炭后，仍可清晰辨别药物原形。

二、学习目标

1. 能通过眼看的方式正确判断炒炭饮片性状。
2. 能通过手摸的方式正确判断炒炭饮片干燥程度。
3. 能通过鼻闻的方式正确判断炒炭饮片气味。
4. 能通过口尝的方式正确判断炒炭饮片味道。

三、基本知识

常见饮片生品和炮制品质量要求如下。

1. 小蓟

生小蓟茎呈圆柱形，有的上部分枝，长 5～30cm，直径 0.2～0.5cm。表面灰绿色或带紫色，具纵棱及白色柔毛。质脆，易折断，断面中空。叶互生，无柄或有短柄。叶片皱缩或破碎，完整者展平后呈长椭圆形或长圆状披针形，长 3～12cm，宽 0.5～3cm。全缘或微齿裂至羽状深裂，齿尖具针刺。上表面绿褐色，下表面灰绿色，两面均具白色柔毛。头状花序单个或数个顶生。总苞钟状，苞片 5～8 层，黄绿色。花紫红色。气微，味微苦。

小蓟炭形如小蓟段。表面黑褐色，内部焦褐色。

2. 白茅根

生白茅根呈长圆柱形，长 30～60cm，直径 0.2～0.4cm。表面黄白色或淡黄色，微有光泽，具纵皱纹，节明显，稍突起，节间长短不等，通常长 1.5～3cm。体轻，质略脆，断面皮部白色，多有裂隙，放射状排列，中柱淡黄色，易与皮部剥离。气微，味微甜。

白茅根炭形如白茅根，表面黑褐色至黑色，具纵皱纹，有的可见淡棕色稍隆起的节。略具焦香气，味苦。

3. 荆芥

生荆芥茎呈方柱形，上部有分枝，长 50～80cm，直径 0.2～0.4cm。表面淡黄绿色或淡紫红色，被短柔毛。体轻，质脆，断面类白色。叶对生，多已脱落，叶片 3～5 羽状分裂，裂片细长。穗状轮伞花序顶生，长 2～9cm，直径约 0.7cm。

花冠多脱落，宿萼钟状，先端 5 齿裂，淡棕色或黄绿色，被短柔毛。小坚果棕黑色。气芳香，味微涩而辛凉。

荆芥炭呈不规则的段，长 5mm。全体黑褐色。茎方柱形，体轻，质脆，断面焦褐色。叶对生，多已脱落。花冠多脱落，宿萼钟状。略具焦香气，味苦而辛。

4. 干姜

生干姜片呈不规则纵切片或斜切片，具指状分枝，长 1～6cm，宽 1～2cm，厚 0.2～0.4cm。外皮灰黄色或浅黄棕色，粗糙，具纵皱纹及明显的环节。切面灰黄色或灰白色，略显粉性，可见较多的纵向纤维，有的呈毛状。质坚实，断面纤维性。气香、特异，味辛辣。

姜炭形如干姜片块，表面焦黑色，内部棕褐色，体轻，质松脆。味微苦，微辣。

5. 黄柏

生黄柏呈板片状或浅槽状，长宽不一，厚 1～6mm。外表面黄褐色或黄棕色，平坦或具纵沟纹，有的可见皮孔痕及残存的灰褐色粗皮；内表面暗黄色或淡棕色，具细密的纵棱纹。体轻，质硬，断面纤维性，呈裂片状分层，深黄色。气微，味极苦，嚼之有黏性。

黄柏炭形如黄柏丝，表面焦黑色，内部深褐色或棕黑色。体轻，质脆，易折断。味苦涩。

6. 石榴皮

生石榴皮呈不规则的片状或瓢状，大小不一，厚 1.5～3mm。外表面红棕色、棕黄色或暗棕色，略有光泽，粗糙，有多数疣状突起，有的有突起的筒状宿萼及粗短果梗或果梗痕。内表面黄色或红棕色，有隆起呈网状的果蒂残痕。质硬而脆，断面黄色，略显颗粒状。气微，味苦涩。

石榴皮炭形如石榴皮丝或块，表面黑黄色，内部棕褐色。

7. 槐花

生槐花皱缩而卷曲，花瓣多散落。完整者花萼钟状，黄绿色，先端 5 浅裂；花瓣 5，黄色或黄白色，1 片较大，近圆形，先端微凹，其余 4 片长圆形。雄蕊 10，其中 9 个基部连合，花丝细长。雌蕊圆柱形，弯曲。体轻。气微，味微苦。

槐花炭形如净槐花，表面焦褐色。

8. 山楂

生山楂为圆形片，皱缩不平，直径 1～2.5cm，厚 0.2～0.4cm。外皮红色，具皱纹，有灰白色小斑点。果肉深黄色至浅棕色。中部横切片具 5 粒浅黄色果核，但核多脱落而中空。有的片上可见短而细的果梗或花萼残迹。气微清香，味酸、微甜。

山楂炭呈圆片状，表面焦黑色，内部焦褐色，味涩。

9. 栀子

生栀子呈长卵圆形或椭圆形，长 1.5～3.5cm，直径 1～1.5cm。表面红黄色或棕红色，具 6 条翅状纵棱，棱间常有 1 条明显的纵脉纹，并有分枝。顶端残存萼片，基部稍尖，有残留果梗。果皮薄而脆，略有光泽；内表面色较浅，有光泽，具2～3条隆起的假隔膜。种子多数，扁卵圆形，集结成团，深红色或红黄色，表面密具细小疣状突起。气微，味微酸而苦。

栀子炭呈不规则的碎块，表面黑褐色或焦褐色。

10. 牡丹皮

生牡丹皮呈筒状或半筒状，有纵剖开的裂缝，略向内卷曲或张开，长5～20cm，直径0.5～1.2cm，厚0.1～0.4cm。外表面灰褐色或黄褐色，有多数横长皮孔样突起和细根痕，栓皮脱落处粉红色。内表面淡灰黄色或浅棕色，有明显的细纵纹，常见发亮的结晶。质硬而脆，易折断，断面较平坦，淡粉红色，粉性。气芳香，味微苦而涩。

生刮丹皮外表面有刮刀削痕，外表面红棕色或淡灰黄色，有时可见灰褐色斑点状残存外皮。

牡丹皮炭形如牡丹皮，表面黑褐色。气香，味微苦而涩。

11. 鸡冠花

生鸡冠花为穗状花序，多扁平而肥厚，呈鸡冠状，长8～25cm，宽5～20cm，上缘宽，具皱褶，密生线状鳞片，下端渐窄，常残留扁平的茎。表面红色、紫红色或黄白色。中部以下密生多数小花，每花宿存的苞片和花被片均呈膜质。果实盖裂，种子扁圆肾形，黑色，有光泽。体轻，质柔韧。气微，味淡。

鸡冠花炭形如鸡冠花。表面黑褐色，内部焦褐色，可见黑色种子。具有焦香气，味苦。

12. 艾叶

生艾叶多皱缩、破碎，有短柄。完整叶片展平后呈卵状椭圆形，羽状深裂，裂片椭圆状披针形，边缘有不规则的粗锯齿；上表面灰绿色或深黄绿色，有稀疏的柔毛和腺点；下表面密生灰白色茸毛。质柔软。气清香，味苦。

艾叶炭呈不规则的碎片，表面黑褐色，有细条状叶柄。具醋香气。

13. 蒲黄

生蒲黄为黄色粉末。体轻，放水中则漂浮水面。手捻有滑腻感，易附着手指上。气微，味淡。

蒲黄炭形如蒲黄，表面棕褐色或黑褐色。具焦香气，味微苦、涩。

14. 香附

生香附多呈纺锤形，有的略弯曲，长2～3.5cm，直径0.5～1cm。表面棕褐色或黑褐色，有纵皱纹，并有6～10个略隆起的环节，节上有未除净的棕色毛须和须根断痕；去净毛须者较光滑，环节不明显。质硬，经蒸煮者断面黄棕色或红棕色，角质样；生晒者断面色白而显粉性，内皮层环纹明显，中柱色较深，点状维管束散在。气香，味微苦。

香附炭表面焦黑色，内部焦褐色，质脆，易碎。

15. 丝瓜络

生丝瓜络为丝状维管束交织而成，多呈长棱形或长圆筒形，略弯曲，长 30～70cm，直径 7～10cm。表面黄白色。体轻，质韧，有弹性，不能折断。横切面可见子房 3 室，呈空洞状。气微，味淡。

丝瓜络炭呈筋络交织而成的网状小块，表面焦黑色，内部焦褐色。

16. 地黄

生地黄多呈不规则的团块状或长圆形，中间膨大，两端稍细，有的细小，长条状，稍扁而扭曲，长 6～12cm，直径 2～6cm。表面棕黑色或棕灰色，极皱缩，具不规则的横曲纹。体重，质较软而韧，不易折断，断面棕黄色至黑色或乌黑色，有光泽，具黏性。气微，味微甜。

地黄炭形如生地黄，表面焦黑色或棕黑色，质轻松鼓胀，断面微有光泽，黑褐色或棕黑色，有蜂窝状裂隙，味焦苦。

17. 熟地黄

熟地黄为不规则的块片、碎块，大小、厚薄不一。表面乌黑色，有光泽，黏性大。质柔软而带韧性，不易折断，断面乌黑色，有光泽。气微，味甜。

熟地黄炭形如熟地黄，表面焦黑色，有光泽，断面黑褐色，有蜂窝状裂隙，质轻脆，味焦苦。

18. 大黄

大黄呈类圆柱形、圆锥形、卵圆形或不规则块状，长 3～17cm，直径 3～10cm。除尽外皮者表面黄棕色至红棕色，有的可见类白色网状纹理及星点（异型维管束）散在，残留的外皮棕褐色，多具绳孔及粗皱纹。质坚实，有的中心稍松软，断面淡红棕色或黄棕色，显颗粒性；根茎髓部宽广，有星点环列或散在；根木部发达，具放射状纹理，形成层环明显，无星点。气清香，味苦而微涩，嚼之粘牙，有沙粒感。

大黄炭呈不规则厚片或块，表面焦黑色，内部焦褐色，质轻而脆，有焦香气，味微苦。

四、能力训练

（一）操作条件

1.《中国药典》《中药炮制工》国家职业技能标准、《中药饮片质量标准通则（试行）》。

2.炒炭完成的饮片有小蓟炭、姜炭、白茅根炭、牡丹皮炭、蒲黄炭、荆芥炭。

（二）安全及注意事项

1.炒炭防止灰化。

2.炒炭要避免复燃。

3.闻饮片气味时，周围环境需无其他异味。

（三）操作过程

序号	步骤	操作方法及说明	操作要求/标准
1	取样	随机抽取适量炮制完的饮片，摊凉，筛去药屑，置于水平桌面的白纸上	抽样的随机化原则
2	眼看	（1）观察饮片性状，主要包括形状，表面和内部的颜色，炭化，大小，断面 （2）对比炮制前后的颜色加深程度	视力正常，观察细致
3	鼻闻	具有焦香气	嗅觉正常
4	口尝	味多苦、涩，气微	味觉正常
5	残次品	（1）炒炭程度不够的饮片，可挑选出来后，重新炮制加工 （2）炒炭程度太深，出现严重灰化时，需报送主管领导，等待处理结果	（1）炒炭炮制规范 （2）及时上报灰化饮片
6	收贮	将符合成品质量标准的所有饮片收贮到固定容器内，以备包装人员的接收	无遗漏、无浪费

【问题情境一】

　　某炮制工人在炒炭2kg地榆后发现，只有将近1400g地榆具备地榆炭的性状，其余约有300g地榆是黄褐色，约有300g地榆已经灰化。试分析其原因并提出解决方案。

　　导致出现600g地榆不具备地榆炭性质的原因是在炮制前没有对地榆进行大小分档，药材在炮制时受热不均匀。300g灰化的地榆是因为形状较小的，受热过多。300g黄褐色的地榆是因为形状比大部分的药材略大，受热较少。

　　解决方案：下次炮制时，必须要对炮制药材进行大小分档就可以避免此类现象。对于300g黄褐色的地榆可以于下次与大小类似的地榆一起炮制。300g灰化的地榆则不能使用。

【问题情境二】

　　某炮制工人在炮制完蒲黄炭后继续炒炭1kg乌梅，发现这些乌梅炭味酸略有苦味，皮肉鼓起，表面焦黑色，还带有较多炭灰。试分析其原因并提出解决方案。

　　出现饮片较多炭灰原因可能是炮制前没有将炒锅清洗干净，将之前蒲黄炭留滞在炒锅内，导致乌梅炭出现了炭灰，只需要在炮制药材前后，清洁炮制用具，就不会出现类似问题。

（四）学习结果评价

序号	评价内容	评价标准	评价结果（是／否）
1	取样	能对炮制成品进行科学取样	
2	眼看	能通过眼看的方式判断炒炭炮制品的质量	
3	鼻闻	能通过鼻闻的方式判断炒炭炮制品的质量	
4	口尝	能通过口尝的方式判断炒炭炮制品的质量	
5	残次品	能合理处理炒炭后出现的残次品	
6	收贮	能正确收贮炮制合格品	

五、课后作业

1.蒲黄与蒲黄炭功效与应用有何不同。

2.请分别炒炭小蓟和大蓟各 1kg，并查阅资料，结合炮制成品，比较这两种饮片的炮制品是否存在性状上的差异，如果有差异，是哪些不同。

项目 B-4

麸炒法

实训 B-4-1　能按照操作规程采用麸炒法对中药材进行炮制

一、核心概念

1. 麸炒

将净制或切制过的药材，与均匀撒布热锅中已起烟的麦麸共同加热翻炒至一定程度的操作工艺，称为麸炒。

2. 蜜麸炒

麦麸经用蜂蜜制过者称为蜜麸。用经过特殊处理的麦麸炒制中药，则按其所用麦麸分别称为蜜麸炒。

二、学习目标

1. 正确使用火力、准确判断火候。

2. 能按要求完成麸炒药材的前处理。

3. 能使用炮制工具完成白术、山药、枳壳、枳实、苍术、薏苡仁、僵蚕等的炒制操作。

三、基本知识

1. 麸炒的目的

（1）增强疗效，如山药、白术等。

（2）缓和药性，如枳实、苍术等。

（3）矫臭矫味，如僵蚕等。

2. 常见药材麸炒的炮制作用

（1）白术

白术味苦、甘，性温。归脾、胃经。具有健脾益气，燥湿利水，止汗，安胎的功能。用于脾虚食少，腹胀泄泻，痰饮眩悸，水肿，自汗，胎动不安。

麸炒白术可缓和燥性，增强健脾作用。

（2）山药

山药味甘，性平，归脾、肺、胃经。具有补脾养胃，生津益肺，补肾涩精的功能。用于脾虚食少，久泻不止，肺虚喘咳，肾虚遗精，带下，尿频，虚热消渴。

麸炒山药增强了补脾健胃的作用。

（3）枳壳

枳壳味苦、辛、酸，性微寒。归脾、胃经。具有理气宽中，行滞消胀的功能。用于胸胁气滞，胀满疼痛，食积不化，痰饮内停，脏器下垂。

麸炒枳壳可缓和其峻烈之性，偏于理气健胃消食。适宜于年老体弱而气滞者。

（4）枳实

枳实味苦、辛、酸，性微寒，归脾、胃经。具有破气消积，化痰散痞的功能。用于积滞内停，痞满胀痛，泻痢后重，大便不通，痰滞气阻，胸痹，结胸，脏器下垂。

麸炒枳实可缓和其峻烈之性，以免损伤正气，以散结消痞力胜。

（5）苍术

苍术味辛、苦，性温。归脾、胃、肝经。具有燥湿健脾，祛风散寒，明目的功能。用于湿阻中焦，脘腹胀满，泄泻，水肿，脚气痿躄，风湿痹痛，风寒感冒，夜盲，眼目昏涩。

麸炒可缓和苍术燥性，增强健脾燥湿作用。

（6）薏苡仁

薏苡仁味甘、淡，性凉。归脾、胃、肺经。具有利水渗湿，健脾止泻，除痹，排脓，解毒散结的功能。用于水肿，脚气，小便不利，脾虚泄泻，湿痹拘挛，肺痈，肠痈，赘疣，癌肿。

麸炒薏苡仁性味甘平，健脾作用强于生薏苡仁，具有健脾益气、渗湿消肿的作用。

（7）僵蚕

僵蚕味咸、辛，性平。归肝、肺、胃经。具有息风止痉，祛风止痛，化痰散结的功能。用于肝风夹痰，惊痫抽搐，小儿急惊风，破伤风，中风口㖞，风热头痛，目赤咽痛，风疹瘙痒，发颐疔腮。

麸炒后矫正气味，便于粉碎和服用。辛散之力稍减，长于化痰散结。

3.炮制火力与辅料用量

药材麸炒时均使用中火加热，辅料的用量一般为每100kg药材，用麦麸10～15kg。

四、能力训练

（一）操作条件

1.《中国药典》《中药炮制工》国家职业技能标准、《中药饮片质量标准通则

（试行）》。

2. 麸炒所用药材苍术、僵蚕、枳壳、枳实等。

3. 炒制工具：炉子、炒药锅、药铲、瓷盆、筛子、温度计、天平、竹匾等。

4. 辅料：麦麸。

（二）安全及注意事项

1. 辅料用量要适当，麦麸量少则烟气不足，达不到熏炒要求，麦麸量多则造成浪费。

2. 注意火力适当，麸炒一般用中火，并要求火力均匀。

3. 锅要预热好，可先取少量麦麸投锅预试，以"麸下烟起"为度。

4. 麦麸要均匀撒布热锅中，不要集中在一起，待起烟投药。

5. 麸炒药物要求干燥，以免药物黏附焦化麦麸。

6. 麸炒药物达到炒制标准时要迅速出锅，以免造成炮制品发黑、火斑过重、药物色泽不均匀等现象。

7. 注意水电安全、消防安全。

（三）操作过程

序号	步骤	操作方法及说明	质量标准
1	器具准备	准备炉子、炒药锅、药铲、瓷盆、筛子、漏勺、温度计、电子秤、竹匾等炒制工具	器具准备齐全、洁净、摆放合理
2	辅料准备	处理辅料，去除杂质（如为蜜炙麸皮，取炼蜜加适量开水稀释，拌入麦麸，搓散，过筛，炒至不粘手，放凉）	辅料处理符合《中国药典》2020年版及《中药饮片质量标准通则（试行）》之规定
3	净制	取原药材，除去杂质、大小分档	饮片净度符合《中国药典》2020年版及《中药饮片质量标准通则（试行）》之规定
4	称量	使用电子秤，称取适量药材及麦麸	（1）称取规范，精确到十分之一 （2）待炮制药材与麦麸比例恰当，一般为每100kg药材，用麦麸10～15kg （3）药材与麸皮的总量以占炒锅容量的1/3～1/2为宜
5	预热	用中火将炒制容器加热，将手掌心置于药锅上方10cm处感知锅温	（1）火力控制在中火，温度控制在120～150℃ （2）炒药锅的热度达到药物麸炒时所要求的温度，即感觉掌心略烫

序号	步骤	操作方法及说明	质量标准
6	投麸皮	将麸皮撒在锅壁上	麸皮散布要均匀，做到"麸下烟起"，且无火星出现
7	投药	将净药材迅速投入已冒大烟的麸皮上	（1）麸皮冒较大烟后再投药。 （2）原药材全部投入锅内
8	翻炒	根据药材质地用适宜火力加热，不断翻炒，使药物均匀受热，炒制药物符合适中的程度	（1）翻炒动作娴熟，操作要快、要勤使药物均匀受热 （2）翻动时要求每次下铲都要露锅底
9	出锅	药材翻炒至一定程度后，关闭火源，立即出锅，用漏勺筛去麦麸，药物及时转移到适宜容器内，放凉	炒至药材表面呈黄棕色或黄褐色，具有药物与焦麦麸的混合气味时及时出锅
10	清场	（1）清洁炒制器具、台面、地面及工作环境 （2）及时关闭水、电、煤气等	（1）按规程清洁器具，清理现场 （2）饮片和器具归类放置

【问题情境一】

　　操作者在进行麸炒苍术时，将锅预热后，将较多麦麸撒入锅壁，未等麦麸冒烟就将苍术投入锅内进行翻炒，炒至一定程度将药物取出，筛去麸皮，放凉保存，炮制出的苍术颜色暗沉，上色不均匀，试分析该过程当中出现的主要问题是什么？

　　麸炒麦麸时一定要控制麦麸的量，在10%～15%。过少则烟气不足，过多则发烟不匀，翻炒都会不均匀，也会浪费辅料。该过程麦麸应控制用量，并且将锅预热之后投入麦麸，等麦麸冒较大烟时再将药物投入。

【问题情境二】

　　操作者在进行麸炒枳壳时，出现药物黏附焦化麦麸现象，试分析原因。
　　药物黏附焦化最常见的原因就是药物没有进行彻底干燥，未干燥的药物在炒制过程中水分渗出，会与麦麸发生黏附现象，因此在麸炒药物的时候，要求药物一定要彻底干燥后进行。

（四）学习结果评价

序号	评价内容	评价标准	评价结果（是/否）
1	器具准备	能将所用器具进行清洁 能一次性将器具准备齐全 能将工具合理摆放、不杂乱	
2	辅料准备	能正确处理辅料 能合理配制辅料与药材比例	
3	净制	能正确进行药材净制，无明显杂质 能对饮片进行大小分档 能合理使用净制器具	
4	称量	能正确使用称量器具	
5	预热	能正确控制火力，投药时机恰当 能在投药前用合适的判断方法预测锅温	
6	加辅料	能正确判断辅料是否符合要求 能均匀撒布辅料在锅内	
7	投药	能在投药前，选择合适火力 能正确掌握投药方法，不洒落在操作台或地上	
8	翻炒	能熟练掌握翻炒动作，翻炒均匀 能连续进行炒制，中途不熄火 能在炒制过程中，掌握好炮制火候 能在饮片集中翻炒时，饮片不洒落在台面上或地上	
9	出锅	能将炒制好的饮片及时出锅，动作迅速 能在出锅后及时筛去辅料，摊凉药材	
10	清场	能将炒制器具彻底清洁，放回原处，摆放整齐 能认真清洁操作台面、地面卫生 能及时关闭煤气罐阀门，若为电磁炉及时切断电源	

五、课后作业

1. 查阅资料，汇总常见的麸炒药材的炮制方法。

2. 以小组为单位，在查阅资料、相互讨论的基础上，设计麸炒苍术、枳实的炮制工艺。

实训 B-4-2　能对炮制成品进行质量判定

一、核心概念

糊片
指中药饮片炮制过程中超过相应标准的饮片。

二、学习目标

1. 能通过眼看的方式正确判断麸炒饮片性状。
2. 能通过手摸的方式正确判断麸炒饮片干燥程度。
3. 能通过鼻闻的方式正确判断麸炒饮片气味。
4. 能通过口尝的方式正确判断麸炒饮片味道。

三、基本知识

常见饮片生品和炮制品质量要求如下。

1. 白术

生白术为不规则的肥厚团块，长 3 ～ 13cm，直径 1.5 ～ 7cm。表面灰黄色或灰棕色，有瘤状突起及断续的纵皱和沟纹，并有须根痕，顶端有残留茎基和芽痕。质坚硬不易折断，断面不平坦，黄白色至淡棕色，有棕黄色的点状油室散在。烘干者断面角质样，色较深或有裂隙。气清香，味甘、微辛，嚼之略带黏性。

麸炒白术形如白术片，表面黄棕色，偶见焦斑。略有焦香气。

2. 山药

生毛山药略呈圆柱形，弯曲而稍扁，长 15 ～ 30cm，直径 1.5 ～ 6cm。表面黄白色或淡黄色，有纵沟、纵皱纹及须根痕，偶有浅棕色外皮残留。体重，质坚实，不易折断，断面白色，粉性。气微，味淡、微酸，嚼之发黏。

生山药片为不规则的厚片，皱缩不平，切面白色或黄白色，质坚脆，粉性。气微，味淡、微酸。

生光山药呈圆柱形，两端平齐，长 9 ～ 18cm，直径 1.5 ～ 3cm。表面光滑，白色或黄白色。

麸炒山药形如毛山药片或光山药片，切面黄白色或微黄色，偶见焦斑，略有焦香气。

3. 枳壳

生枳壳呈半球形，直径 3 ～ 5cm。外果皮棕褐色至褐色，有颗粒状突起，突起的顶端有凹点状油室。有明显的花柱残迹或果梗痕。切面中果皮黄白色，光滑而稍隆起，厚 0.4 ～ 1.3cm，边缘散有 1 ～ 2 列油室，瓤囊 7 ～ 12 瓣，少数至 15 瓣，汁囊干缩呈棕色至棕褐色，内藏种子。质坚硬，不易折断。气清香，味苦、微酸。

麸炒枳壳形如枳壳片，色较深，偶有焦斑。

4. 枳实

生枳实呈半球形，少数为球形，直径 0.5～2.5cm。外果皮黑绿色或棕褐色，具颗粒状突起和皱纹，有明显的花柱残迹或果梗痕。切面中果皮略隆起，厚 0.3～1.2cm，黄白色或黄褐色，边缘有 1～2 列油室，瓤囊棕褐色。质坚硬。气清香，味苦、微酸。

麸炒枳实形如枳实片，色较深，有些有焦斑。气焦香，味微苦，微酸。

5. 苍术

生茅苍术呈不规则连珠状或结节状圆柱形，略弯曲，偶有分枝，长 3～10cm，直径 1～2cm。表面灰棕色，有皱纹、横曲纹及残留须根，顶端具茎痕或残留茎基。质坚实，断面黄白色或灰白色，散有多数橙黄色或棕红色油室，暴露稍久，可析出白色细针状结晶。气香特异，味微甘、辛、苦。

生北苍术呈疙瘩块状或结节状圆柱形，长 4～9cm，直径 1～4cm。表面黑棕色，除去外皮者黄棕色。质较疏松，断面散有黄棕色油室。香气较淡，味辛、苦。

麸炒苍术形如苍术片，表面深黄色，散有多数棕褐色油室。有焦香气。

6. 薏苡仁

生薏苡仁呈宽卵形或长椭圆形，长 4～8mm，宽 3～6mm。表面乳白色，光滑，偶有残存的黄褐色种皮；一端钝圆，另端较宽而微凹，有 1 淡棕色点状种脐；背面圆凸，腹面有 1 条较宽而深的纵沟。质坚实，断面白色，粉性。气微，味微甜。

麸炒薏苡仁形如薏苡仁，微鼓起，表面微黄色。

7. 僵蚕

生僵蚕略呈圆柱形，多弯曲皱缩。长 2～5cm，直径 0.5～0.7cm。表面灰黄色，被有白色粉霜状的气生菌丝和分生孢子。头部较圆，足 8 对，体节明显，尾部略呈二分歧状。质硬而脆，易折断，断面平坦，外层白色，中间有亮棕色或亮黑色的丝腺环 4 个。气微腥，味微咸。

麸炒僵蚕形如药材。表面黄棕色或黄白色，偶有焦黄斑。气微腥，有焦麸气，味微咸。

四、能力训练

（一）操作条件

1.《中国药典》《中药炮制工》国家职业技能标准、《中药饮片质量标准通则（试行）》。

2. 麸炒完成的饮片有麸炒白术、麸炒山药、麸炒枳实、麸炒苍术、麸炒枳壳、麸炒僵蚕、麸炒薏苡仁。

（二）安全及注意事项

1. 除另有规定外，每 100kg 待炮炙品，用麸皮 10～15kg。
2. 口尝一味药后需漱口后方能尝试下一味药，以免串味。
3. 闻饮片气味时，周围环境需无其他异味。

（三）操作过程

序号	步骤	操作方法及说明	操作要求／标准
1	取样	随机抽取适量炮制完的饮片，摊凉，筛去药屑，置于水平桌面的白纸上	抽样的随机化原则
2	眼看	（1）观察饮片性状，主要包括形状，表面和内部的颜色，焦斑，大小，断面 （2）对比炮制前后的颜色加深程度	视力正常，观察细致
3	鼻闻	具有焦香气或焦麸气	嗅觉正常
4	口尝	带焦香味	味觉正常
5	残次品	（1）麸炒程度不够的饮片，可挑选出来后，重新炮制加工 （2）麸炒程度太深，出现严重炭化时，需报送主管领导，等待处理结果 （3）成品含生片、糊片不得超过2%，含药屑杂质不得超过2%	（1）麸炒炮制规范 （2）及时上报炭化饮片
6	收贮	将符合成品质量标准的所有饮片收贮到固定容器内，以备包装人员的接收	无遗漏、无浪费

【问题情境一】

  某炮制工人在麸炒白术时，麦麸没炒几下就将白术投入锅内，炒后发现，白术上色较浅且非常不均匀，试分析原因。

  麸炒法是用麦麸焦化后冒出的烟雾来熏炒药材的，所以麦麸的用量是否适宜，锅温是否适中，操作方法是否得当，对炒后成品的色泽起着关键作用。麦麸用量要适量，量过多不易产生烟雾，量过少烟雾很快消失，达不到熏炒药材的目的，一般每 100kg 药物用麦麸 10～15kg 为宜。

  锅温的控制最为关键，常用麦麸判断，方法是往中火加热的锅底及其周围撒少许麦麸，若烧停即焦化冒烟，又无火心出现，即可判断锅温适中。

  上色不均匀也与翻炒有关，翻炒操作要迅速，出锅后要及时筛去麦麸，以免影响成品质量。

【问题情境二】

　　炮制工人如何从色泽判断生品色深的药材，如苍术、白术是否符合标准。

　　生品色深的药材，炒后色泽宜深，呈深黄色。例如：苍术生品切面黄白色或灰白色，炒后呈深黄色；白术生品切面黄白色至淡棕色，炒后呈黄棕色。

（四）学习结果评价

序号	评价内容	评价标准	评价结果（是/否）
1	取样	能对炮制成品进行科学取样	
2	眼看	能通过眼看的方式判断麸炒炮制品的质量	
3	鼻闻	能通过鼻闻的方式判断麸炒炮制品的质量	
4	口尝	能通过口尝的方式判断麸炒炮制品的质量	
5	残次品	能合理处理麸炒后出现的残次品	
6	收贮	能正确收贮炮制合格品	

五、课后作业

　　1. 白术与麸炒白术的功效与应用有何不同？

　　2. 麸炒的方法和目的各是什么？

项目 B-5

米炒法

实训 B-5-1　能按照操作规程采用米炒法对中药材进行炮制

一、核心概念

米炒法

将净制或切制过的药材与定量的米共同加热，并不断翻动至一定程度的炮制工艺，称为米炒。

二、学习目标

1. 正确使用火力、准确判断火候。
2. 能按要求完成米炒药材的前处理。
3. 能使用炮制工具完成党参、红娘子、斑蝥的炒制操作。

三、基本知识

1. 米炒的目的
（1）增强药物的健脾止泻作用，如党参。
（2）降低药物的毒性，如红娘子、斑蝥。
（3）矫正不良气味，如昆虫类药物。

2. 常见药材米炒的炮制作用
（1）党参
党参味甘，性平。归脾、肺经。具有健脾益肺，养血生津的功能。用于脾肺气虚，食少倦怠，咳嗽虚喘，气血不足，面色萎黄，心悸气短，津伤口渴，内热消渴。
米炒党参气变清香，能增强和胃、健脾止泻作用。多用于脾胃虚弱，食少、便溏。
（2）红娘子
红娘子味苦、辛，性平。有毒。归肝经。具有攻毒，通瘀破积的功能。生红娘子毒性较大，有腥臭味，多作外用，可解毒蚀疮。用于瘰疬结核，疥癣恶疮。

米炒后毒性降低，除去了腥臭气味，可供内服，以破瘀通经为主。用于月经闭塞，狂犬咬伤。

（3）斑蝥

斑蝥味辛，性热。有大毒。归肝、胃、肾经。具有破血逐瘀，散结消癥，攻毒蚀疮的功能。生斑蝥多外用，毒性较大，用于癥瘕，经闭，顽癣，瘰疬，赘疣，痈疽不溃，恶疮死肌。生斑蝥多外用，毒性较大，以攻毒蚀疮为主。

米炒后毒性降低，气味矫正，可供内服。以通经、破癥散结为主。

3. 炮制火力与辅料用量

党参、红娘子、斑蝥米炒时均使用中火加热，辅料的用量一般为每100kg药材，用米20kg。

四、能力训练

（一）操作条件

1.《中国药典》《中药炮制工》国家职业技能标准、《中药饮片质量标准通则（试行）》。

2. 米炒所用药材党参、红娘子、斑蝥等。

3. 炒制工具：炉子、炒药锅、药铲、瓷盆、筛子、温度计、天平、竹匾等。

4. 辅料：大米。

（二）安全及注意事项

1. 米炒加热温度不宜过高，否则会使药材烫焦影响质量。

2. 注意火力适当，米炒一般用中火，并要求火力均匀。

3. 炮制植物类药物时，观察药物色泽变化，炒至黄色为度。

4. 炮制昆虫类药物时，一般以米的色泽观察火候，炒至米变焦黄，或焦褐色为度。

5. 炮制斑蝥时，因质地轻易碎，翻动要轻，由于是毒性中药，炒制时要注意人身保护。

6. 炮制过斑蝥的米应掩埋，以免牲畜误食中毒，所用工具要洗涤清洁。

7. 注意水电安全、消防安全。

（三）操作过程

序号	步骤	操作方法及说明	质量标准
1	器具准备	准备炉子、炒药锅、药铲、瓷盆、筛子、漏勺、温度计、电子秤、竹匾、喷壶等炒制工具	器具准备齐全、洁净、摆放合理

序号	步骤	操作方法及说明	质量标准
2	辅料准备	处理辅料米，去除杂质、灰屑	辅料处理符合《中国药典》2020年版及《中药饮片质量标准通则（试行）》之规定
3	净制	取药材除去杂质、大小分档	净制操作规范，饮片净度符合《中国药典》2020年版及《中药饮片质量标准通则（试行）》之规定
4	称量	使用电子秤，称取适量药材及大米	（1）称取规范，精确到十分之一 （2）待炮制药材与米比例恰当，一般为每100kg药材用米20kg （3）药材与大米的总量以占炒锅容量的1/3～1/2为宜
5	预热	用中火将炒制容器加热，将手掌心置于药锅上方10cm处感知锅温	（1）宜用中火米炒的药材，温度控制在120～150℃。宜用武火米炒的药材，温度控制在150～200℃ （2）炒药锅的热度达到药物米炒时所要求的温度，即感觉掌心略烫
6	投米	（1）米拌炒：投入干米，炒至冒烟 （2）米上炒：米用清水浸湿，使其平贴锅上，用中火加热至米粘住锅底，结成锅巴，加热至冒烟	（1）米要均匀撒在锅壁上 （2）米上炒时尽量使湿润米平贴锅内，成为"锅巴"
7	投药	将净药材迅速投入米已冒烟的炒锅内	（1）米冒较大烟后再投药 （2）米上炒时将原药材快速投入在"锅巴"上
8	翻炒	（1）米拌炒：药材在锅内不断翻炒，使药物均匀受热 （2）米上炒：轻轻翻动米上的药材	（1）米拌炒：翻炒动作娴熟，操作要快、要勤，使药物均匀受热。翻动时要求每次下铲都要露锅底 （2）米上炒：翻动要轻，避免把平贴在锅壁上的锅巴翻破
9	出锅	药材翻炒至一定程度后，关闭火源，立即出锅，筛去大米，将药材置于适宜容器，立即摊平、放凉	（1）炮制植物药时，炒至黄色为度 （2）炮制动物药时，炒至米变焦褐色为度
10	清场	清洁炒制器具、台面、地面及工作环境，及时关闭水、电、煤气等	（1）按规程清洁器具，清理现场 （2）饮片和器具归类放置

【问题情境一】

试分析一下米上炒和米拌炒两种方法的异同点。

相同点是火力和出锅标准都相同，都是中火加热，米焦药黄出锅。不同点是大米的用量不同，米上炒大米用量较多，通常用于有毒昆虫类药物。

【问题情境二】

操作者在进行米炒党参的过程中，发现药材很难上色，试分析原因？

米炒党参具体方法是取大米置炒药锅内，用中火加热至米出烟时，倒入党参生片，炒至大米呈老黄色时，取出，筛去米，放凉。党参每100kg用大米20kg。党参药材未上色的原因可能是米的用量过少，或者未炒至米冒烟就将党参投入锅内导致。

（四）学习结果评价

序号	评价内容	评价标准	评价结果（是/否）
1	器具准备	能将所用器具进行清洁 能一次性将器具准备齐全 能将工具合理摆放、不杂乱	
2	辅料准备	能正确处理辅料 能合理配制辅料与药材比例	
3	净制	能正确进行药材净制，无明显杂质 能对饮片进行大小分档 能合理使用净制器具	
4	称量	能正确使用称量器具	
5	预热	能正确控制火力，投药时机恰当 能在投药前用合适的判断方法预测锅温	
6	加辅料	能正确判断辅料是否符合要求 能正确选择加辅料的干、湿状态 能均匀撒布辅料在锅内	
7	投药	能在投药前，选择合适火力 能正确掌握投药方法，不洒落在操作台或地上	

序号	评价内容	评价标准	评价结果（是／否）
8	翻炒	能熟练掌握米上炒和米拌炒的翻炒动作，翻炒均匀 能连续进行炒制，中途不熄火 能在炒制过程中，掌握好炮制火候 能在饮片集中翻炒时，饮片不洒落在台面上或地上	
9	出锅	能将炒制好的饮片及时出锅，动作迅速 能在出锅后及时筛去辅料，摊凉药材	
10	清场	能将炒制器具彻底清洁，放回原处，摆放整齐 能认真清洁操作台面、地面卫生 能及时关闭煤气罐阀门，若为电磁炉及时切断电源	

五、课后作业

1. 查阅资料，汇总常见的米炒药材的炮制方法及临床应用。

2. 以小组为单位，在查阅资料、相互讨论的基础上，设计米炒党参、斑蝥的炮制工艺。

实训 B-5-2 能对炮制成品进行质量判定

一、核心概念

火色
药物炒制受热后色泽的改变。

二、学习目标

1. 能通过眼看的方式正确判断米炒饮片性状。
2. 能通过手摸的方式正确判断米炒饮片干燥程度。
3. 能通过鼻闻的方式正确判断米炒饮片气味。
4. 能通过口尝的方式正确判断米炒饮片味道。

三、基本知识

常见饮片生品和炮制品质量要求如下。

1. 党参
生党参呈长圆柱形，稍弯曲，长 10～35cm，直径 0.4～2cm。表面灰黄色、黄棕色至灰棕色，根头部有多数疣状突起的茎痕及芽，每个茎痕的顶端呈凹下的圆点状。根头下有致密的环状横纹，向下渐稀疏，有的达全长的一半，栽培品环状横纹少或无。全体有纵皱纹和散在的横长皮孔样突起，支根断落处常有黑褐色胶状物。质稍柔软或稍硬而略带韧性，断面稍平坦，有裂隙或放射状纹理，皮部淡棕黄色至黄棕色，木部淡黄色至黄色。有特殊香气，味微甜。

生素花党参（西党参）长 10～35cm，直径 0.5～2.5cm。表面黄白色至灰黄色，根头下致密的环状横纹常达全长的一半以上。断面裂隙较多，皮部灰白色至淡棕色。

生川党参长 10～45cm，直径 0.5～2cm。表面灰黄色至黄棕色，有明显不规则的纵沟。质较软而结实，断面裂隙较少，皮部黄白色。

米炒党参形如党参片，表面深黄色，偶有焦斑。

2. 红娘子

生红娘子完整者呈长圆形，头部及胸部均黑色。头部两侧有大而突出的复眼。前胸背板前狭后宽，腹部 8 节，血红色。体轻，质脆，折断面中空。

米炒红娘子形如红娘子，表面呈老黄色，味微辛，微具焦臭气。

3. 斑蝥

生南方大斑蝥呈长圆形，长 1.5～2.5cm，宽 0.5～1cm。头及口器向下垂，有较大的复眼及触角各 1 对，触角多已脱落。背部具革质鞘翅 1 对，黑色，有 3 条黄色或棕黄色的横纹。鞘翅下面有棕褐色薄膜状透明的内翅 2 片。胸腹部乌黑色，胸部有足 3 对。有特殊的臭气。

生黄黑小斑蝥体型较小，长 1～1.5cm。

米炒南方大斑蝥体型较大，头足翅偶有残留。色乌黑发亮，头部去除后的断面不整齐，边缘黑色，中心灰黄色。质脆易碎。有焦香气。米炒黄黑小斑蝥体型较小。

四、能力训练

（一）操作条件

1.《中国药典》《中药炮制工》国家职业技能标准、《中药饮片质量标准通则（试行）》。

2. 米炒完成的饮片有米炒党参、米炒红娘子、米炒斑蝥。

（二）安全及注意事项

1. 除另有规定外，每 100kg 待炮炙品，用米 20kg。

2. 口尝一味药后需漱口后方能尝试下一味药，以免串味。米炒红娘子、米炒斑蝥有大毒，不宜口尝。

3. 闻饮片气味时，周围环境需无其他异味。

4. 炒过毒性药的米不能重复使用，必须妥善处理。

（三）操作过程

序号	步骤	操作方法及说明	操作要求/标准
1	取样	随机抽取适量炮制完的饮片，摊凉，筛去药屑，置于水平桌面的白纸上	抽样的随机化原则
2	眼看	（1）观察饮片性状，主要包括形状，表面和内部的颜色，焦斑，大小，断面 （2）对比炮制前后的颜色加深程度，要求药材挂火色，米呈焦黄或焦褐色	视力正常，观察细致
3	鼻闻	具有焦香气	嗅觉正常
4	口尝	味多苦、部分药带酸，带焦味	味觉正常
5	残次品	（1）米炒程度不够的饮片，可挑选出来后，重新炮制加工 （2）米炒程度太深，出现严重炭化时，需报送主管领导，等待处理结果	（1）米炒炮制规范 （2）及时上报炭化饮片
6	收贮	将符合成品质量标准的所有饮片收贮到固定容器内，以备包装人员的接收	无遗漏、无浪费

【问题情境一】

　　某炮制工人在米炒2kg党参后发现，有将近300g党参没有变化。试分析其原因并提出解决方案。

　　导致出现300g党参不具备米炒党参性质的原因是在炮制前没有对党参进行大小分档，药材在炮制时受热不均匀。300g没有变化的党参是因为药材过大，受热较少。

　　解决方案：下次炮制时，必须要对炮制药材进行大小分档就可以避免此类现象。对于300g没有变化的党参可以于下次与大小类似的生党参一起炮制。

【问题情境二】

　　操作者在炮制斑蝥的过程中，因药材颜色本身较深，很难判断炮制程度，这个问题该如何解决。

　　昆虫类药物米炒时颜色过深，可通过米的颜色来判断火候。以米至深黄色为度。

（四）学习结果评价

序号	评价内容	评价标准	评价结果（是／否）
1	取样	能对炮制成品进行科学取样	
2	眼看	能通过眼看的方式判断米炒炮制品的质量	
3	鼻闻	能通过鼻闻的方式判断米炒炮制品的质量	
4	口尝	能通过口尝的方式判断米炒炮制品的质量	
5	残次品	能合理处理米炒后出现的残次品	
6	收贮	能正确收贮炮制合格品	

五、课后作业

1. 党参与米炒党参的功效与应用有何不同？
2. 米炒药物的注意事项有哪些？

项目 B-6

土炒法

实训 B-6-1　能按照操作规程采用土炒法对中药材进行炮制

一、核心概念

土炒法

将净制或切制过的中药饮片与定量的灶心土（伏龙肝）粉共同加热，并不断翻动至一定程度的炮制工艺方法，称为土炒法。

二、学习目标

1. 正确使用火力、准确判断火候。
2. 能按要求完成土炒药材的前处理。
3. 能使用炮制工具完成山药、白术、当归、白芍的炒制操作。

三、基本知识

1. 土炒的目的

灶心土味辛，性温，有温中燥湿、止呕、止泻等作用，故常用于炮制补脾止泻的药物。如山药、白术等药物，经土炒后能增强药物补脾止泻的作用。

2. 常见药材土炒的炮制作用

（1）白术

白术味苦、甘，性温。归脾、胃经。具有健脾益气，燥湿利水，止汗，安胎的功能。用于脾虚食少，腹胀泄泻，痰饮眩悸，水肿，自汗，胎动不安。

土炒白术增强了补脾止泻的作用。

（2）山药

山药味甘，性平。归脾、肺、肾经。具有补脾养胃，生津益肺，补肾涩精的功能。用于脾虚食少，久泻不止，肺虚喘咳，肾虚遗精，带下，尿频，虚热消渴。

土炒山药后增强了补脾止泻的作用，用于脾虚久泻，或大便泄泻。

（3）当归

当归味甘、辛，性温。归肝、心、脾经。具有补血活血，调经止痛，润肠通便的功能。用于血虚萎黄，眩晕心悸，月经不调，经闭痛经，虚寒腹痛，风湿痹痛，跌扑损伤，痈疽疮疡，肠燥便秘。

土炒当归后增强入脾补血作用，又能缓和油润而不致滑肠。多用于血虚便溏，腹中时痛。

（4）白芍

白芍味苦、酸，性微寒。归肝、脾经。具有养血调经，敛阴止汗，柔肝止痛，平抑肝阳的功能。用于血虚萎黄，月经不调，自汗，盗汗，胁痛，腹痛，四肢挛痛，头痛眩晕。

土炒白芍增强柔肝和脾，止泻作用。

3.炮制火力与辅料用量

山药、白术、当归、白芍土炒时均使用中火加热，灶心土用量均为每100kg药材，用土粉20～30kg。

四、能力训练

（一）操作条件

1.《中国药典》《中药炮制工》国家职业技能标准、《中药饮片质量标准通则（试行）》。

2.土炒所用净药材，如白术、山药、当归、白芍等。

3.炒制工具：炉子、炒药锅、药铲、瓷盆、筛子、温度计、天平、竹匾等。

4.辅料：灶心土，也可用黄土、赤石脂、陈壁土等。

（二）安全及注意事项

1.灶心土在使用前需碾细过筛，使成均匀的粉末，土粉太细则不易沾染药物。

2.灶心土要充分干燥，土粉太湿则药物易粘过多土粉。

3.用土炒制同种药物时，土粉可连续使用，若土色变深时，应及时更换新土。

4.土炒时要控制好锅内温度，若土温太高，可加适量冷土或减小火力进行调节。

5.注意水电安全、消防安全。

（三）操作过程

序号	步骤	操作方法及说明	质量标准
1	器具准备	准备炉子、炒药锅、药铲、瓷盆、筛子、漏勺、温度计、电子秤、竹匾等炒制工具	器具准备齐全、洁净、摆放合理
2	辅料准备	灶心土是经长时间熏烤的灶内土，加工粉碎成细粉供用。主含硅酸盐、钙盐及各种碱性氧化物	为红褐色粉末，气微，味淡，粉碎均匀、无杂质
3	净制	取药材除去杂质、大小分档	净制操作规范，饮片净度符合《中国药典》2020年版及《中药饮片质量标准通则（试行）》之规定
4	称量	使用电子秤，称取适量药材及灶心土	（1）称取规范，精确到十分之一 （2）待炮制药材与灶心土比例恰当，一般为100kg药材用灶心土20～30kg （3）药材与灶心土的总量以占炒锅容量的1/3～1/2为宜
5	预热	用中火将炒制容器加热，将手掌心置于药锅上方10cm处感知锅温	（1）宜用中火灶心土炒的药材，中火温度为120～150℃ （2）炒药锅的热度达到药物灶心土炒时所要求的温度，即感觉掌心略烫
6	投灶心土	投入灶心土粉，用中火加热	灶心土要均匀撒在锅壁上
7	投药	将净药材迅速投入灶心土加热后的炒锅内	灶心土炒制灵活、滑利状态后再投药
8	翻炒	药材在锅内不断翻炒，使药物均匀受热	（1）翻炒动作娴熟，操作要快、要勤 （2）翻动时要求每次下铲都要露锅底
9	出锅	药材翻炒至一定程度后，关闭火源，立即出锅，筛去灶心土，将药材置于适宜容器，立即摊平、放凉	炒至药材颜色加深，表面均匀挂上土粉，并逸出香气时出锅
10	清场	清洁炒制器具、台面、地面及工作环境，及时关闭水、电、煤气等	（1）按规程清洁器具，清理现场 （2）饮片和器具归类放置

【问题情境一】

　　某炮制工人在土炒山药后发现，有部分山药上的土粉量明显多于正常的土炒山药饮片，试分析其原因。

山药上的土粉量过多的原因主要有三个方面，一是土粉在准备时没有进行充分干燥，导致土粉太湿，粘在山药上面。二是在炒制过程中，翻炒不及时，使得部分药物和辅料接触的时间过长，粘在山药上面。三是炒制结束时，出锅过筛过程中，没有过筛完，使得部分土粉粘在山药上面。

【问题情境二】

某炮制工人在土炒白术后发现，成片外观色泽不一样的现象，试分析其原因，并提出解决方案。

使用的辅料如果出现土壤成分差异较大及土粉反复使用时就会出现成片外观色泽不一样的现象。只需要确保辅料的成分均一就可避免此类现象发生。

（四）学习结果评价

序号	评价内容	评价标准	评价结果（是/否）
1	器具准备	能将所用器具进行清洁 能一次性将器具准备齐全 能将工具合理摆放、不杂乱	
2	辅料准备	能正确处理辅料 能合理配制辅料与药材比例	
3	净制	能正确进行药材净制，无明显杂质 能对饮片进行大小分档 能合理使用净制器具	
4	称量	能正确使用称量器具	
5	预热	能正确控制火力，投药时机恰当 能在投药前用合适的判断方法预测锅温	
6	加辅料	能正确判断辅料是否符合要求 能均匀撒布辅料在锅内	
7	投药	能在投药前，选择合适火力 能正确掌握投药方法，不洒落在操作台或地上	
8	翻炒	能熟练掌握灶心土的翻炒动作，翻炒均匀 能连续进行炒制，中途不熄火 能在炒制过程中，掌握好炮制火候 能在饮片集中翻炒时，饮片不洒落在台面上或地上	
9	出锅	能将炒制好的饮片及时出锅，动作迅速 能在出锅后及时筛去辅料，摊凉药材	
10	清场	能将炒制器具彻底清洁，放回原处，摆放整齐 能认真清洁操作台面、地面卫生 能及时关闭煤气罐阀门，若为电磁炉及时切断电源	

五、课后作业

1. 土炒技术中投药的时机是什么？药物的炒制程度如何控制？
2. 健脾丸中白术、枳实进行了炒制，他们是采用何种炒制技术加工的呢？炮制的目的是什么？

实训 B-6-2　能对炮制成品进行质量判定

一、核心概念

土香气
指含有干燥灶心土味道的芳香气味。

二、学习目标

1. 能通过眼看的方式正确判断土炒饮片性状。
2. 能通过手摸的方式正确判断土炒饮片干燥程度。
3. 能通过鼻闻的方式正确判断土炒饮片气味。
4. 能通过口尝的方式正确判断土炒饮片味道。

三、基本知识

常见饮片生品和炮制品质量要求如下。

1. 白术

生白术呈不规则的厚片。外表皮灰黄色或灰棕色。切面黄白色至淡棕色，散生棕黄色的点状油室，木部具放射状纹理。烘干者切面角质样，色较深或有裂隙。气清香，味甘、微辛，嚼之略带黏性。土炒白术形如白术片，表面黄土色，粘有细土末，偶见焦斑。

2. 山药

生山药呈类圆形、椭圆形或不规则的厚片。表面类白色或淡黄白色，质脆，易折断，切面类白色，富粉性。气微，味淡、微酸，嚼之发黏。
土炒山药形如山药片，表面土红色，粘有土粉，略具焦香气。

3. 当归

生当归呈类圆形、椭圆形或不规则薄片。外表皮浅棕色至棕褐色。切面浅棕黄色或黄白色，平坦，有裂隙，中间有浅棕色的形成层环，并有多数棕色的油点，香气浓郁，味甘、辛、微苦。
土炒当归形如当归片。表面黄土色，具有土香气。

4.白芍

生白芍呈类圆形的薄片。表面淡棕红色或类白色。切面微带棕红色或类白色，形成层环明显，可见稍隆起的筋脉纹呈放射状排列。气微，味微苦、酸。

土炒白芍形如白芍片。表面黄土色，略有焦土气。

四、能力训练

（一）操作条件

1.《中国药典》《中药炮制工》国家职业技能标准、《中药饮片质量标准通则（试行）》。

2.土炒完成的饮片有土炒白术、土炒山药、土炒当归、土炒白芍。

（二）安全及注意事项

1.口尝一味药后需漱口后方能尝试下一味药，以免串味。

2.闻饮片气味时，周围环境需无其他异味。

（三）操作过程

序号	步骤	操作方法及说明	操作要求/标准
1	取样	随机抽取适量炮制完的饮片，摊凉，筛去药屑，置于水平桌面的白纸上	抽样的随机化原则
2	眼看	（1）观察饮片性状，主要包括形状，表面和内部的颜色，焦斑，大小，断面 （2）对比炮制前后的颜色加深程度	视力正常，观察细致
3	手摸	饮片应粘有细土粉末	触觉正常
4	鼻闻	具有土香气或焦土香气	嗅觉正常
5	口尝	土炒后带土味，其药味与炮制前差异不大	味觉正常
6	残次品	（1）土炒药材程度不够的，可重新炒制 （2）土炒翻炒时，出现严重焦炭化时，需报送主管领导，等待处理结果	（1）土炒炮制规范 （2）及时上报炭化饮片
7	收贮	将符合成品质量标准的所有饮片收贮到固定容器内，以备包装人员的接收	无遗漏、无浪费

【问题情境一】

某炮制车间质检人员口尝土炒山药后，发现山药不具有土味，鼻闻也未闻到土香气，试分析其原因。

原因一是该山药不是土炒山药。原因二是炮制操作没有严格按照标准操作，使得饮片成品不达标。

【问题情境二】

某炮制车间质检人员口尝土炒白术后，发现白术表面粘有土粉，但鼻闻也未闻到土香气，试分析其原因。

其原因主要是炮制时，火候和炮制时间均不符合标准。应该用中火加热并不断翻炒，在炒至药材颜色加深，表面均匀挂上土粉，并逸出香气时出锅后，成品鼻闻才会有土香气。

（四）学习结果评价

序号	评价内容	评价标准	评价结果（是/否）
1	取样	能对炮制成品进行科学取样	
2	眼看	能通过眼看的方式判断土炒炮制品的质量	
3	手摸	能通过手摸的方式判断土炒炮制品的质量	
4	鼻闻	能通过鼻闻的方式判断土炒炮制品的质量	
5	口尝	能通过口尝的方式判断土炒炮制品的质量	
6	残次品	能合理处理土炒后出现的残次品	
7	收贮	能正确收贮炮制合格品	

五、课后作业

1. 白术土炒后的化学成分与作用有何改变。
2. 健脾丸中哪些药是需要土炒的，应如何操作。

项目 B-7

砂炒法

实训 B-7-1 能按照操作规程采用砂炒法对中药材进行炮制

一、核心概念

1. 砂炒法

将净制或切制过的药材与洁净并炒热的河砂共同加热，并不断翻动至一定程度的炮制工艺方法，称为砂炒法，亦称砂烫法。

2. 醋淬

将加热后的药物立即投入到定量的米醋中骤然冷却的操作程序称为醋淬。

二、学习目标

1. 正确使用火力、准确判断火候。

2. 能按要求完成砂炒药材的前处理。

3. 能使用炮制工具完成骨碎补、狗脊、马钱子、鸡内金、附子、鳖甲、龟甲的炒制操作。

三、基本知识

1. 砂炒的目的

（1）增强疗效，便于调剂与制剂，如龟甲、狗脊等。

（2）降低毒性，如马钱子等。

（3）便于除去非药用部位，如骨碎补、狗脊等。

（4）矫臭矫味，如鸡内金等。

2. 常见药材砂炒的炮制作用

（1）骨碎补

骨碎补味苦，性温。归肝、肾经。具有疗伤止痛，补肾强骨的功能。外用消风祛斑。用于跌扑闪挫，筋骨折伤，肾虚腰痛，筋骨痿软，耳鸣耳聋，牙齿松动。外治斑秃，白癜风。

砂烫骨碎补后，骨碎补质地更加松脆，易于除去鳞片，便于调剂与制剂，有利于煎出有效成分，增强了疗伤止痛，补肾强骨的作用。

（2）狗脊

狗脊味苦、甘，性温。归肝、肾经。具有祛风湿，补肝肾，强腰膝的功能。用于风湿痹痛，腰膝酸软，下肢无力。

砂烫狗脊后，狗脊质地更加松脆，便于粉碎和煎出有效成分，也便于除去残存茸毛，增强了补肝肾，强腰膝的作用。

（3）马钱子

马钱子味苦，性温。有大毒。归肝、脾经。具有通络止痛，散结消肿的功能。用于跌打损伤，骨折肿痛，风湿顽痹，麻木瘫痪，痈疽疮毒，咽喉肿痛。

砂烫马钱子后，毒性降低，质地酥脆，易于粉碎，可供内服，常制成丸散应用。多用于风湿痹痛，跌打损伤，骨折瘀痛，痈疽疮毒，瘰疬，痰核，麻木瘫痪。

（4）鸡内金

鸡内金味甘，性平。归脾、胃、小肠、膀胱经。具有健胃消食，涩精止遗，通淋化石的功能。用于食积不消，呕吐泻痢，小儿疳积，遗尿，遗精，石淋涩痛，胆胀胁痛。

砂炒鸡内金后，可矫正不良气味，增强健胃消积的作用。

（5）附子

附子味辛、甘，性大热。有毒。归心、肾、脾经。具有回阳救逆，补火助阳，散寒止痛的功能。用于亡阳虚脱，肢冷脉微，心阳不足，胸痹心痛，虚寒吐泻，脘腹冷痛，肾阳虚衰，阳痿宫冷，阴寒水肿，阳虚外感，寒湿痹痛。

砂炒附子后增强了温肾暖脾的作用。

（6）鳖甲

鳖甲味咸，性微寒。归肝、肾经。具有滋阴潜阳，退热除蒸，软坚散结的作用。用于阴虚发热，骨蒸劳热，阴虚阳亢，头晕目眩，虚风内动，手足瘛疭，经闭，癥瘕，久疟疟母。

砂炒鳖甲后，利于粉碎和煎出药效成分，矫臭矫味，增强鳖甲入肝经软坚散结的作用。

（7）龟甲

龟甲味咸、甘，性微寒。归肝、肾、心经。具有滋阴潜阳，益肾强骨，养血补心，固经止崩的作用。用于阴虚潮热，骨蒸盗汗，头晕目眩，虚风内动，筋骨痿软，心虚健忘，崩漏经多。

砂炒龟甲后，利于粉碎和煎出药效成分，矫臭矫味，增强龟甲补肾健骨、滋阴止血的作用。

3. 炮制火力与辅料用量

骨碎补、狗脊、马钱子、附子砂炒时均使用武火加热，河砂用量以能将药材全部掩埋为宜。

砂炒鸡内金使用中火加热，河砂用量以能将药材全部掩埋为宜。

鳖甲、龟甲砂炒时均使用武火加热，河砂用量以能将药材全部掩埋为宜，出锅后，筛去砂，立即投入醋中淬之，捞出，干燥。醋淬时一般每100kg药材，用米醋20kg。

四、能力训练

（一）操作条件

1.《中国药典》《中药炮制工》国家职业技能标准、《中药饮片质量标准通则（试行）》。

2. 砂炒所用净药材，如骨碎补、狗脊、马钱子等。

3. 炒制工具：炉子、炒药锅、药铲、瓷盆、筛子、温度计、天平、竹匾等。

4. 辅料：河砂。

（二）安全及注意事项

1. 河砂要洁净、颗粒均匀，且用量适中。

2. 河砂可反复使用，需除净杂质，砂变色严重时应更换新砂。炒制有毒中药的河砂要单独存放，不可炒其他药材。

3. 砂炒温度要适宜。温度过高易烫焦，温度太低易烫僵，难以鼓起。

4. 注意水电安全、消防安全。

（三）操作过程

序号	步骤	操作方法及说明	质量标准
1	器具准备	准备炉子、炒药锅、药铲、瓷盆、筛子、漏勺、温度计、电子秤、竹匾等炒制工具	器具准备齐全、洁净、摆放合理
2	辅料准备	砂为洗净、干燥并经过二号筛的河砂。炮制中作为传热物质烫制质地坚硬的药材，使饮片质地松脆，易于粉碎和煎出有效成分	颗粒均匀、无杂质
3	净制	取药材除去杂质、大小分档	净制操作规范，饮片净度符合《中国药典》2020年版及《中药饮片质量标准通则（试行）》之规定
4	称量	使用电子秤，称取适量药材及河砂	（1）称量前归零，操作完毕后关机，质量准确、精确到0.1g （2）河砂用量以能够掩埋药材为度

序号	步骤	操作方法及说明	质量标准
5	预热	（1）打开电磁炉，设置电磁炉功率，用武火将炒制容器加热 （2）将手掌心置于药锅上方10cm处试锅温	（1）宜用武火灶心砂炒的药材。武火温度为150～220℃ （2）炒药锅的热度达到药物灶心砂炒时所要求的温度，即感觉掌心略烫
6	投河砂	投入河砂粉，用武火加热并不断翻炒	河砂要均匀撒在锅壁上
7	投药	将净药材迅速投入河砂加热后的炒锅内，边炒边埋	（1）河砂炒至灵活状态，投药 （2）动作要迅速、无散落现象
8	翻炒	药材在锅内不断翻炒，使药物均匀受热	（1）翻炒动作娴熟，操作要快、要勤 （2）翻动时要求每次下铲都要露锅底 （3）翻炒时，饮片不散落
9	出锅	药材翻炒至一定程度后，关闭火源，立即出锅，筛去河砂（龟甲和鳖甲立即投入醋中淬之，捞出，干燥），立即摊平、放凉，将药材置于适宜容器	（1）炒至药材表面颜色加深 （2）狗脊、鸡内金、马钱子表面鼓起，狗脊毛微焦
10	清场	清洁炒制器具、台面、地面及工作环境，及时关闭水、电、煤气等	（1）按规程清洁器具，清理现场 （2）饮片和器具归类放置

【问题情境一】

　　某炮制工人在砂炒骨碎补后发现，骨碎补周边密被的小鳞片并没有减少，试分析其原因。

　　砂炒骨碎补主要是为了除去骨碎补周边密被的小鳞片，小鳞片没有减少的主要原因是砂烫时的温度不够，应采用武火加热。

【问题情境二】

　　某炮制工人在砂炒鸡内金后发现，成品外观色泽不一样的现象，大部分表面焦褐色，试分析其原因，并提出解决方案。

　　鸡内金表面出现焦褐色的原因有三个：一是使用了大火加热，应采用中火加热；二是加热时间过长，没有及时出锅；三是生鸡内金太小，没有进行净制，应对大小不同的鸡内金分别炮制。

（四）学习结果评价

序号	评价内容	评价标准	评价结果（是／否）
1	器具准备	能将所用器具进行清洁 能一次性将器具准备齐全 能将工具合理摆放、不杂乱	
2	辅料准备	能正确处理辅料 能合理配制辅料与药材比例	
3	净制	能正确进行药材净制，无明显杂质 能对药材进行大小分档 能合理使用净制器具	
4	称量	能正确使用称量器具	
5	预热	能正确控制火力 能准确把握投药时机 能正确预测锅温	
6	加辅料	能正确判断辅料是否符合要求 能均匀撒布辅料在锅内	
7	投药	能在投药前，选择合适火力 能正确掌握投药时机和方法	
8	翻炒	能熟练掌握河砂的翻炒动作 能连续进行炒制，中途不熄火 能在炒制过程中，掌握好炮制火候 能在饮片集中翻炒时，饮片不洒落在台面上或地上	
9	出锅	能将炒制好的饮片及时出锅，动作迅速 能在出锅后及时筛去辅料，摊凉药材	
10	清场	能将炒制器具彻底清洁，放回原处，摆放整齐 能认真清洁操作台面、地面卫生 能及时关闭煤气罐阀门，若为电磁炉及时切断电源	

五、课后作业

1. 砂炒时为何使用武火加热？
2. 砂炒技术中投药的时机是什么？药物的炒制程度如何控制？

实训 B-7-2 能对炮制成品进行质量判定

一、核心概念

1. 泥附子

6月下旬至8月上旬采挖毛茛科植物乌头子根，除去母根、须根及泥沙，习称

"泥附子"。

2. 黑顺片

取泥附子，按大小分别洗净，浸入胆巴的水溶液中数日，连同浸液煮至透心，捞出，水漂，纵切成厚约 0.5cm 的片，再用水浸漂，用调色液使附片染成浓茶色，取出，蒸至出现油面、光泽后，烘至半干，再晒干或继续烘干。习称"黑顺片"，也称"黑附片"。

3. 白附片

选择大小均匀的泥附子，洗净，浸入胆巴的水溶液中数日，连同浸液煮至透心，捞出，剥去外皮，纵切成厚约 0.3cm 的片，用水浸漂，取出，蒸透，晒干，习称"白附片"。

二、学习目标

1. 能通过眼看的方式正确判断砂炒饮片的性状。
2. 能通过手摸的方式正确判断砂炒饮片的酥脆程度。
3. 能通过鼻闻的方式正确判断砂炒饮片的气味。
4. 能通过口尝的方式正确判断砂炒饮片的味道。

三、基本知识

常见饮片生品和炮制品质量要求如下。

1. 骨碎补

生骨碎补呈不规则厚片。表面深棕色至棕褐色，常残留细小棕色的鳞片，有的可见圆形的叶痕。切面红棕色，黄色的维管束点状排列成环。气微，味淡、微涩。

砂炒骨碎补形如骨碎补片，体膨大鼓起，无茸毛，质轻、酥松。气微，味淡、微涩。

2. 狗脊

生狗脊呈不规则长条形或圆形，长 5～20cm，直径 2～10cm，厚 1.5～5mm。切面浅棕色，较平滑，近边缘 1～4mm 处有 1 条棕黄色隆起的木质部环纹或条纹，边缘不整齐，偶有金黄色茸毛残留。质脆，易折断，有粉性。

砂炒狗脊形如狗脊片，表面略鼓起。棕褐色。气微，味淡、微涩。

3. 马钱子

生马钱子呈纽扣状圆板形，常一面隆起，一面稍凹下，直径 1.5～3cm，厚 0.3～0.6cm。表面密被灰棕色或灰绿色绢状茸毛，自中间向四周呈辐射状排列，有丝样光泽。边缘稍隆起，较厚，有突起的珠孔，底面中心有突起的圆点状种脐。质坚硬，平行剖面可见淡黄白色胚乳，角质状，子叶心形，叶脉 5～7 条。气微，味极苦。

制马钱子形如马钱子，两面均膨胀鼓起，边缘较厚。表面棕褐色或深棕色，质坚脆，平行剖面可见棕褐色或深棕色的胚乳。微有香气，味极苦。

4. 鸡内金

生鸡内金为不规则卷片，厚约 2mm。表面黄色、黄绿色或黄褐色，薄而半透明，具明显的条状皱纹。质脆，易碎，断面角质样，有光泽。气微腥，味微苦。

砂炒鸡内金表面暗黄褐色或焦黄色，用放大镜观察，显颗粒状或微细泡状。轻折即断，断面有光泽。

5. 附子

黑顺片为纵切片，上宽下窄，长 1.7 ～ 5cm，宽 0.9 ～ 3cm，厚 0.2 ～ 0.5cm。外皮黑褐色，切面暗黄色，油润具光泽，半透明状，并有纵向导管束。质硬而脆，断面角质样。气微，味淡。

白附片无外皮，黄白色，半透明，厚约 0.3cm。

砂烫之后为炮附片，形如黑顺片或白附片，表面鼓起，黄棕色，质松脆。气微，味淡。

6. 鳖甲

生鳖甲呈椭圆形或卵圆形，背面隆起，长 10 ～ 15cm，宽 9 ～ 14cm。外表面黑褐色或墨绿色，略有光泽，具细网状皱纹和灰黄色或灰白色斑点，中间有一条纵棱，两侧各有左右对称的横凹纹 8 条，外皮脱落后，可见锯齿状嵌接缝。内表面类白色，中部有突起的脊椎骨，颈骨向内卷曲，两侧各有肋骨 8 条，伸出边缘。质坚硬。气微腥，味淡。

醋鳖甲形如鳖甲块，表面呈黄色，质酥脆，略具醋气。

7. 龟甲

生龟甲为背甲及腹甲由甲桥相连，背甲稍长于腹甲，与腹甲常分离。背甲呈长椭圆形拱状，长 7.5 ～ 22cm，宽 6 ～ 18cm。外表面棕褐色或黑褐色，脊棱 3 条。颈盾 1 块，前窄后宽。椎盾 5 块，第 1 椎盾长大于宽或近相等，第 2 ～ 4 椎盾宽大于长。肋盾两侧对称，各 4 块。缘盾每侧 11 块。臀盾 2 块。腹甲呈板片状，近长方椭圆形，长 6.4 ～ 21cm，宽 5.5 ～ 17cm。外表面淡黄棕色至棕黑色，盾片 12 块，每块常具紫褐色放射状纹理，腹盾、胸盾和股盾中缝均长，喉盾、肛盾次之，肱盾中缝最短。内表面黄白色至灰白色，有的略带血迹或残肉，除净后可见骨板 9 块，呈锯齿状嵌接。前端钝圆或平截，后端具三角形缺刻，两侧残存呈翼状向斜上方弯曲的甲桥。质坚硬。气微腥，味微咸。

醋龟甲呈不规则的块状。背甲盾片略呈拱状隆起，腹甲盾片呈平板状，大小不一。表面黄色或棕褐色，有的可见深棕褐色斑点，有不规则纹理。内表面棕黄色或棕褐色，边缘有的呈锯齿状。断面不平整，有的有蜂窝状小孔。质松脆。气微腥，味微咸，微有醋香气。

四、能力训练

（一）操作条件

1.《中国药典》《中药炮制工》国家职业技能标准、《中药饮片质量标准通则（试行）》。

2.常见砂炒饮片：砂炒骨碎补、砂炒狗脊、砂炒马钱子、砂炒鸡内金、砂炒附子、砂炒鳖甲、砂炒龟甲。

（二）安全及注意事项

1.口尝一味药后需漱口后方能尝试下一味药，以免串味。

2.闻饮片气味时，周围环境需无其他异味。

3.对于一些毒性中药，如附子等，不能轻易口尝，以防中毒。

（三）操作过程

序号	步骤	操作方法及说明	操作要求/标准
1	取样	随机抽取适量砂炒饮片，摊凉，筛去药屑，置于白纸上	抽样的随机化原则
2	眼看	（1）观察饮片性状，主要包括形状，表面和内部的颜色，有无焦斑，大小，断面 （2）对比炮制前后的颜色加深程度	视力正常，观察细致
3	手摸/手掰	饮片质地较砂炒前更加酥脆	触觉正常
4	鼻闻	制鳖甲和制龟甲具有醋香气，其余中药炮制前后无差异	嗅觉正常
5	口尝	大部分药材砂炒后略带焦味，醋淬后的药材略带醋味	味觉正常
6	残次品	（1）砂炒药材程度不够的，可重新炒制 （2）出现严重焦炭化现象，需报送主管领导，等待处理结果	（1）符合砂炒炮制规范 （2）及时上报炭化饮片
7	收贮	将符合成品质量标准的饮片收贮到适宜容器内，以备包装人员接收	无遗漏、无浪费

【问题情境一】

某炮制车间质检人员对醋淬龟甲进行质量判定，手摸、口尝后发现龟甲成品质地不酥脆，判定为该批次饮片不合格，试分析其原因。

原因主要是龟甲在砂炒时受热时间不够，导致龟甲未能达到酥脆状态，砂炒后投入到米醋后，米醋的量太少或浸泡在米醋中的时间不够都会导致闻不到醋香气。

【问题情境二】

某炮制车间质检人员口尝砂炒骨碎补后，发现骨碎补表面焦黑色，口尝略带咸味，判定为不合格饮片，试分析其原因。

其原因可能是将盐炙骨碎补当作净骨碎补进行了砂炒，才会出现口尝略带咸味，同时因为多次炮制，饮片表现出焦黑色。

（四）学习结果评价

序号	评价内容	评价标准	评价结果（是／否）
1	取样	能对砂炒成品进行科学取样	
2	眼看	能通过眼看的方式判断砂炒炮制成品的质量	
3	手摸	能通过手摸的方式判断砂炒炮制成品的质量	
4	鼻闻	能通过鼻闻的方式判断砂炒炮制成品的质量	
5	口尝	能通过口尝的方式判断砂炒炮制成品的质量	
6	残次品	能合理处理砂炒的残次品	
7	收贮	能正确收贮砂炒的合格品	

五、课后作业

1. 骨碎补砂炒后的化学成分与作用有何改变？
2. 健脾丸中哪些药材需要砂炒，应如何操作？

项目 B-8

蛤粉炒法

实训 B-8-1　能按照操作规程采用蛤粉炒法对中药材进行炮制

一、核心概念

1. 蛤粉

蛤粉是帘蛤科动物文蛤或青蛤的贝壳经洗净晒干研粉或煅后研粉而成。

2. 蛤粉炒

将净制或切制后的药物与蛤粉共同拌炒的方法，称为蛤粉炒或蛤粉烫。

二、学习目标

1. 能按照要求完成蛤粉炒药材的前处理。

2. 能使用炮制工具完成阿胶、鹿角胶的炒制操作。

3. 能正确控制火力并准确判断火候。

三、基本知识

1. 蛤粉炒的目的

（1）使药物质地酥脆，便于制剂和调剂。

（2）降低药物的滋腻之性，矫正不良气味。

（3）可增强药物的疗效。

2. 蛤粉炒法适用的药物

胶类药物如阿胶、鹿角胶等。

3. 常见药材蛤粉炒的炮制作用

（1）阿胶

阿胶味甘，性平。归肺、肝、肾经。具有补血滋阴，润燥，止血的功能。常用于血虚萎黄，眩晕心悸，肌痿无力，心烦不眠，虚风内动，肺燥咳嗽，劳嗽咯血，吐血尿血，便血崩漏，妊娠胎漏。蛤粉炒阿胶降低了滋腻之性，且善于益肺润燥，用于阴虚咳嗽，久咳少痰或痰中带血。

（2）鹿角胶

鹿角胶味甘、咸，性温。归肾、肝经。具有温补肝肾，益精养血的功能。常用于肝肾不足所致的腰膝酸冷，阳痿遗精，虚劳羸瘦，崩漏下血，便血尿血，阴疽肿痛。蛤粉炒鹿角胶降低了其黏腻之性，矫正其不良气味便于服用，并使之质地酥脆，利于粉碎。

4. 炮制火力与辅料用量

阿胶、鹿角胶蛤粉炒时均使用中火加热，蛤粉用量一般每 100kg 胶丁，用蛤粉 30 ～ 50kg。

四、能力训练

（一）操作条件

1.《中国药典》《中药炮制工》国家职业技能标准、《中药饮片质量标准通则（试行）》。

2. 蛤粉炒所用的阿胶、鹿角胶等药材。

3. 锅炉、锅铲、瓷盆、药筛、烘箱、切药刀、电子秤等工具。

（二）安全及注意事项

1. 阿胶块、鹿角胶块切成立方丁，应大小分档，分别炒制。

2. 炒制时火力不宜过大，以防药物黏结、焦糊或"烫僵"。

3. 胶丁下锅翻炒速度要快而均匀，以防胶丁互相粘连，影响外观。

4. 胶珠出锅要及时，并迅速筛去多余蛤粉。

5. 设备温度较高，注意防止烫伤。

6. 切药刀具使用规范，严格按照实训操作规程执行。

7. 注意水电安全、消防安全。

（三）操作过程

序号	炮制步骤	炮制方法及说明	质量标准
1	器具准备	准备好锅炉、锅铲、瓷盆、药筛、烘箱、切药刀、电子秤等炒制工具	器具准备齐全，摆放合理，确保洁净
2	切制	（1）取阿胶／鹿角胶块置于烘箱内烘软 （2）趁热切成 0.5cm 左右的小丁块 （3）大小分档	（1）胶块要充分烘软，避免没烘到位而切碎 （2）胶块呈立方丁

序号	炮制步骤	炮制方法及说明	质量标准
3	称量	使用电子秤称量胶丁和蛤粉，备用。如阿胶丁10g，蛤粉为3～5g	（1）每100kg胶丁用蛤粉30～50kg （2）称量精确到十分之一
4	预热	用中火预热，采用手掌心置于锅上方约10cm处感知锅温	用手掌心探温10秒，感到略烫为宜
5	投药与翻炒	（1）将称量好的蛤粉倒入热锅内，控制中火温度不断翻炒 （2）当蛤粉炒至呈灵活（滑利）状态时，投入阿胶丁不断翻炒	（1）投药时间恰当 （2）翻炒动作标准、娴熟，速度快而均匀
6	出锅	（1）胶丁炒至鼓起呈类圆形，内无溏心时，关掉锅炉，将锅内药物倒在药筛及瓷盆内 （2）及时筛去蛤粉，放凉	（1）锅内胶丁鼓起呈类圆形、颜色为灰白色或灰褐色、内部呈蜂窝状，并不再鼓起或在炒焦迹象前迅速出锅 （2）快速筛去烫蛤粉，确保胶珠颗颗分明
7	清场	（1）清洁相关炒制器具、台面、地面等 （2）关闭水、电、煤气等设备	（1）器具、台面、地面干净无明显污渍 （2）所用物品整齐归类

【问题情境一】

炮制操作者在对阿胶进行蛤粉炒时，阿胶丁才鼓起一点就有裂纹，且怎么炒都不再鼓起。请分析造成裂纹的原因及解决办法。

造成阿胶珠有裂纹的原因可能是温度过高，翻炒速度不够快、不均匀。可以视情况调低温度或增加蛤粉的用量，并匀速有力的翻炒。

【问题情境二】

炮制操作者在对自己切制的阿胶丁进行蛤粉炒时，有些阿胶珠还在慢慢鼓起，而有些阿胶珠已经出现焦味了。请分析炒焦的原因及解决办法。

造成阿胶珠炒焦的原因可能是因为没进行大小分档就投入锅内翻炒了，大的还在鼓起，小的没有及时出锅导致炒焦。此类情况可以在炒制前进行大小分档，分别炒制。

（四）学习结果评价

序号	评价内容	评价标准	评价结果（是 / 否）
1	器具准备	能将炮制所用器具准备齐全，并保证干净无明显污渍 能按操作便利情况将器具进行合理摆放	
2	切制	能安全使用切制工具 能正确操作烘箱 能按要求将胶块切成 0.5cm 左右的小丁块 能将胶块进行大小分档	
3	称量	能正确使用电子秤	
4	预热	能正确使用锅炉 能正确控制火候 能用合适的方法预测锅温	
5	投药与翻炒	能预测投药的最佳时机 能娴熟地进行翻炒，动作标准 能视情况调控火候 能控制好药物在锅内翻炒，不从锅内掉出	
6	出锅	能顺利关掉锅炉开关 能将全部药物迅速出锅 能及时筛除多余烫蛤粉，并摊凉	
7	清场	能及时断电或关闭煤气罐阀门 能将所用器具全部清洁，置于原处 能认真清洁操作台面、地面、实训室卫生	

五、课后作业

1. 简述蛤粉炒的目的及炮制作用。
2. 能按照操作方法及过程对鹿角胶进行蛤粉炒。

实训 B-8-2　能对炮制成品进行质量判定

一、核心概念

1. 溏心

指饮片内部有未鼓泡完全的胶块。

2. 蜂窝状

指饮片断面呈中空或多孔状，形似蜂窝的状态。

二、学习目标

1. 能通过眼看的方式正确判断饮片性状。
2. 能通过鼻闻的方式正确判断饮片气味。
3. 能通过口尝的方式正确判断饮片味道。
4. 能通过手捏的方式正确判断饮片质地。

三、基本知识

常见饮片生品和炮制品质量要求如下。

1. 阿胶

阿胶呈长方形块、方形块或丁状。棕色至黑褐色，有光泽。质硬而脆，断面光亮，碎片对光照视呈棕色半透明状。气微，味微甘。

蛤粉炒阿胶呈类球形。表面棕黄色或灰白色，附有白色粉末。体轻，质酥，易碎。断面中空或多孔状，淡黄色至棕色。气微，味微甜。

2. 鹿角胶

鹿角胶呈扁方形块或丁状。黄棕色或红棕色，半透明，有的上部有黄白色泡沫层。质脆，易碎，断面光亮。气微，味微甜。

蛤粉炒鹿角胶呈类圆形，表面黄白色或淡黄色，光滑，附有蛤粉。质松泡而易碎。气微，味微甜。

四、能力训练

（一）操作条件

1.《中国药典》《中药炮制工》国家职业技能标准、《中药饮片质量标准通则（试行）》。

2. 需蛤粉炒饮片有阿胶、鹿角胶。

（二）安全及注意事项

1. 口尝或手捏蛤粉炒的饮片时注意饮片内部温度，以免烫伤。
2. 鼻闻饮片气味时，周围环境需无其他异味。

（三）操作过程

序号	步骤	操作方法及说明	操作要求/标准
1	取样	随机抽取适量炮制完的饮片，摊凉，筛去蛤粉，置于水平桌面的白纸上	抽取的样品有代表性

序号	步骤	操作方法及说明	操作要求/标准
2	眼看	（1）观察饮片性状，主要包括形状，表面和断面的颜色，蜂窝状，大小 （2）对比炮制前后的形状变化程度	视力正常，观察细致
3	鼻闻	具有焦糖香气	嗅觉正常
4	口尝	味多甘甜	味觉正常
5	手捏	质地松泡，易碎	触觉正常
6	残次品	（1）蛤粉炒鼓起程度不够的饮片，可挑选出来后，重新炮制加工 （2）蛤粉炒后黏结、焦煳或烫僵过多，需报送主管领导，等待处理结果	（1）蛤粉炒炮制规范 （2）及时上报不合格饮片
7	收贮	将符合成品质量标准的饮片，经包装后，及时贮藏	饮片包装规范

【问题情境一】

　　某炮制工人用蛤粉炒的阿胶形状各异，有部分长椭圆形，有部分多边形，有部分"连珠"形。试分析造成阿胶珠形状各异的原因，如何解决。

　　造成阿胶珠成品形状各异，可能是因为在切制过程中，胶丁的软化程度没控制好，太软会使胶丁压扁。太硬会使胶丁脆裂，影响圆整度。因此胶丁的软化是关键，应以100℃烘制10分钟，不软不硬为宜，保证切面平整光滑，胶丁呈正立方体。也有可能是胶丁下锅翻炒时，速度不够快，导致相互粘连，呈"连珠"形。因此翻炒速度要保证快而均匀。

【问题情境二】

　　某炮制厂的一名实习生用蛤粉炮制了一批鹿角胶，质量管理部门来检查时，发现胶珠总体偏小，手捏检查断面存在"溏心"现象，试分析这名实习生操作中存在的问题。

　　这名实习生在操作中炒制的温度、时间可能都不够。温度未达到140～160℃以上时，胶丁鼓起速度较慢，如果翻炒速度不快、不均匀，锅底的胶珠有可能出现烫僵现象，烫僵的胶珠不再随着温度、时间而鼓起，导致断面存在溏心现象。

（四）学习结果评价

序号	评价内容	评价标准	评价结果（是 / 否）
1	取样	能对炮制成品进行科学取样	
2	眼看	能通过眼看的方式判断蛤粉炒炮制品的质量	
3	鼻闻	能通过鼻闻的方式判断蛤粉炒炮制品的质量	
4	口尝	能通过口尝的方式判断蛤粉炒炮制品的质量	
5	手捏	能通过手捏的方式判断蛤粉炒炮制品的质量	
6	残次品	能合理处理蛤粉炒后出现的残次品	
7	收贮	能正确贮藏炮制合格品	

五、课后作业

1. 阿胶与阿胶珠的功效与应用有何不同？

2. 尝试利用微波炉加热制备阿胶珠，成品与蛤粉炒的阿胶珠在颜色、形状、气味、断面、大小等方面对比，有何不同？

项目 B-9

滑石粉炒法

实训 B-9-1　能按照操作规程采用滑石粉炒法对中药材进行炮制

一、核心概念

1.滑石粉

是指滑石经精选净制、粉碎、干燥制成。

2.滑石粉炒

将净制或切制后的药物与滑石粉共同拌炒的方法，称为滑石粉炒或滑石粉烫。

二、学习目标

1. 能按照要求完成滑石粉炒药材的前处理。
2. 能使用炮制工具完成黄鱼鳔、水蛭、刺猬皮的炒制操作。
3. 能正确控制火力并准确判断火候。

三、基本知识

1.滑石粉炒的目的

（1）使药物质地酥脆，便于粉碎和煎煮。如黄鱼鳔、刺猬皮等。

（2）降低毒性及矫正不良气味。如水蛭、刺猬皮等。

2.滑石粉炒法适用的药物

适用于韧性较大的动物类药物。

3.常见药材滑石粉炒的炮制作用

（1）黄鱼鳔

黄鱼鳔味甘、咸，性平。归肾经。具有滋阴益精的功能。常用于肾虚遗精，肺虚咯血，精血不足，形体瘦弱。

滑石粉炒后滋腻之性降低，腥臭味得以矫正，还能使其质地酥脆，利于粉碎。

临床多用炒制品，用于肾虚滑精，吐血，血崩。

（2）水蛭

水蛭味咸、苦，性平。有小毒。归肝经。具有破血通经，逐瘀消癥的功能。常用于血瘀经闭，癥瘕痞块，中风偏瘫，跌扑损伤。

滑石粉炒后能降低其毒性，且质地酥脆，利于粉碎。临床多入丸、散。

（3）刺猬皮

刺猬皮味苦，性平。归胃、大肠经。具有止血行瘀、止痛、固精缩尿的功能。常用于胃痛吐食，痔瘘下血，遗精，遗尿。

滑石粉炒后质地松泡酥脆，便于煎煮和粉碎，并能矫臭矫味。临床多用其炒制品。

4. 炮制火力与辅料用量

黄鱼鳔、水蛭、刺猬皮用滑石粉炒时均使用中火加热，滑石粉用量一般每100kg黄鱼鳔、水蛭、刺猬皮用滑石粉40kg。

四、能力训练

（一）操作条件

1.《中国药典》《中药炮制工》国家职业技能标准、《中药饮片质量标准通则（试行）》。

2. 滑石粉炒所用的黄鱼鳔、水蛭、刺猬皮等药材。

3. 锅炉、锅铲、瓷盆、药筛、烘箱、切药刀、电子秤等炒制工具。

（二）安全及注意事项

1. 滑石粉炒一般使用中火，操作时可适当调节火力，防止药物生熟不均或焦化。

2. 滑石粉在反复使用后出现色泽变灰暗时应及时更换，以免影响成品外观色泽。

3. 设备温度较高，注意防止烫伤。

4. 注意水电安全、消防安全。

（三）操作过程

序号	炮制步骤	炮制方法及说明	质量标准
1	器具准备	准备好锅炉、锅铲、瓷盆、药筛、烘箱、切药刀、电子秤等炒制工具	器具准备齐全，摆放合理，确保洁净
2	切制	（1）将原药材处理后进行切制。 ① 取鱼鳔胶除去杂质，置烘箱微火烘软，切成小方块或丝 ② 取水蛭洗净，置于蒸锅上闷软，切段，干燥 ③ 取刺猬皮用碱水浸泡，将污垢洗刷干净，润透，切成小方块，干燥 （2）大小分档	（1）鱼鳔胶要充分烘软，避免没烘到位而切碎 （2）刺猬皮洗净无明显污垢

序号	炮制步骤	炮制方法及说明	质量标准
3	称量	使用电子秤称量鱼鳔胶、水蛭、刺猬皮和滑石粉，备用	（1）每100kg鱼鳔胶、水蛭、刺猬皮用滑石粉40kg （2）称量精确到十分之一
4	预热	用中火预热，采用手掌心置于锅上方约10cm处感知锅温	用手掌心探温10秒，感到略烫为宜
5	投药与翻炒	（1）将称量好的滑石粉倒入热锅内，控制中火温度不断翻炒 （2）当滑石粉炒至呈灵活（滑利）状态时，投入黄鱼鳔块、水蛭段、刺猬皮块后不断翻炒	（1）投药时间恰当 （2）翻炒动作标准、娴熟、速度快而均匀
6	出锅	（1）黄鱼鳔块炒至发泡，鼓起，颜色加深。水蛭炒至微鼓起，呈黄棕色时。刺猬皮炒至黄色、鼓起、皮卷曲、刺尖秃时关掉锅炉，将锅内药物倒在药筛及瓷盆内 （2）及时筛去滑石粉，放凉	（1）黄鱼鳔块表面鼓胀发泡，颜色加深。水蛭段微鼓起，颜色加深。刺猬皮质地发泡，刺体膨胀，易折断，边缘皮毛脱落，焦黄色时及时出锅 （2）快速筛去烫滑石粉，以免炮制品焦化
7	清场	（1）清洁相关炒制器具、台面、地面等 （2）关闭水、电、煤气等设备	（1）器具、台面、地面干净无明显污渍 （2）所用物品整齐归类

【问题情境一】

炮制操作者在对水蛭进行滑石粉炒制时，有些肉质厚实、体积较大的水蛭还没鼓起，肉质薄、体积小的水蛭已经鼓起甚至出现焦味。请分析造成水蛭生熟不匀或炒焦的原因及解决办法。

造成水蛭生熟不匀或炒焦的原因可能是因为在炒制前没有进行大小分档，肉质厚实、体积大的还在鼓起，肉质薄、体积小的没有及时出锅导致炒焦。此类情况可以在炒制前进行大小分档，分别炒制，炒制期间控制火候。

【问题情境二】

炮制初学者在对刺猬皮进行滑石粉炒制时，为了节约时间没有进行预热，且滑石粉一倒入锅内就把刺猬皮倒在滑石粉上一起拌炒，炒了许久并没有见刺猬皮变色、发泡，刺体坚硬。试分析该初学者炒制刺猬皮失败的原因。

该初学者未按炮制流程和标准进行操作，滑石粉未充分受热，导致刺猬皮"僵化"，后期再怎么炒都不再变色、发泡。应按照操作标准先进行预热，滑石粉炒至滑利状态后倒入刺猬皮拌炒。

（四）学习结果评价

序号	评价内容	评价标准	评价结果（是 / 否）
1	器具准备	能将炮制所用器具准备齐全，并保证干净无明显污渍 能按操作便利情况将器具进行合理摆放	
2	切制	能安全使用切制工具 能正确操作烘箱 能按要求将鱼鳔胶、刺猬皮切成块。水蛭切成段 能将鱼鳔胶、水蛭、刺猬皮进行大小分档	
3	称量	能正确使用电子秤	
4	预热	能正确使用锅炉 能正确控制火候 能用合适的方法预测锅温	
5	投药与翻炒	能预测投药的最佳时机 能娴熟地进行翻炒，动作标准 能视情况调控火候 能控制好药物在锅内翻炒，不从锅内掉出	
6	出锅	能顺利关掉锅炉开关 能将全部药物迅速出锅 能及时筛除多余烫滑石粉，并摊凉	
7	清场	能及时断电或关闭煤气罐阀门 能将所用器具全部清洁，置于原处 能认真清洁操作台面、地面、实训室卫生	

五、课后作业

1. 简述滑石粉炒的目的及炮制作用。
2. 能按照操作方法及过程对 10g 水蛭进行滑石粉炒。

实训 B-9-2　能对炮制成品进行质量判定

一、核心概念

腥臭味

指腥味和臭味的结合，是动物类药材中的蛋白质腐烂所发出的异常气味。

二、学习目标

1. 能通过眼看的方式正确判断滑石粉炒饮片性状。
2. 能通过鼻闻的方式正确判断滑石粉炒饮片气味。
3. 能通过口尝的方式正确判断滑石粉炒饮片味道。
4. 能通过手摸的方式正确判断滑石粉炒饮片质地。

三、基本知识

常见饮片生品和炮制品质量要求如下。

1. 黄鱼鳔

黄鱼鳔呈块状或不规则条状。表面淡黄色至黄棕色，半透明，略具纵皱纹。质硬而韧，角质状。气微腥，味微咸，嚼之有黏性。

滑石粉烫黄鱼鳔呈块状或不规则条状。表面鼓胀发泡，黄色，质地酥脆，气微香。

2. 水蛭

水蛭呈不规则的段状、扁块状或扁圆柱状。背部表面黑褐色，稍隆起，腹面棕褐色，均可见细密横环纹。切面灰白色至棕黄色，胶质状。质脆，气微腥。

滑石粉烫水蛭呈不规则段状、扁块状或扁圆柱状，略鼓起，背部黑褐色，腹面棕黄色至棕褐色，附有少量白色滑石粉。断面松泡，灰白色至焦黄色。气微腥。

3. 刺猬皮

刺猬皮呈类方形块状或不规则小块，外表面灰白色、黄色或灰褐色，皮内面灰白色，密生硬刺，边缘有毛，质坚韧，具特殊腥臭气。

滑石粉烫刺猬皮呈类方形块状或不规则小块，表面黄色，鼓起，边缘皮毛脱落，皮部边缘向内卷曲。质地发泡，刺尖秃，易折断。微有腥臭味。

四、能力训练

（一）操作条件

1.《中国药典》《中药炮制工》国家职业技能标准、《中药饮片质量标准通则（试行）》。

2. 需滑石粉炒饮片有黄鱼鳔、水蛭、刺猬皮。

（二）安全及注意事项

1. 口尝或手摸滑石粉炒的饮片时注意饮片内部温度，以免烫伤、刺伤（刺猬皮）。
2. 鼻闻饮片气味时，周围环境需无其他异味。

（三）操作过程

序号	步骤	操作方法及说明	操作要求/标准
1	取样	随机抽取适量炮制完的饮片，摊凉，筛去滑石粉，置于水平桌面的白纸上	抽取的样品有代表性
2	眼看	（1）观察饮片性状，主要包括形状，表面和断面的颜色，质地，大小 （2）对比炮制前后的形状变化程度	视力正常，观察细致
3	鼻闻	具有腥臭味	嗅觉正常
4	口尝	味多咸、苦	味觉正常
5	手摸	质地松泡、酥脆，易碎	触觉正常
6	残次品	（1）滑石粉炒鼓起程度不够的饮片，可挑选出来后，重新炮制加工 （2）滑石粉炒后焦煳过多，需报送主管领导，等待处理结果	（1）滑石粉炒炮制规范 （2）及时上报不合格饮片
7	收贮	将符合成品质量标准的饮片，经包装后，及时贮藏	饮片包装规范

【问题情境一】

　　某炮制工人用滑石粉炮制 2kg 水蛭后，发现烫水蛭成品里混有大量尖刺等杂质。试分析原因并提出解决方案。

　　烫水蛭成品中出现大量尖刺可能是因为用了烫过刺猬皮的滑石粉，此类滑石粉属于"二手"滑石粉，存在折断的尖刺混在滑石粉中的现象。滑石粉原则上可以重复利用，但是如果滑石粉色泽变灰暗或掺有其他杂质时，应及时更换。也可用网筛筛去尖刺。

【问题情境二】

　　某炮制厂的一名实习生用 8kg 滑石粉炮制 10kg 的鱼鳔胶后发现，有 3kg 鱼鳔胶符合标准，7kg 左右成品表面没有鼓胀发泡，试分析这名实习生操作中存在的问题。

10kg鱼鳔胶中有3kg表面没有鼓胀发泡的原因主要有两点：一是辅料用量过多，使得鱼鳔胶受热不够，不能鼓胀发泡；二是炮制过程中出锅时间过早，使得鱼鳔胶受热时间不够，不能鼓胀发泡。

（四）学习结果评价

序号	评价内容	评价标准	评价结果（是/否）
1	取样	能对炮制成品进行科学取样	
2	眼看	能通过眼看的方式判断滑石粉炒炮制品的质量	
3	鼻闻	能通过鼻闻的方式判断滑石粉炒炮制品的质量	
4	口尝	能通过口尝的方式判断滑石粉炒炮制品的质量	
5	手捏	能通过手捏的方式判断滑石粉炒炮制品的质量	
6	残次品	能合理处理滑石粉炒后出现的残次品	
7	收贮	能正确贮藏炮制合格品	

五、课后作业

　　1. 刺猬皮炒后增强了收敛止血的作用，试分析原因。

　　2. 尝试利用恒温烤箱加热制备黄鱼鳔，成品与滑石粉炒的黄鱼鳔在颜色、形状、气味、断面、大小等方面对比，有何不同？

模块 C

炙法

项目 C-1

酒炙法

实训 C-1-1　能按照操作规程采用
酒炙法对中药材进行炮制

一、核心概念

酒炙法

将净选或切制后的药物，加入定量的黄酒拌炒至规定程度的方法，称为酒炙法。

二、学习目标

1. 能正确使用火力、准确判断火候。
2. 能按要求完成酒炙药材的前处理。
3. 能正确判断不同药物的酒炙程度。
4. 能使用炮制工具完成当归、川芎、白芍、丹参、益母草、续断、牛膝、威灵仙、黄连、黄芩、大黄、龙胆、地龙、蕲蛇、乌梢蛇的酒炙操作。

三、基本知识

1. 酒炙的目的
（1）改变药性，引药上行。
（2）增强活血通络作用。
（3）矫臭矫味。

2. 适用药物

（1）活血散瘀、祛风通络药：酒炙后增强活血通络、止痛的功效，如当归、川芎。

（2）性味苦寒药物：酒炙后改变药性，引药上行，如黄连、大黄。

（3）动物类药物：酒炙后可以减少不良气味，便于服用，如蕲蛇、乌梢蛇。

3. 操作方法

（1）先拌酒后炒药

将净制或切制后的药物与定量酒拌匀，稍闷润，待酒被吸尽后，置炒制容器内，用文火炒干，取出，晾凉。如当归、川芎、白芍、丹参、益母草、续断、牛膝、威灵仙、黄连、黄芩、大黄、龙胆、地龙、蕲蛇、乌梢蛇等药物。

（2）先炒药后加酒

将净选或切制后的药物，置炒制容器内，文火炒至一定程度，再边炒边喷洒定量的酒，炒干，取出晾凉。适用于质地疏松和易碎的药物。

酒炙法所用的酒以黄酒为主。用量一般为每100kg药物用黄酒10～20kg。大多数药物采用第一种方法，因第二种方法不易使酒渗入药物内部，加热翻炒时，酒易迅速挥发，所以一般少用。

4. 常见药材醋炙的炮制作用

（1）当归

当归味甘、辛，性温。归肝、心、脾经。具有补血活血，调经止痛，润肠通便的功效。当归生品质润，长于补血活血，调经止痛，润肠通便。用于血虚萎黄，眩晕心悸，月经不调，经闭痛经，虚寒腹痛，肠燥便秘，风湿痹痛，跌打损伤，痈疽疮疡。如治血虚烦躁的当归补血汤，治痔漏及脱肛便血的连归丸。

酒炙当归增强活血通经的作用。多用于经闭痛经，风湿痹痛，跌打损伤。如治血虚血滞，崩中漏下的桃红四物汤。

（2）川芎

川芎味辛，性温。归肝、胆、心包经。具有活血行气，祛风止痛的功效。川芎生品长于活血行气、祛风止痛。临床多生用，用于月经不调，经闭痛经，癥瘕腹痛，胸胁刺痛，跌扑肿痛，头痛，风湿痹痛。如治冲任虚寒，月经不调的温经汤；治风邪头痛的川芎茶调散。

酒炙川芎能引药上行，增强活血行气止痛作用。多用于血瘀头痛、偏头痛、风湿痹痛、产后瘀阻腹痛等。如治血瘀头痛的通窍活血汤。

（3）白芍

白芍味苦、酸，性微寒。归肝、脾经。具有养血调经，敛阴止汗，柔肝止痛，平抑肝阳的功效。白芍生品用于头痛眩晕，胁痛，腹痛，四肢挛痛，血虚萎黄，月经不调，自汗，盗汗。如治积热不散，目赤肿痛的泻肝汤。

酒炙白芍降低酸寒伐肝之性，入血分，善于调经止血，柔肝止痛。用于肝郁血虚，胁痛腹痛，月经不调，四肢挛痛。产后腹痛尤须酒炙。如用于妇女体弱血虚，月经不调的妇科白凤片。

（4）丹参

丹参味苦，性微寒。归心、肝经。具有活血祛瘀，通经止痛，清心除烦，凉血消痈的功效。丹参生品长于祛瘀止痛，活血通经，清心除烦。临床多生用。用于月经不调，经闭痛经，癥瘕积聚，胸腹刺痛，热痹疼痛，疮疡肿痛，心烦不眠，肝脾肿大，心绞痛。如治半虚半实型心腹诸痛的丹参饮。

丹参酒炙后可缓和寒凉之性，增强活血祛瘀、调经止痛之功。多用于月经不调，如丹参散。

（5）益母草

益母草味苦、辛，性微寒。归肝、心包、膀胱经。具有活血调经，利尿消肿，清热解毒的功效。临床多生用。用于月经不调，痛经，经闭，恶露不尽，水肿尿少；急性肾炎水肿。如治月经不调的益母草丸。

益母草酒炙后可缓和其寒性，增强活血祛瘀、调经止痛的作用。多用于月经不调、恶露癥瘕、瘀滞作痛及跌打伤痛等。如治月经不调，腹有癥瘕积聚的益母丸。

（6）续断

续断味苦、辛，性微温。归肝、肾经。具有补肝肾，强筋骨，续折伤，止崩漏的功效。续断生品用于腰膝酸软，风湿痹痛，崩漏，胎漏，跌打损伤。如治风寒湿痹，肢体麻木的续断丸。

续断酒炙可增强通血脉、续筋骨、止崩漏作用。多用于风湿痹痛，跌打损伤。如治跌打损伤，疼痛剧烈的接骨散。

（7）牛膝

牛膝味苦、甘、酸，性平。归肝、肾经。具有逐瘀通经，补肝肾，强筋骨，利尿通淋，引血下行的功效。牛膝生用于胞衣不下，肝阳眩晕，火热上逆。如治阴虚阳亢，头目眩晕的镇肝熄风汤。

牛膝酒炙后可增强补肝肾、强筋骨、祛瘀止痛作用。用于腰膝酸痛，筋骨无力，经闭癥瘕。如治肝肾不足致腰腿疼痛，软弱无力的酒浸牛膝丸。

（8）威灵仙

威灵仙味辛、咸，性温。归膀胱经。具有祛风湿，通经络的功效。威灵仙生用于风湿痹痛，肢体麻木，筋脉拘挛，屈伸不利，骨鲠咽喉。以消诸骨鲠咽为主。

威灵仙酒炙后可增强祛风除痹、通络止痛的作用。用于风湿痹痛，肢体麻木，筋脉拘挛，屈伸不利。如治腰脚疼痛久不愈的威灵仙散。

（9）黄连

黄连味苦，性寒。归心、脾、胃、肝、胆、大肠经。具有清热燥湿，泻火解毒的功效。黄连生用苦寒之性较强，长于泻火解毒，清热燥湿。用于湿热痞满、呕吐吞酸、泻痢、黄疸、高热神昏、心火亢盛、心烦不寐、血热吐衄、目赤、牙痛、消渴、痈肿疔疮等；外治湿疹、湿疮、耳道流脓。如治三焦火毒热盛证的黄连解毒汤。

酒炙黄连能引药上行，缓其寒性，善清头目之火。如治目赤肿痛，口舌生疮的黄连天花粉丸。

（10）黄芩

黄芩味苦，性寒。归肺、胆、脾、大肠、小肠经。具有清热燥湿，泻火解毒，止血，安胎的功效。黄芩生用长于清热燥湿、泻火解毒，可以治疗呼吸道，还有心脏，以及消化道方面的疾病。

酒炙黄芩入血分，并可借酒升腾之力，用于上焦肺热及四肢肌表之湿热，同时缓和黄芩苦寒之性，免伤脾阳。用于治疗感冒、发热、中暑、口腔炎、咽喉肿痛、目赤肿痛、眼睛干涩等症状，并且还具有燥湿作用，可用于治疗暑湿所致胸闷、恶心、呕吐等症状。

（11）大黄

大黄味苦，性寒。归脾、胃、大肠、肝、心包经，具有泻下攻积，清热泻火，凉血解毒，逐瘀通经，利湿退黄的功效。生大黄苦寒沉降，气味重浊，走而不守，直达下焦，泻下作用峻烈，长于攻积导滞，泻火解毒。用于实热便秘，积滞腹痛，泻痢不爽，湿热黄疸，血热吐衄，目赤咽肿，痈肿疔疮，瘀血经闭，跌扑损伤；外治水火烫伤，上消化道出血。如治热结便秘，潮热谵语的大承气汤；治疮疡肿毒或烧、烫伤的金黄散。

酒炙大黄苦寒泻下作用稍缓，并借酒升提之性，引药上行，善清上焦血分热毒。用于目赤咽肿，齿龈肿痛。如治眼暴热痛，眦头肿起的大黄汤。

（12）龙胆

龙胆味苦，性寒。归肝、胆经。具有清热燥湿，泻肝胆火的功效。龙胆生用苦寒性较强，长于清热燥湿，泻肝胆火。用于湿热黄疸，阴肿阴痒，带下，湿疹瘙痒，目赤，耳聋，胁痛，口苦，惊风抽搐。如治阴黄的龙胆汤；如治肝胆湿热，胁痛口苦，尿赤涩痛，湿热带下的龙胆泻肝丸。

酒炙龙胆可引药上行，并缓其苦寒之性。用于肝胆实火所致的头胀头痛、耳鸣耳聋、风热目赤肿痛等。如治肝胆火旺，心烦不宁，头晕目眩，耳鸣的当归龙荟丸。

（13）地龙

地龙味咸，性寒。归肝、脾、膀胱经。具有清热定惊通络，平喘，利尿的功效。地龙生品长于清热定惊，通络，平喘，利尿，但有腥气，多入煎剂。用于高热神昏，惊痫抽搐，关节痹痛，肢体麻木，半身不遂，肺热喘咳，尿少水肿；高血压。如治半身不遂的补阳还五汤。

酒炙地龙可缓和咸寒之性，利于粉碎和解腥矫味，便于临床应用，又可增强通经活络作用，用于偏正头痛，寒湿痹痛，骨折肿痛。如治疼痛难忍的地龙散。

（14）蕲蛇

蕲蛇味甘、咸，性温；有毒。归肝经。具有祛风，通络，止痉的功效。蕲蛇毒腺在头部，除去头、鳞，以除去毒性。生品气腥，不利于服用和粉碎，临床较少应用。

蕲蛇酒炙后增强祛风、通络、止痉的作用，并可去腥矫味，便于粉碎和制剂，临床多用酒炙品。用于风湿顽痹，麻木拘挛，中风，口眼㖞斜，半身不遂，抽搐痉挛，破伤风，麻风疥癣。如治破伤风颈项坚硬、身体强直的定命散。

（15）乌梢蛇

乌梢蛇味甘，性平。归肝经。具有祛风，通络，止痉的功效。乌梢蛇生品长于祛风止痒，但生品气腥，不利于服用和粉碎。如治风瘙瘾疹的乌蛇膏。

乌梢蛇酒炙后可增强祛风、通络、止痉作用，并能矫臭、防腐，利于服用和贮存。多用于风湿痹痛，麻木拘挛，中风口眼㖞斜，半身不遂，痉挛抽搐，破伤风，麻风疥癣，瘰疬恶疮。如治风湿痹痛，手足缓弱不能伸举的乌蛇丸。

5. 常见药材辅料用量

（1）当归：每 100kg 当归，用黄酒 10kg。

（2）川芎：每 100kg 川芎，用黄酒 10kg。

（3）白芍：每 100kg 白芍，用黄酒 10kg。

（4）丹参：每 100kg 丹参，用黄酒 10kg。

（5）益母草：每 100kg 益母草，用黄酒 15kg。

（6）续断：每 100kg 续断，用黄酒 10kg。

（7）牛膝：每 100kg 牛膝，用黄酒 10kg。

（8）威灵仙：每 100kg 威灵仙，用黄酒 10kg。

（9）黄连：每 100kg 黄连，用黄酒 12.5kg。

（10）黄芩：每 100kg 黄芩，用黄酒 10kg。

（11）大黄：每 100kg 大黄，用黄酒 10kg。

（12）龙胆：每 100kg 龙胆，用黄酒 10kg。

（13）地龙：每 100kg 地龙，用黄酒 12.5kg。

（14）蕲蛇：每 100kg 蕲蛇，用黄酒 20kg。

（15）乌梢蛇：每 100kg 乌梢蛇，用黄酒 20kg。

四、能力训练

（一）操作条件

1.《中国药典》《中药炮制工》国家职业技能标准、《中药饮片质量标准通则（试行）》。

2.酒炙所用药材：当归、川芎、白芍、丹参、益母草、续断、牛膝、威灵仙、黄连、黄芩、大黄、龙胆、地龙、蕲蛇、乌梢蛇。

3.酒炙所用工具：炉子、炒药锅、药铲、瓷盆、筛子、温度计、天平、量筒、喷壶、竹匾等。

4.辅料：黄酒。

（二）安全及注意事项

1. 药物酒炙前要净选和大小分档。
2. 用酒拌润药物的过程中，容器上面应加盖，以免酒迅速挥发。
3. 若酒的用量较小，不易与药物拌匀时，可先将酒加适量水稀释后，再与药物拌润。
4. 药物酒炙时，火力多用文火，勤加翻动，将药物炒干，颜色加深，即可。
5. 炮制品充分放凉后筛去药屑，及时包装。
6. 酒炙的器具、设备一药一清理，避免混药。
7. 水电安全、消防安全。

（三）操作过程

序号	步骤	操作方法及说明	质量标准
1	器具准备	准备炉子、炒药锅、药铲、瓷盆、筛子、温度计、天平、量筒、喷壶、竹匾等炒制工具	器具准备齐全、洁净、摆放合理
2	净制	取药材除去杂质、大小分档	净制操作规范，饮片净度符合《中国药典》2020年版及《中药饮片质量标准通则（试行）》之规定
3	称量与辅料准备	（1）对需酒炙的药材进行称重 （2）量取相应量的黄酒 （3）对先拌酒后炒的药物，先加入黄酒拌润，如黄连	（1）待炮制品称取要规范 （2）规范量取黄酒，按每100kg药物，用黄酒10～20kg （3）拌制均匀，加盖闷润，待酒被吸尽
4	预热	用适宜的温度热锅	火力控制适宜，炒药锅的热度达到一定热度（手背略能感觉到有热度）
5	投药	将药材迅速投入已预热的炒锅内	生饮片投放操作规范；投药时间恰当；投药量以占容器容量的1/3～1/2为宜
6	翻炒	文火加热翻炒，使药物均匀受热，炒制药物符合要求的程度	（1）翻炒动作娴熟，操作要规范 （2）先拌酒后炒的药物需用文火炒干 （3）先炒后加酒的药物，用文火炒至一定程度，喷洒定量的酒，边喷边炒，炒干
7	出锅	药物炒到相应标准后，将药物及时转移到适宜容器内	（1）出锅及时、要快；药屑处理规范；炮制品存放得当 （2）取出摊晾晾凉
8	清场	清洁器具、台面、地面及工作环境，及时关闭水、电、煤气等	按规程清洁器具，清理现场；饮片和器具归类放置

操作者在对川芎、黄连进行酒炙操作时，加入相应量的黄酒进行拌润，后期发现黄酒已干，而药材未完全拌润，试着分析该现象的原因及处理方法？

因为黄酒具有挥发性，尤其在温度高的情况下容易迅速挥发，而药材还没完全吸收黄酒，黄酒已经挥发了一部分，所有在用酒拌润药物的过程中，容器上面应加盖，避免黄酒迅速挥发，使药材能够充分吸收黄酒。

操作者在拌润 1kg 白芍时，黄酒的用量为 0.1kg，由于黄酒的用量较少，使药材在拌润时无法均匀地吸收黄酒，试着解决该问题？

拌润饮片时需充分拌匀，若黄酒的用量较少，可将黄酒加入适量的水稀释，再与饮片拌润，使饮片充分吸收黄酒。

（四）学习结果评价

序号	评价内容	评价标准	评价结果（是/否）
1	器具准备	能将所用器具进行清洁 能一次性将器具准备齐全 能将工具合理摆放、不杂乱	
2	净制	能正确进行药材净制，无明显杂质 能对饮片进行大小分档 能合理使用净制器具	
3	称量与辅料准备	能正确使用称量器具 能根据药材重量量取相应的黄酒 能对先拌酒后炒的药物，拌润均匀	
4	预热	能正确控制火力，投药时机恰当 能在投药前用合适的判断方法预测锅温	
5	投药	能在投药前，选择合适火力 能正确掌握投药方法，不洒落在操作台或地上	
6	翻炒	能熟练掌握翻炒动作，翻炒均匀 能连续进行炒制，中途不熄火 能在炒制过程中，掌握好炮制火候 能判定不同药物需炒制的程度 能在饮片集中翻炒时，饮片不洒落在台面上或地上	

序号	评价内容	评价标准	评价结果（是/否）
7	出锅	能将炒制好的饮片及时出锅，动作迅速 能根据不同药材的要求在出锅后及时摊开晾凉或晾干，凉后及时收贮	
8	清场	能将器具彻底清洁，放回原处，摆放整齐 能认真清洁操作台面、地面卫生 能及时关闭煤气罐阀门，若为电磁炉及时切断电源	

五、课后作业

1. 酒炙药材的目的有哪些？

2. 以小组为单位，在查阅资料、相互讨论的基础上，根据炮制要求分别设计酒黄连、酒蕲蛇的炮制工艺。

实训 C-1-2　能对炮制成品进行质量判定

一、核心概念

酒香气
指含有乙醇味道的芳香气味。

二、学习目标

1. 能通过眼看的方式正确判断酒炙饮片性状。
2. 能通过手摸的方式正确判断酒炙饮片干燥程度。
3. 能通过鼻闻的方式正确判断酒炙饮片气味。
4. 能通过口尝的方式正确判断酒炙饮片味道。

三、基本知识

常见饮片生品和炮制品质量要求如下。

（1）当归

生当归呈类圆形、椭圆形或不规则薄片。外表皮浅棕色至棕褐色。切面浅棕黄色或黄白色，平坦，有裂隙，中间有浅棕色的形成层环，并有多数棕色的油点，香气浓郁，味甘、辛、微苦。

酒当归形如当归片。切面深黄色或浅棕黄色，略有焦斑。香气浓郁，并略有酒香气。

（2）川芎

生当归呈不规则厚片，外表皮灰褐色或褐色，有皱缩纹。切面黄白色或灰黄色，具有明显波状环纹或多角形纹理，散生黄棕色油点。质坚实。气浓香，味苦、辛、微甜。

酒川芎形如川芎片。棕黄色，偶见焦斑，质坚脆，略有酒气。

（3）白芍

生白芍呈类圆形的薄片。表面淡棕红色或类白色。切面微带棕红色或类白色，形成层环明显，可见稍隆起的筋脉纹呈放射状排列。气微，味微苦、酸。

酒白芍形如白芍。表面微黄色或淡棕黄色，有的可见焦斑。微有酒香气。

（4）丹参

生丹参呈类圆形或椭圆形的厚片。外表皮棕红色或暗棕红色，粗糙，具纵皱纹。切面有裂隙或略平整而致密，有的呈角质样，皮部棕红色，木部灰黄色或紫褐色，有黄白色放射状纹理。气微，味微苦涩。

酒丹参形如丹参片，表面红褐色，略具酒香气。

（5）益母草

生益母草呈不规则的段。茎方形，四面凹下成纵沟，灰绿色或黄绿色。切面中部有白髓。叶片灰绿色，多皱缩、破碎。轮伞花序腋生，花黄棕色，花萼筒状，花冠二唇形。气微，味微苦。

酒益母草形如益母草段。表面颜色加深，偶见焦斑，略有酒气。

（6）续断

生续断呈类圆形或椭圆形的厚片。外表皮灰褐色至黄褐色，有纵皱。切面皮部墨绿色或棕褐色，木部灰黄色或黄褐色，可见放射状排列的导管束纹，形成层部位多有深色环。气微，味苦、微甜而涩。

酒续断形如续断片，表面浅黑色或灰褐色，略有酒香气。

（7）牛膝

生牛膝呈圆柱形的段。外表皮灰黄色或淡棕色，有微细的纵皱纹及横长皮孔。质硬脆，易折断，受潮变软。切面平坦，淡棕色或棕色，略呈角质样而油润，中心维管束木部较大，黄白色，其外围散有多数黄白色点状维管束，断续排列成 2～4 轮。气微，味微甜而稍苦涩。

酒牛膝形如牛膝段，表面色略深，偶见焦斑。微有酒香气。

（8）威灵仙

生威灵仙呈不规则的段。表面黑褐色、棕褐色或棕黑色，有细纵纹，有的皮部脱落，露出黄白色木部。切面皮部较广，木部淡黄色，略呈方形或近圆形，皮部与木部间常有裂隙。

酒威灵仙形如威灵仙段。表面黄色或微黄色，略具酒气。

（9）黄连

生黄连呈不规则的薄片。外表皮灰黄色或黄褐色，粗糙，有细小的须根。切面或碎断面鲜黄色或红黄色，具放射状纹理。气微，味极苦。

酒黄连形如黄连片，色泽加深。略有酒香气。

（10）黄芩

生黄芩呈类圆形或不规则形薄片。外表皮黄棕色或棕褐色。切面黄棕色或黄绿色，具放射状纹理。

酒黄芩形如黄芩片。略带焦斑，微有酒香气。

（11）大黄

生大黄呈不规则类圆形厚片或块，大小不等。外表皮黄棕色或棕褐色，有纵皱纹及疙瘩状隆起。切面黄棕色至淡红棕色，较平坦，有明显散在或排列成环的星点，有空隙。

酒大黄形如大黄片，表面深棕黄色，有的可见焦斑。微有酒香气。

（12）龙胆

生龙胆呈不规则形的段。根茎呈不规则块片，表面暗灰棕色或深棕色。根圆柱形，表面淡黄色至黄棕色，有的有横皱纹，具纵皱纹。切面皮部黄白色至棕黄色，木部色较浅。气微，味甚苦。

生坚龙胆呈不规则形的段。根表面无横皱纹，膜质外皮已脱落，表面黄棕色至深棕色。切面皮部黄棕色，木部色较浅。

酒龙胆形如龙胆段，表面颜色加深，略具酒气。

（13）地龙

生广地龙呈长条状薄片，弯曲，边缘略卷，长 15～20cm，宽 1～2cm。全体具环节，背部棕褐色至紫灰色，腹部浅黄棕色；第 14～16 环节为生殖带，习称"白颈"，较光亮。体前端稍尖，尾端钝圆，刚毛圈粗糙而硬，色稍浅。雄生殖孔在第 18 环节腹侧刚毛圈一小孔突上，外缘有数环绕的浅皮褶，内侧刚毛圈隆起，前面两边有横排（一排或二排）小乳突，每边 10～20 个不等。受精囊孔 2 对，位于 7/8 至 8/9 环节间一椭圆形突起上，约占节周 5/11。体轻，略呈革质，不易折断。气腥，味微咸。

生沪地龙长 8～15cm，宽 0.5～1.5cm。全体具环节，背部棕褐色至黄褐色，腹部浅黄棕色；第 14～16 环节为生殖带，较光亮。第 18 环节有一对雄生殖孔。通俗环毛蚓的雄交配腔能全部翻出，呈花菜状或阴茎状；威廉环毛蚓的雄交配腔孔呈纵向裂缝状；栉盲环毛蚓的雄生殖孔内侧有 1 或多个小乳突。受精囊孔 3 对，在 6/7 至 8/9 环节间。

酒地龙形如地龙段。表面棕色，偶见焦斑，略具酒气。

（14）蕲蛇

生蕲蛇呈段状，长 2～4cm，背部呈黑褐色，表皮光滑，有明显的鳞斑，可见不完整的方胜纹。腹部可见白色的肋骨，呈黄白色、淡黄色或黄色。断面中间可见白色菱形的脊椎骨，脊椎骨的棘突较高，棘突两侧可见淡黄色的肉块，棘突呈刀片状上突，前后椎体下突基本同形，多为弯刀状。肉质松散，轻捏易碎。气腥，味微咸。

酒蕲蛇形如蕲蛇段，表面棕褐色或黑色，略有酒气。气腥，味微咸。

（15）乌梢蛇

生乌梢蛇呈半圆筒状或圆槽状的段，长 2～4cm，背部黑褐色或灰黑色，腹部黄白色或浅棕色，脊部隆起呈屋脊状，脊部两侧各有 2～3 条黑线，肋骨排列整齐，肉淡黄色或浅棕色。有的可见尾部。质坚硬，气腥，味淡。

酒乌梢蛇形如乌梢蛇段。表面棕褐色至黑色，蛇肉浅棕黄色至黄褐色，质坚硬。略有酒气。

四、能力训练

（一）操作条件

1.《中国药典》《中药炮制工》国家职业技能标准、《中药饮片质量标准通则（试行）》。

2. 酒炙完成的饮片有酒当归、酒川芎、酒白芍、酒丹参、酒益母草、酒续断、酒牛膝、酒威灵仙、酒黄连、酒黄芩、酒大黄、酒龙胆、酒地龙、酒蕲蛇、酒乌梢蛇。

（二）安全及注意事项

1. 口尝一味药后需漱口后方能尝试下一味药，以免串味。对于一些毒性中药，不能轻易口尝，以防中毒。

2. 闻饮片气味时，周围环境需无其他异味。

（三）操作过程

序号	步骤	操作方法及说明	操作要求／标准
1	取样	随机抽取适量炮制完的饮片，摊凉，筛去药屑，置于水平桌面的白纸上	抽样的随机化原则
2	眼看	（1）观察饮片性状，主要包括形状，表面和内部的颜色，焦斑，大小，断面 （2）对比炮制前后的颜色加深程度	视力正常，观察细致
3	手摸	饮片均已干燥，无黄酒液	触觉正常
4	鼻闻	具有酒香气	嗅觉正常
5	口尝	酒炙后略带酒味，其药味与炮制前差异不大	味觉正常
6	残次品	（1）酒炙药材未炒干，可重新用文火炒干 （2）酒炙翻炒时，出现严重焦炭化、气味不达标时，需报送主管领导，等待处理结果	（1）符合酒炙炮制规范 （2）及时上报炭化、气味不达标饮片
7	收贮	将符合成品质量标准的所有饮片收贮到固定容器内，以备包装人员的接收	无遗漏、无浪费

【问题情境一】

某炮制工人在酒炙 1kg 黄连后，发现酒黄连酒香气很淡，甚至一些饮片无酒香气。试分析其原因并提出解决方案。

出现饮片香气不足或无香气的原因可能是在用酒拌润药材时，酒迅速挥发，或者拌润药材时，酒没有被药材完全吸收就进行投药炒制，使酒挥发，从而导致饮片香气不足或无香气。需在拌润药材的过程中，容器上加盖，避免酒迅速挥发，同时需待酒被药材吸尽后，置容器内炒制。

【问题情境二】

某炮制工人在炮制完 1kg 当归后，发现酒当归存在大量焦斑，试分析其原因。

饮片出现大量焦斑的原因可能是炮制时不是规范使用文火炒制，或者翻炒时不充分，使药物没有均匀受热炒制或炒制时间过长。

（四）学习结果评价

序号	评价内容	评价标准	评价结果（是/否）
1	取样	能对酒炙成品进行科学取样	
2	眼看	能通过眼看的方式判断酒炙炮制品的质量	
3	手摸	能通过手摸的方式判断酒炙炮制品的质量	
4	鼻闻	能通过鼻闻的方式判断酒炙炮制品的质量	
5	口尝	能通过口尝的方式判断酒炙炮制品的质量	
6	残次品	能合理处理酒炙后出现的残次品	
7	收贮	能正确收贮酒炙的合格品	

五、课后作业

1. 大黄酒炙后的化学成分与作用有何改变？

2. 请分别酒炙当归和大黄各 1kg，结合质量要求，判断当归和大黄是否炮制合格，并比较当归、大黄炮制前后在性状上的差异。

项目 C-2

醋炙法

实训 C-2-1　能按照操作规程采用醋炙法对中药材进行炮制

一、核心概念

醋炙法

是将净制或切制后的药物，加入一定量米醋拌炒的方法。

二、学习目标

1. 能正确使用火力、准确判断火候。

2. 能按要求完成醋炙药材的前处理。

3. 能正确判断不同药物的醋炙程度。

4. 能使用炮制工具完成柴胡、延胡索、香附、青皮、三棱、甘遂、商陆、芫花、乳香、没药的醋炙操作。

三、基本知识

1. 醋炙的目的

（1）引药入肝，增强疗效。

（2）降低毒性，缓和药性。

（3）矫臭矫味。

2. 适用药物

（1）疏肝解郁药：醋炙后增强疏肝止痛的功效，如香附、青皮。

（2）散瘀止痛药：醋炙后可以增强活血散瘀的功效，如三棱。

（3）攻下逐水的药物：攻下逐水药经醋炙后可降低毒性、缓和峻下作用，如甘遂、芫花。

（4）具有特殊气味的药物：醋炙后可以减少不良气味，便于服用，如乳香、没药。

3. 操作方法

（1）先拌醋后炒药

将净选或切制后的药物，加入一定量米醋拌匀，加盖闷润，待醋被吸尽后，置热锅内，用文火炒干，取出摊开晾凉或晾干。一般药物均采用此法炮制。优点是能使醋渗入药物组织内部。如柴胡、延胡索、香附、青皮、三棱、莪术、甘遂、商陆、芫花等药材。

（2）先炒药后加醋

将净选后的药物，置热锅内，文火炒至表面熔化发亮，或炒至表面颜色改变，有腥气逸出时，喷洒一定量醋，炒至微干，取出后继续翻动，摊开晾干。此法适用于树脂类和动物粪便类药物。如乳香、没药。

一般每 100kg 药物，用米醋 20 ~ 30kg，最多不超过 50kg。

4. 常见药材醋炙的炮制作用

（1）柴胡

柴胡味辛、苦，性微寒。归肝、胆、肺经。具有疏散退热，疏肝解郁，升举阳气的功效。柴胡生用，升散作用较强，多用于解表退热，如治寒热往来的小柴胡汤。

柴胡醋炙能缓和升散之性，增强疏肝止痛作用。适用于肝郁气滞的胁肋胀痛、腹痛及月经不调等症，如治肝气郁结的柴胡疏肝散。

（2）延胡索

延胡索味辛、苦，性温。归肝、脾经。具有活血，行气，止痛的功效。延胡索生用，止痛有效成分不易溶出，效果欠佳，故多制用。

延胡索醋炙可增强行气止痛作用。广泛用于身体各部位的多种疼痛证候，如治瘀血阻滞，经闭腹痛的延胡索散。

（3）香附

香附味辛、微苦、微甘，性平。归肝、脾、三焦经。具有疏肝解郁，理气宽中，调经止痛的功效。生香附上行胸膈，外达肌肤，故多入解表剂中，以理气解郁为主。如治胸膈痞闷，胁肋疼痛的越鞠丸。

香附醋炙后能引药入肝经，增强疏肝止痛作用，并能消积化滞。如治疗伤食腹痛的香砂平胃散。

（4）青皮

青皮味苦、辛，性温。归肝、胆、胃经。具有疏肝破气，消积化滞的功效。青皮生品性烈，辛散破气力强，疏肝之中兼有发汗作用，以破气消积为主。如治疗食积不化，胃脘痞闷胀痛的青皮丸。

青皮醋炙后能引药入肝经，缓和辛烈之性，消除发汗作用，以免伤伐正气，且增强了疏肝止痛、消积化滞的作用。如治肝经有寒、胁下满而痛引小腹的青阳汤。

（5）三棱

三棱味辛、苦，性平。归肝、脾经。具有破血行气，消积止痛的功效。三棱生品为血中气药，破血行气之力较强，体质虚弱者不宜使用。多用于血瘀气滞所致的积聚不散。如治妇人血证、食积、瘀滞的三棱煎；治乳汁不下，可单味使用。

三棱醋炙后主入血分，破瘀散结、止痛的作用增强。用于瘀滞经闭腹痛、心腹疼痛、胁下胀痛等症。如治瘀滞经闭的活血通经汤，治癥瘕积聚的三棱丸。

（6）甘遂

甘遂味苦，性寒；有毒。归肺、肾、大肠经。具有泻水逐饮，消肿散结的功效。生甘遂有毒，药力峻烈，以泻水逐饮、消肿散结为主。可用于痈疽疮毒，胸腹积水，二便不通。如治胸腹积水的十枣汤。

甘遂醋炙可降低毒性，缓和峻泻作用。用于腹水胀满，痰饮积聚，气逆喘咳，风痰癫痫，二便不利。如治腹水胀满，小便短少，大便秘结的舟车丸。

（7）商陆

商陆味苦，性寒；有毒。归肺、脾、肾、大肠经。具有逐水消肿，通利二便；外用解毒散结的功效。生商陆有毒，长于消肿解毒。如治痈疽肿毒的商陆膏。

商陆醋炙后毒性降低，缓和峻泻作用，以逐水消肿为主，多用于水肿胀满，如治腹水胀满的商陆丸。

（8）芫花

芫花味苦，辛，性温；有毒。归肺、脾、肾经。具有泻水逐饮；外用杀虫疗疮的功效。生芫花有毒，峻泻逐水力较猛，内服较少，多外用于头疮、顽癣。如以芫花末，猪脂和涂之。

芫花醋炙后可降低毒性，缓和泻下作用和腹痛症状。多用于胸腹积水、水肿胀满、痰饮积聚、气逆喘咳、二便不利等。如治胸腹胀满，二便不利，水湿内停的舟车丸；治水饮积滞，腹水肿胀的十枣丸。

（9）乳香

乳香味辛、苦，性温。归心、肝、脾经。具有活血定痛，消肿生肌的功效。乳香生用气味辛烈，对胃的刺激性较强，易引起呕吐，但活血消肿、止痛力强，多用于瘀血肿痛或外用于疮疡肿痛，溃破久不收口。如治瘀血肿痛的乳香定痛散。

乳香醋炙可缓和刺激性，利于服用，便于粉碎，增强活血止痛、收敛生肌的功效，并可矫臭矫味。可治各种痛证。如治心腹诸痛，以及一切痛证的乳香定痛丸。

（10）没药

没药味辛、苦，性平。归心、肝、脾经。具有散瘀定痛，消肿生肌的功效。没药生用气味浓烈，对胃有一定的刺激性，容易引起恶心、呕吐，故生品多外用，用于治跌打损伤，骨折筋伤。如七厘散。

没药醋炙后能增强活血止痛、收敛生肌的作用，缓和刺激性，便于服用，易于粉碎并可矫臭矫味。如治妇女月经不通的没药丸。

5. 常见药材辅料用量

（1）柴胡：每 100kg 柴胡，用米醋 20kg。

（2）延胡索：每 100kg 延胡索，用米醋 20kg。

（3）香附：每 100kg 香附，用米醋 20kg。

（4）青皮：每 100kg 青皮，用米醋 15kg。

（5）三棱：每 100kg 三棱，用米醋 15kg。

（6）甘遂：每 100kg 甘遂，用米醋 30kg。

（7）商陆：每 100kg 商陆，用米醋 30kg。

（8）芫花：每 100kg 芫花，用米醋 30kg。

（9）乳香：每 100kg 乳香，用米醋 5kg。

（10）没药：每 100kg 没药，用米醋 5kg。

四、能力训练

（一）操作条件

1.《中国药典》《中药炮制工》国家职业技能标准、《中药饮片质量标准通则（试行）》。

2. 醋炙所用药材：柴胡、延胡索、香附、青皮、三棱、甘遂、商陆、芫花、乳香、没药。

3. 醋炙所用工具：炉子、炒药锅、药铲、瓷盆、筛子、温度计、天平、量筒、喷壶、竹匾等。

4. 辅料：米醋。

（二）安全及注意事项

1. 药物醋炙前要净选和大小分档。

2. 若用醋量较少，不能与药物拌匀时，可加适量水稀释后再与药物拌匀。

3. 醋炙药物多用文火，并应勤加翻动，一般炒至微干挂火色时，即可取出摊晾。

4. 树脂类药物如乳香、没药，先加醋易粘连，应采用先炒药后加醋的方法炮制。

5. 先炒药后加醋时，宜边喷醋边翻动药物，使之均匀，且出锅要快，防止熔化粘锅，摊晾时宜勤翻动，以免相互黏结成团块。

6. 炮制品充分放凉后筛去药屑，及时包装。

7. 醋炙的器具、设备一药一清理，避免混药。

8. 水电安全、消防安全。

（三）操作过程

序号	步骤	操作方法及说明	质量标准
1	器具准备	准备炉子、炒药锅、药铲、瓷盆、筛子、温度计、天平、量筒、喷壶、竹匾等炒制工具	器具准备齐全、洁净、摆放合理
2	净制	取药材除去杂质、大小分档	净制操作规范，饮片净度符合《中国药典》2020年版及《中药饮片质量标准通则（试行）》之规定
3	称量与辅料准备	（1）对需醋炙的药材进行称重 （2）量取相应量的米醋 （3）对先拌醋后炒的药物，先加入米醋拌润，如甘遂	（1）待炮制品称取要规范 （2）规范量取米醋，一般按每100kg药物，用米醋20～30kg，最多不超过50kg （3）拌制均匀，加盖闷润，待米醋被吸尽
4	预热	用适宜的温度热锅	火力控制适宜，炒药锅的热度达到一定热度（手背略能感觉到有热度）
5	投药	将药材迅速投入已预热的炒锅内	生饮片投放操作规范；投药时间恰当；投药量以占容器容量的1/3～1/2为宜
6	翻炒	文火加热翻炒，使药物均匀受热，炒制药物符合要求的程度	（1）翻炒动作娴熟，操作要规范 （2）先拌醋后炒的药物需用文火炒干 （3）先炒后加醋的药物，用文火炒至表面融化发亮或炒至表面颜色改变，有腥气溢出，喷洒一定量醋，边喷边炒，炒至微干，如乳香
7	出锅	药物炒到相应标准后，将药物及时转移到适宜容器内	（1）出锅及时、要快；药屑处理规范；炮制品存放得当 （2）先拌醋后炒的药物取出摊开晾凉或晾干 （3）先炒后加醋的药物，取出后继续翻动，摊开晾干
8	清场	清洁器具、台面、地面及工作环境，及时关闭水、电、煤气等	按规程清洁器具，清理现场；饮片和器具归类放置

【问题情境一】

操作者在对乳香、没药进行醋炙操作时，总是出现黏结现象，试着分析该现象原因及处理方法？

因为乳香、没药为树脂类药材，必须用先炒药后喷醋的方法，出锅必须要快，同时摊晾时一定需勤翻动，否则容易黏结成团块。

【问题情境二】

拌润药物后，米醋剩余过多，试着分析原因？

拌润药物时未充分拌制，使药材与米醋无法充分接触，药材未充分吸收米醋；未按照一般每100kg药物，用醋20～30kg，最多不超过50kg的原则，加入米醋的用量过多。

（四）学习结果评价

序号	评价内容	评价标准	评价结果（是/否）
1	器具准备	能将所用器具进行清洁 能一次性将器具准备齐全 能将工具合理摆放、不杂乱	
2	净制	能正确进行药材净制，无明显杂质 能对饮片进行大小分档 能合理使用净制器具	
3	称量与辅料准备	能正确使用称量器具 能根据药材重量量取相应的米醋 能对先拌醋后炒的药物，拌润均匀	
4	预热	能正确控制火力，投药时机恰当 能在投药前用合适的判断方法预测锅温	
5	投药	能在投药前，选择合适火力 能正确掌握投药方法，不洒落在操作台或地上	
6	翻炒	能熟练掌握翻炒动作，翻炒均匀 能连续进行炒制，中途不熄火 能在炒制过程中，掌握好炮制火候 能判定不同药物需炒制的程度 能在饮片集中翻炒时，饮片不洒落在台面上或地上	
7	出锅	能将炒制好的饮片及时出锅，动作迅速 能根据不同药材的要求在出锅后继续翻动或及时摊开晾凉或晾干，凉后及时收贮	
8	清场	能将器具彻底清洁，放回原处，摆放整齐 能认真清洁操作台面、地面卫生 能及时关闭煤气罐阀门，若为电磁炉及时切断电源	

五、课后作业

1.醋炙药材的目的有哪些？

2. 以小组为单位，在查阅资料、相互讨论的基础上，根据炮制要求分别设计醋三棱、醋乳香的炮制工艺。

实训 C-2-2　能对炮制成品进行质量判定

一、核心概念

醋香气

指饮片醋炙后带有酸和芬芳的混合气味。

二、学习目标

1. 能通过眼看的方式正确判断醋炙饮片性状。
2. 能通过手摸的方式正确判断醋炙饮片干燥程度。
3. 能通过鼻闻的方式正确判断醋炙饮片气味。
4. 能通过口尝的方式正确判断醋炙饮片味道。

三、基本知识

常见饮片生品和炮制品质量要求如下。

（1）柴胡

生北柴胡呈不规则厚片。外表皮黑褐色或浅棕色，具纵皱纹和支根痕。切面淡黄白色，纤维性。质硬。气微香，味微苦。

生南柴胡呈类圆形或不规则片。外表皮红棕色或黑褐色。有时可见根头处具细密环纹或有细毛状枯叶纤维。切面黄白色，平坦。具败油气。

醋北柴胡形如北柴胡片，表面淡棕黄色，微有醋香气，味微苦。

醋南柴胡形如南柴胡片，微有醋香气。

（2）延胡索

生延胡索呈不规则的扁球形。外表皮黄色或黄褐色，有不规则细皱纹。切面或断面黄色，角质样，具蜡样光泽。气微，味苦。

醋延胡索呈不规则的圆形厚片，表面和切面黄褐色，质较硬。微具醋香气。

（3）香附

生香附为不规则厚片或颗粒状。外表皮棕褐色或黑褐色，有时可见环节。切面色白或黄棕色，质硬，内皮层环纹明显。气香，味微苦。

醋香附形如香附片（粒），表面黑褐色。微有醋香气，味微苦。

（4）青皮

生青皮呈类圆形厚片或不规则丝状。表面灰绿色或黑绿色，密生多数油室，切面黄白色或淡黄棕色，有时可见瓤囊8～10瓣，淡棕色。气香，味苦、辛。

醋青皮形如青皮片或丝，色泽加深，略有醋香气，味苦、辛。

（5）三棱

生三棱呈类圆形的薄片。外表皮灰棕色。切面灰白色或黄白色，粗糙，有多数明显的细筋脉点。气微，味淡，嚼之微有麻辣感。

醋三棱形如三棱片，切面黄色至黄棕色，偶见焦黄斑，微有醋香气。

（6）甘遂

生甘遂呈椭圆形、长圆柱形或连珠形，长 1～5cm，直径 0.5～2.5cm。表面类白色或黄白色，凹陷处有棕色外皮残留。质脆，易折断，断面粉性，白色，木部微显放射状纹理；长圆柱状者纤维性较强。气微，味微甘而辣。

醋甘遂形如甘遂，表面黄色至棕黄色，有的可见焦斑。微有醋香气，味微酸而辣。

（7）商陆

生商陆为横切或纵切的不规则块片，厚薄不等。外皮灰黄色或灰棕色。横切片弯曲不平，边缘皱缩，直径 2～8cm；切面浅黄棕色或黄白色，木部隆起，形成数个突起的同心性环轮。纵切片弯曲或卷曲，长 5～8cm，宽 1～2cm，木部呈平行条状突起。质硬。气微，味稍甜，久嚼麻舌。

醋商陆形如商陆片（块）。表面黄棕色，微有醋香气，味稍甜，久嚼麻舌。

（8）芫花

生芫花常 3～7 朵簇生于短花轴上，基部有苞片 1～2 片，多脱落为单朵。单朵呈棒槌状，多弯曲，长 1～1.7cm，直径约 1.5mm；花被筒表面淡紫色或灰绿色，密被短柔毛，先端 4 裂，裂片淡紫色或黄棕色。质软。气微，味甘、微辛。

醋芫花形如芫花，表面微黄色。微有醋香气。

（9）乳香

生乳香呈长卵形滴乳状、类圆形颗粒或黏合成大小不等的不规则块状物。大者长达 2cm（乳香珠）或 5cm（原乳香）。表面黄白色，半透明，被有黄白色粉末，久存则颜色加深。质脆，遇热软化。破碎面有玻璃样或蜡样光泽。具特异香气，味微苦。

醋乳香形如乳香，表面深黄色，显油亮，略有醋气。

（10）没药

生天然没药呈不规则颗粒性团块，大小不等，大者直径长达 6cm 以上。表面黄棕色或红棕色，近半透明部分呈棕黑色，被有黄色粉尘。质坚脆，破碎面不整齐，无光泽。有特异香气，味苦而微辛。

生胶质没药呈不规则块状和颗粒，多黏结成大小不等的团块，大者直径长达 6cm 以上，表面棕黄色至棕褐色，不透明，质坚实或疏松，有特异香气，味苦而有黏性。

醋没药呈不规则小块状或类圆形颗粒状，表面棕褐色或黑褐色，有光泽。具特异香气，略有醋香气，味苦而微辛。

四、能力训练

（一）操作条件

1.《中国药典》《中药炮制工》国家职业技能标准、《中药饮片质量标准通则（试行）》。

2.醋炙完成的饮片有醋柴胡、醋延胡索、醋香附、醋青皮、醋三棱、醋甘遂、醋商陆、醋芫花、醋乳香、醋没药。

（二）安全及注意事项

1.口尝一味药后需漱口后方能尝试下一味药，以免串味。

2.对于一些毒性中药，如甘遂等，不能轻易口尝，以防中毒。

3.闻饮片气味时，周围环境需无其他异味。

（三）操作过程

序号	步骤	操作方法及说明	操作要求/标准
1	取样	随机抽取适量炮制完的饮片，摊凉，筛去药屑，置于水平桌面的白纸上	抽样的随机化原则
2	眼看	（1）观察饮片性状，主要包括形状，表面和内部的颜色，焦斑，大小，断面 （2）对比炮制前后的颜色加深程度	视力正常，观察细致
3	手摸	饮片均已干燥，无醋液	触觉正常
4	鼻闻	具有醋香气	嗅觉正常
5	口尝	（1）味微苦或苦、带醋香味，如香附 （2）味稍甜、久嚼麻舌，如商陆 （3）味微酸而辣，如甘遂	味觉正常
6	残次品	（1）醋炙药材未炒干，可重新用文火炒干 （2）醋炙翻炒时，出现严重焦炭化、气味不达标时，需报送主管领导，等待处理结果	（1）符合醋炙炮制规范 （2）及时上报炭化、气味不达标饮片
7	收贮	将符合成品质量标准的所有饮片收贮到固定容器内，以备包装人员的接收	无遗漏、无浪费

【问题情境一】

某炮制工人在醋炙1kg香附后，发现醋香附除了有醋香气，还带有酒香气。试分析其原因并提出解决方案。

出现饮片本身其他味道的原因可能是炮制前没有将炒锅、量筒清洗干净，将之前辅料黄酒残留在量筒内或酒炙过的物料停留在炒锅内，导致醋香附出现了酒香气。只需要在炮制药材前后，都清洁炮制用具就不会出现类似问题。

【问题情境二】

某炮制工人在炮制完 1kg 延胡索后，用手去摸，发现一些醋延胡索存在湿润感，试分析其原因并提出解决方案。

出现饮片湿润的原因可能是炮制翻炒时不充分，使药物没有均匀受热炒制或翻炒时间过短，药材未炒干。只需炒制时充分翻炒，直至药材炒干。

（四）学习结果评价

序号	评价内容	评价标准	评价结果（是/否）
1	取样	能对醋炙成品进行科学取样	
2	眼看	能通过眼看的方式判断醋炙炮制品的质量	
3	手摸	能通过手摸的方式判断醋炙炮制品的质量	
4	鼻闻	能通过鼻闻的方式判断醋炙炮制品的质量	
5	口尝	能通过口尝的方式判断醋炙炮制品的质量	
6	残次品	能合理处理醋炙后出现的残次品	
7	收贮	能正确收贮醋炙的合格品	

五、课后作业

1. 延胡索醋炙后的化学成分与作用有何改变？

2. 请分别醋炙南柴胡和北柴胡各 1kg，结合质量要求，判断两种柴胡是否炮制合格，并比较这两种柴胡的炮制品在性状上的差异。

项目 C-3

盐炙法

实训 C-3-1　能按照操作规程采用盐炙法对中药材进行炮制

一、核心概念

盐炙法

将净选或切制后的饮片，加入一定量盐水拌炒的方法，称为盐炙法。

二、学习目标

1. 能正确使用火力、准确判断火候。
2. 能按要求完成盐炙药材的前处理。
3. 能正确判断不同药物的盐炙程度。
4. 能使用炮制工具完成杜仲、菟丝子、沙苑子、小茴香、橘核、车前子、泽泻、知母、黄柏、砂仁、益智、补骨脂的盐炙操作。

三、基本知识

1. 盐炙的目的
（1）引药下行，增强疗效。
（2）增强滋阴降火作用。
（3）缓和药物辛燥之性。

2. 适用药物
（1）补肾固精药：盐炙后增强补肝肾、固精的功效，如杜仲、益智。
（2）滋阴清热药：盐炙后增强滋阴降火、清热凉血的功效，如知母、黄柏。
（3）利尿药：盐炙后可增强泄热利尿的功效，如车前子。
（4）疗疝止痛药：盐炙后可增强疗疝止痛的功效，如小茴香、橘核、荔枝核。
（5）性味辛燥药物：盐炙后可缓和辛燥之性，避免久服易伤阴耗津，如补骨脂、益智。

3. 操作方法

（1）先拌盐水后炒药

将食盐加适量水溶解，滤过，与待炮炙品拌匀，闷透，置锅内，以文火加热，炒至规定的程度，取出，晾凉，如巴戟天、菟丝子、沙苑子、小茴香、橘核、泽泻、黄柏、砂仁、益智、补骨脂等药材，而盐炙杜仲时使用中火炒至规定的程度。

（2）先炒药后加盐水

先将待炮炙品置锅内，以文火加热，炒至一定程度，再喷淋盐水，炒干，取出，晾凉。如车前子、知母等药材。

一般每 100kg 药物，用食盐 2kg。

4. 常见药材盐炙的炮制作用

（1）杜仲

杜仲味甘，性温。归肝、肾经。具有补肝肾，强筋骨，安胎的功效。生杜仲性温偏燥，能温补肝肾，强筋骨。适用于肾虚而兼挟风湿的腰痛和腰背伤痛。如治痹证已久，肝肾亏虚，气血不足致腰膝疼痛麻木的独活寄生汤。

杜仲临床以炮制用为主，盐炙引药入肾，直达下焦，温而不燥，补肝肾、强筋骨、安胎的作用增强。且杜仲胶被破坏，有利于成分溶出。常用于肾虚腰痛，筋骨无力，妊娠漏血，胎动不安和高血压病。如治肾虚腰痛的青娥丸。

（2）菟丝子

菟丝子味辛、甘，性平。归肝、肾、脾经。具有补益肝肾，固精缩尿，安胎，明目，止泻；外用消风祛斑的功效。菟丝子生品以养肝明目力胜。常用于治疗肝肾两亏，阴虚火旺，内障目暗，视物昏花。如治肝肾阴亏，视物昏花，内障目暗等的石斛夜光丸。

盐炙菟丝子偏温，补阳胜于补阴。盐炙后不温不寒，平补阴阳，并能引药入肾，增强补肾固涩的作用。用于阳痿遗精，尿有余沥，遗尿尿频，带下，肾虚胎漏，胎动不安。如治肝肾不足，妊娠下血，胎动不安的参茸保胎丸。

（3）沙苑子

沙苑子味甘，性温。归肝、肾经。具有补肾助阳，固精缩尿，养肝明目的功效。沙苑子生品以益肝明目力强，多用于肝虚眩晕目昏。如治肾阳不足引起的腰酸腿软，精神疲倦，阳痿遗精的强阳保肾丸。

盐炙沙苑子药性平和，能平补阴阳，并可引药入肾，增强补肾固精、缩尿的作用。多用于肾虚腰痛，遗精早泄，白浊带下，小便余沥。如治肾气虚衰，腰痛滑精的三肾丸。

（4）小茴香

小茴香味辛，性温。归肝、肾、脾、胃经。具有散寒止痛，理气和胃的功效。小茴香生品辛散理气作用偏盛，常用于脘腹胀痛，食少吐泻，少腹冷痛。如治脾元虚寒，久泄腹痛的大圣散。

小茴香盐炙后辛散作用稍缓，专行下焦，长于温肾祛寒，疗疝止痛。常用于寒疝腹痛，睾丸偏坠，痛经。如治血瘀有寒引起的月经不调，小腹胀痛，腰痛的少腹逐瘀丸。

（5）橘核

橘核味苦，性平。归肝、肾经。具有理气，散结，止痛的功效。橘核生用理气散结作用较强，可用于乳痈。如治乳痈初起未溃，可单用橘核粉末加黄酒煎，内服外敷，或与他药配伍用。

橘核盐炙后能引药下行入肾经，增加疗疝止痛的功效。如治疝气疼痛，睾丸肿痛的茴香橘核丸。

（6）车前子

车前子味甘，性寒。归肝、肾、肺、小肠经。具有清热利尿通淋，渗湿止泻，明目，祛痰的功效。车前子生品长于利水通淋，清肺化痰，清肝明目。常用于水肿胀满，热淋涩痛，暑湿泄泻，肝火目赤，痰热咳嗽。如治肝胆湿热的龙胆泻肝汤。

盐炙车前子能引药下行入肾经，泄热利尿而不伤阴。用于肾虚脚肿，眼目昏暗，虚劳梦泄。

（7）泽泻

泽泻味甘、淡，性寒。归肾、膀胱经。具有利水渗湿，泄热，化浊降脂的功效。泽泻生品具有利水渗湿，泄热，化浊降脂的功效。常用于小便不利，水肿胀满，泄泻尿少，痰饮眩晕，热淋涩痛，高脂血症。如治水肿，小便不利的五苓散。

泽泻盐炙后能引药下行，并能增强泄热作用，利尿而不伤阴。常以小剂量用于补剂中，可泻肾降浊，并能防止补药之腻滞。可用于阴虚火旺，利水清热养阴。如治肝肾虚亏、心血耗散而致小儿癫痫的河车八味丸。

（8）知母

知母味苦、甘，性寒。归肺、胃、肾经。具有清热泻火，滋阴润燥的功效。知母生用苦寒滑利，长于清热泻火、生津润燥，泻肺、胃之火尤宜生用。多用于外感热病，高热烦渴，肺热燥咳，内热消渴，肠燥便秘。如治温病邪入气分，壮热烦渴，汗出恶热，脉洪大的白虎汤。

知母盐炙后能引药下行，专于入肾，增强滋阴降火的作用，善清虚热。常用于肝肾阴亏，虚火上炎，骨蒸潮热，盗汗遗精。如治阴虚火旺，潮热盗汗，耳鸣遗精的大补阴丸。

（9）黄柏

黄柏味苦，性寒。归肾、膀胱经。具有清热燥湿，泻火除蒸，解毒疗疮的功效。黄柏生品苦燥，性寒而沉，泻火解毒和燥湿作用较强。多用于湿热痢疾、黄疸、热淋、足膝肿痛、疮疡肿毒、湿疹等。如治湿热痢疾的白头翁汤。

黄柏盐炙后能引药入肾，缓和苦燥之性，增强滋肾阴、泻相火、退虚热的作用。多用于阴虚发热、骨蒸劳热、盗汗、遗精、足膝痿软、咳嗽咯血等。如治阴虚火旺，潮热盗汗，耳鸣遗精的大补阴丸。

（10）砂仁

砂仁味辛，性温。归脾、胃、肾经。具有化湿开胃，温脾止泻，理气安胎的功效。砂仁生品辛香，长于化湿行气，醒脾和胃。用于湿浊中阻，脘痞不饥，脾胃虚寒，呕吐泄泻。如治脾胃虚弱，湿滞中焦的香砂六君子汤。

砂仁盐炙后辛温之性略减，温而不燥，降气安胎作用增强，并能引药下行，温肾缩尿。可用于妊娠恶阻，胎动不安，或治小便频数，遗尿。

（11）益智

益智味辛，性温。归脾、肾经。具有暖肾固精缩尿，温脾止泻摄唾的功效。益智生品辛温而燥，以温脾止泻、摄涎唾力胜，常用于腹痛吐泻，口涎自流。如治伤寒阴盛的益智散。

益智盐炙后辛燥之性减弱，专行下焦，长于温肾，固精，缩尿。如治肾气虚寒的遗精、遗尿、尿频、尿有余沥的缩泉丸。

（12）补骨脂

补骨脂味辛、苦，性温。归肾、脾经。具有温肾助阳，纳气平喘，温脾止泻；外用消风祛斑的功效。补骨脂生品长于补脾肾，止泻痢。多用于脾肾阳虚，泻痢；外用治银屑病、白癜风、扁平疣、斑秃等。补骨脂长期或大剂量生用有伤阴之弊，容易出现口干、舌燥、喉痛等症状。

补骨脂盐炙后能缓和温燥之性，并可引药入肾，增强补肾纳气的作用。用于阳痿遗精，遗尿尿频，腰膝冷痛，肾虚作喘，五更泄泻。如治脾虚肾寒，五更泄泻的四神丸。

5.常见药材辅料用量

（1）杜仲：每100kg杜仲，用食盐2kg。

（2）菟丝子：每100kg菟丝子，用食盐2kg。

（3）沙苑子：每100kg沙苑子，用食盐2kg。

（4）小茴香：每100kg小茴香，用食盐2kg。

（5）橘核：每100kg橘核，用食盐2kg。

（6）车前子：每100kg车前子，用食盐2kg。

（7）泽泻：每100kg泽泻，用食盐2kg。

（8）知母：每100kg知母，用食盐2kg。

（9）黄柏：每100kg黄柏，用食盐2kg。

（10）砂仁：每100kg砂仁，用食盐2kg。

（11）益智：每100kg益智，用食盐2kg。

（12）补骨脂：每100kg补骨脂，用食盐2kg。

四、能力训练

（一）操作条件

1.《中国药典》《中药炮制工》国家职业技能标准、《中药饮片质量标准通则（试行）》。

2. 盐炙所用药材：杜仲、菟丝子、沙苑子、小茴香、橘核、车前子、泽泻、知母、黄柏、砂仁、益智、补骨脂。

3. 盐炙所用工具：炉子、炒药锅、药铲、瓷盆、筛子、温度计、天平、量筒、烧杯、玻璃棒、喷壶、竹匾等。

4. 辅料：食盐。

（二）安全及注意事项

1. 药物盐炙前要净选和大小分档。

2. 溶解食盐时，加水量视药物吸水情况而定，一般为食盐用量的 4～5 倍。

3. 含黏液质多的药物处理如车前子、知母等遇水容易发黏，不宜先拌盐水。宜先将药物加热除去部分水分，使质地变疏松，再喷洒盐水，以利于盐水渗入。

4. 盐炙火力宜小，采用先炒药后加盐水方法时更应该控制火力。若火力过大，则水分迅速蒸发，食盐析出黏附在锅上，达不到盐炙目的。

5. 炮制品充分放凉后筛去药屑，及时包装。

6. 盐炙的器具、设备一药一清理，避免混药。

7. 水电安全、消防安全。

（三）操作过程

序号	步骤	操作方法及说明	质量标准
1	器具准备	准备炉子、炒药锅、药铲、瓷盆、筛子、温度计、天平、量筒、烧杯、玻璃棒、喷壶、竹匾等炒制工具	器具准备齐全、洁净、摆放合理
2	净制	取药材除去杂质、大小分档	净制操作规范，饮片净度符合《中国药典》2020 年版及《中药饮片质量标准通则（试行）》之规定
3	称量与辅料准备	（1）对需盐炙的药材进行称重 （2）称取相应量的食盐，用适量水溶解，过滤 （3）对先拌盐水后炒的药物，先加入盐水拌润，如黄柏	（1）待炮制品称取要规范 （2）规范称取食盐，一般按每 100kg 药物，用食盐 2kg，并用适量水溶解，滤过 （3）拌制均匀，闷透，待盐水被吸尽
4	预热	用适宜的温度热锅	火力控制适宜，炒药锅的热度达到一定热度（手背略能感觉到有热度）
5	投药	将药材迅速投入已预热的炒锅内	生饮片投放操作规范；投药时间恰当；投药量以占容器容量的 1/3～1/2 为宜

序号	步骤	操作方法及说明	质量标准
6	翻炒	文火或中火加热翻炒，使药物均匀受热，炒制药物符合要求的程度	（1）翻炒动作娴熟，操作要规范 （2）先拌盐水后炒的药物需用文火炒干，盐炙杜仲时应使用中火 （3）先炒后加盐水的药物，用文火炒至一定程度，喷洒定量的酒，边喷边炒，炒干，如车前子
7	出锅	药物炒到相应标准后，将药物及时转移到适宜容器内	（1）出锅及时、要快；药屑处理规范；炮制品存放得当 （2）取出摊开晾凉
8	清场	清洁器具、台面、地面及工作环境，及时关闭水、电、煤气等	按规程清洁器具，清理现场；饮片和器具归类放置

【问题情境一】

操作者在对车前子、知母进行盐炙操作时，先加入相应量的盐水进行拌润，后进行炒制，盐炙后的药材达不到相应标准，试分析原因及解决方法。

含黏液质多的车前子、知母等药材，不宜先用盐水拌润。因为这类药物遇水容易发黏，盐水不易渗入，炒时又容易粘锅，所以需先将药物加热炒去部分水分，并使药物质地变疏松，再喷洒盐水，以利于盐水渗入。

【问题情境二】

操作者在对黄柏、杜仲的药材进行盐炙操作时，炒制时火力稍大，使药材没有达到相应的盐炙程度，试分析原因？

盐炙法火力宜小，尤其是先炒药后加盐水法炮制的药物更要控制火力。若火力过大，加入盐水后，水分迅速蒸发，食盐即黏附在锅上，使药材达不到盐炙的目的。

（四）学习结果评价

序号	评价内容	评价标准	评价结果（是/否）
1	器具准备	能将所用器具进行清洁 能一次性将器具准备齐全 能将工具合理摆放、不杂乱	

序号	评价内容	评价标准	评价结果（是/否）
2	净制	能正确进行药材净制，无明显杂质 能对饮片进行大小分档 能合理使用净制器具	
3	称量与辅料准备	能正确使用称量器具 能根据药材重量，量取相应的黄酒 能对先拌酒后炒的药物，拌润均匀	
4	预热	能正确控制火力，投药时机恰当 能在投药前用合适的判断方法预测锅温	
5	投药	能在投药前，选择合适火力 能正确掌握投药方法，不洒落在操作台或地上	
6	翻炒	能熟练掌握翻炒动作，翻炒均匀 能连续进行炒制，中途不熄火 能在炒制过程中，掌握好炮制火候 能判定不同药物需炒制的程度 能在饮片集中翻炒时，饮片不洒落在台面上或地上	
7	出锅	能将炒制好的饮片及时出锅，动作迅速 能根据不同药材的要求在出锅后及时摊开晾凉或晾干，凉后及时收贮	
8	清场	能将器具彻底清洁，放回原处，摆放整齐 能认真清洁操作台面、地面卫生 能及时关闭煤气罐阀门，若为电磁炉及时切断电源	

五、课后作业

1. 盐炙药材的目的有哪些？

2. 以小组为单位，在查阅资料、相互讨论的基础上，根据炮制要求分别设计盐黄柏、盐泽泻的炮制工艺。

实训 C-3-2　能对炮制成品进行质量判定

一、核心概念

咸味

指饮片盐炙后，用舌头品尝，带有像盐一样的味道。

二、学习目标

1. 能通过眼看的方式正确判断盐炙饮片性状。

2. 能通过手摸的方式正确判断盐炙饮片干燥程度。

3. 能通过鼻闻的方式正确判断盐炙饮片气味。

4. 能通过口尝的方式正确判断盐炙饮片味道。

三、基本知识

常见饮片生品和炮制品质量要求如下。

（1）杜仲

生杜仲呈小方块或丝状。外表面淡棕色或灰褐色，有明显的皱纹。内表面暗紫色，光滑。断面有细密、银白色、富弹性的橡胶丝相连。气微，味稍苦。

盐杜仲形如杜仲块或丝，表面黑褐色，内表面褐色，折断时胶丝弹性较差。味微咸。

（2）菟丝子

生菟丝子呈类球形，直径 1～2mm。表面灰棕色至棕褐色，粗糙，种脐线形或扁圆形。质坚实，不易以指甲压碎。气微，味淡。

盐菟丝子形如菟丝子，表面棕黄色，裂开，略有香气。

（3）沙苑子

生沙苑子略呈肾形而稍扁，长 2～2.5mm，宽 1.5～2mm，厚约 1mm。表面光滑，褐绿色或灰褐色，边缘　侧微凹处具圆形种脐。质坚硬，不易破碎。子叶2，淡黄色，胚根弯曲，长约 1mm。气微，味淡，嚼之有豆腥味。

盐沙苑子形如沙苑子，表面鼓起，深褐绿色或深灰褐色。气微，味微咸，嚼之有豆腥味。

（4）小茴香

生小茴香为双悬果，呈圆柱形，有的稍弯曲，长 4～8mm，直径 1.5～2.5mm。表面黄绿色或淡黄色，两端略尖，顶端残留有黄棕色突起的柱基，基部有时有细小的果梗。分果呈长椭圆形，背面有纵棱 5 条，接合面平坦而较宽。横切面略呈五边形，背面的四边约等长。有特异香气，味微甜、辛。

盐小茴香形如小茴香，微鼓起，色泽加深，偶有焦斑。味微咸。

（5）橘核

生橘核略呈卵形，长 0.8～1.2cm，直径 0.4～0.6cm。表面淡黄白色或淡灰白色，光滑，一侧有种脊棱线，一端钝圆，另端渐尖成小柄状。外种皮薄而韧，内种皮菲薄，淡棕色，子叶 2，黄绿色，有油性。气微，味苦。

盐橘核形如橘核。子叶淡棕色或黄绿色，少淡绿色。气微，味微咸、苦。

（6）车前子

生车前子呈椭圆形、不规则长圆形或三角状长圆形，略扁，长约 2mm，宽约 1mm。表面黄棕色至黑褐色，有细皱纹，一面有灰白色凹点状种脐。质硬。气微，味淡。

盐车前子形如车前子，表面黑褐色。气微香，味微咸。

（7）泽泻

生泽泻呈圆形或椭圆形厚片。外表皮淡黄色至淡黄棕色，可见细小突起的须根痕。切面黄白色至淡黄色，粉性，有多数细孔。气微，味微苦。

盐泽泻形如泽泻片，表面淡黄棕色或黄褐色，偶见焦斑。味微咸。

（8）知母

生知母呈不规则类圆形的厚片。外表皮黄棕色或棕色，可见少量残存的黄棕色叶基纤维和凹陷或突起的点状根痕。切面黄白色至黄色。气微，味微甜、略苦，嚼之带黏性。

盐知母形如知母片，色黄或微带焦斑。味微咸。

（9）黄柏

生黄柏呈丝条状。外表面黄褐色或黄棕色。内表面暗黄色或淡棕色，具纵棱纹。切面纤维性，呈裂片状分层，深黄色。味极苦。

盐黄柏形如黄柏丝，表面深黄色，偶有焦斑。味极苦，微咸。

（10）砂仁

阳春砂、绿壳砂呈椭圆形或卵圆形，有不明显的三棱，长 1.5～2cm，直径 1～1.5cm。表面棕褐色，密生刺状突起，顶端有花被残基，基部常有果梗。果皮薄而软。种子集结成团，具三钝棱，中有白色隔膜，将种子团分成 3 瓣，每瓣有种子 5～26 粒。种子为不规则多面体，直径 2～3mm；表面棕红色或暗褐色，有细皱纹，外被淡棕色膜质假种皮；质硬，胚乳灰白色。气芳香而浓烈，味辛凉、微苦。

海南砂呈长椭圆形或卵圆形，有明显的三棱，长 1.5～2cm，直径 0.8～1.2cm。表面被片状、分枝的软刺，基部具果梗痕。果皮厚而硬。种子团较小，每瓣有种子 3～24 粒；种子直径 1.5～2mm。气味稍淡。

盐阳春砂、盐绿壳砂呈长椭圆形或卵圆形，有不明显的三棱，颜色加深。质硬。辛香气略减，味微咸。

盐海南砂呈长椭圆形或卵圆形，有明显的三棱，颜色加深。质硬。辛香气略减，味微咸。

（11）益智

生益智仁为不规则扁圆形的种子或种子团残瓣。种子略有钝棱，直径约 3mm；表面灰黄色至灰褐色，具细皱纹；外被淡棕色膜质的假种皮；质硬，胚乳白色。有特异香气，味辛、微苦。

盐益智形如益智。表面棕褐色至黑褐色，质硬，胚乳白色。有特异香气。味辛、微咸、苦。

（12）补骨脂

生补骨脂呈肾形，略扁，长 3～5mm，宽 2～4mm，厚约 1.5mm。表面黑色、黑褐色或灰褐色，具细微网状皱纹。顶端圆钝，有一小突起，凹侧有果梗痕。质硬。

果皮薄,与种子不易分离;种子1枚,子叶2,黄白色,有油性。气香,味辛、微苦。

盐补骨脂形如补骨脂。表面黑色或黑褐色,微鼓起。气微香,味微咸。

四、能力训练

（一）操作条件

1.《中国药典》《中药炮制工》国家职业技能标准、《中药饮片质量标准通则》（试行）》。

2.盐炙完成的饮片有盐杜仲、盐菟丝子、盐沙苑子、盐小茴香、盐橘核、盐车前子、盐泽泻、盐知母、盐黄柏、盐砂仁、盐益智、盐补骨脂。

（二）安全及注意事项

1.口尝一味药后需漱口后方能尝试下一味药,以免串味。对于一些毒性中药,不能轻易口尝,以防中毒。

2.闻饮片气味时,周围环境需无其他异味。

（三）操作过程

序号	步骤	操作方法及说明	操作要求/标准
1	取样	随机抽取适量炮制完的饮片,摊凉,筛去药屑,置于水平桌面的白纸上	抽样的随机化原则
2	眼看	（1）观察饮片性状,主要包括形状、表面和内部的颜色,焦斑,大小,断面 （2）对比炮制前后的颜色加深程度	视力正常,观察细致
3	手摸	饮片均已干燥,无盐水	触觉正常
4	鼻闻	气微	嗅觉正常
5	口尝	味微咸	味觉正常
6	残次品	（1）盐炙药材未炒干,可重新用文火炒干 （2）盐炙翻炒时,出现严重焦炭化、气味不达标时,需报送主管领导,等待处理结果	（1）符合盐炙炮制规范 （2）及时上报炭化、气味不达标饮片
7	收贮	将符合成品质量标准的所有饮片收贮到固定容器内,以备包装人员接收	无遗漏、无浪费

【问题情境一】

某炮制工人在盐炙1kg车前子后,发现车前子盐炙不彻底,药材出现焦化,且锅底留有白色盐渍,试分析其原因并提出解决方案。

车前子的盐炙是采用先炒药后加盐水的方法，在喷洒盐水时，使锅底残留盐水，盐水无法充足地渗入到药材内部，盐水过快蒸发，导致锅底留有白色盐渍，且药材焦化。在喷洒盐水时要均匀，尽量喷洒到药物表面，使盐水能够充足渗入到药材内部。

【问题情境二】

某炮制工人在炮制完 1kg 泽泻后，去观察，发现盐泽泻颜色较深，且有大量焦斑，试分析其原因并提出解决方案。

出现大量焦斑的原因可能是炮制翻炒时不充分，使药物没有均匀受热，炒制或翻炒时间过长，或者炒制火力较大，导致出现大量焦斑。所以在炒制时应充分翻炒，控制火力及炒制时间。

（四）学习结果评价

序号	评价内容	评价标准	评价结果（是／否）
1	取样	能对盐炙成品进行科学取样	
2	眼看	能通过眼看的方式判断盐炙炮制品的质量	
3	手摸	能通过手摸的方式判断盐炙炮制品的质量	
4	鼻闻	能通过鼻闻的方式判断盐炙炮制品的质量	
5	口尝	能通过口尝的方式判断盐炙炮制品的质量	
6	残次品	能合理处理盐炙后出现的残次品	
7	收贮	能正确收贮盐炙的合格品	

五、课后作业

1. 盐炙杜仲的目的是什么？操作时如何掌握标准？
2. 分别比较泽泻、补骨脂药材盐炙前后的性状？

项目 C-4

蜜炙法

实训 C-4-1　能按照操作规程采用蜜炙法对中药材进行炮制

一、核心概念

蜜炙法
是将净制或切制后的药物，加入一定量炼蜜拌炒的方法。

二、学习目标

1. 能正确使用火力、准确判断火候。
2. 能按要求完成蜜炙药材的前处理。
3. 能正确判断不同药物的蜜炙程度。
4. 能使用炮制工具完成百部、款冬花、紫菀、白前、枇杷叶、旋覆花、桑白皮、百合、桑叶、甘草、黄芪、升麻、麻黄的蜜炙操作。

三、基本知识

1. 蜜炙的目的
（1）增强润肺止咳作用。
（2）增强补脾益气作用。
（3）缓和药性。

2. 适用药物
（1）止咳平喘药：蜜炙后增强润肺止咳的功效，如百部、款冬花、紫菀等。
（2）补脾益气药：蜜炙后可以增强补中益气的功效，如黄芪、甘草等。
（3）药性猛烈的药物：药性猛烈的药物经蜜炙后有缓和药性的作用，如麻黄等。

3. 炼蜜的方法
炼蜜的方法为：将蜂蜜置锅内，加热至徐徐沸腾后，改用文火，保持微沸，并除去泡沫及上浮蜡质，然后用罗筛或纱布滤去死蜂、杂质，再倾入锅内，加热至116～118℃，满锅起鱼眼泡，用手捻之有黏性，两指间尚无长白丝出现时，迅速出锅。炼蜜的含水量控制在10%～13%为宜。加热时注意蜂蜜沸腾外溢或焦化，当蜜液微沸时，及时用勺上下搅动，防止外溢。

4. 操作方法

（1）先拌蜜后炒药

先取一定量的炼蜜，加适量开水稀释，与药物拌匀，放置闷润，使蜜逐渐渗入药物组织内部，然后置锅内，用文火炒至颜色加深、不粘手时，取出摊晾，凉后及时收贮。如百部、款冬花、紫菀、白前、枇杷叶、旋覆花、桑白皮、桑叶、甘草、黄芪、升麻、麻黄等药材。

（2）先炒药后加蜜

先将药物置锅内，用文火炒至颜色加深时，再加入一定量的炼蜜，迅速翻动，使蜜与药物拌匀，炒至不粘手时，取出摊晾，凉后及时收贮。如百合等药材。

炼蜜的用量一般为每100kg药物，用炼蜜25kg。蜜炙的药物多采用第一种方法炮制。但当药物质地致密时，应采用第二种方法处理，通过炒制加热除去部分水分，使质地略变酥脆，使蜜易于吸收。

5. 常见药材蜜炙的炮制作用

（1）百部

百部味甘、苦，性微温。归肺经。具有润肺下气止咳，杀虫灭虱的功效。百部生用长于止咳化痰，灭虱杀虫。用于外感咳嗽，疥癣，灭头虱或体虱，驱蛲虫。如治风寒感冒咳嗽的百部丸，治疥癣的百部膏。用本品20%醇浸液或50%水煎剂外搽，可灭头虱或体虱。生品有小毒，对胃有一定刺激性，内服用量不宜过大。

百部蜜炙后可缓和对胃的刺激性，并增强润肺止咳的功效。用于肺痨咳嗽，百日咳。如治阴虚咳嗽、痰中带血或肺痨久咳的月华丸；治百日咳的百部煎。

（2）款冬花

款冬花味辛、微苦，性温。归肺经。具有润肺下气，止咳化痰的功效。款冬花生用长于散寒止咳，用于肺虚久咳或阴虚燥咳。如治痰饮郁结的射干麻黄汤；治寒咳的款冬花汤。

款冬花蜜炙后药性温润，能增强润肺止咳的功效。用于肺虚久咳或阴虚燥咳。如治痨证久嗽或肺痿的太平丸；消痰镇咳、定喘止嗽的鸡鸣保肺丸。

（3）紫菀

紫菀味辛、苦，性温。归肺经。具有润肺下气，消痰止咳的功效。紫菀生品以散寒、降气化痰力胜，能泻肺气之壅滞。用于风寒咳嗽，痰饮喘咳，小便癃闭。如治痰饮喘咳的射干麻黄汤；或单用本品大剂量煎服，治便血淋涩。

紫菀蜜炙后转泻为润，以润肺止咳力胜，用于肺虚久咳或肺虚咯血。如治肺气虚损的紫菀汤；治骨蒸劳热的紫菀散。

（4）白前

白前味辛、苦，性微温。归肺经。具有降气，消痰，止咳的功效。白前生用长于解表理肺，降气化痰。用于外感咳嗽或痰湿喘咳。如治风寒咳嗽的止嗽散；治咳喘浮肿、喉中痰鸣属于实证的白前汤。

白前蜜炙后能缓和白前对胃的刺激性，偏于润肺降气，增强止咳作用。用于肺虚咳嗽或肺燥咳嗽。

（5）枇杷叶

枇杷叶味苦，性微寒。归肺、胃经。具有清肺止咳，降逆止呕的功效。枇杷叶生用长于清肺止咳，降逆止呕。用于肺热咳嗽，胃热呕哕或口渴。如治伤寒，干呕烦渴不止的枇杷叶散。

蜜炙枇杷叶能增强润肺止咳的作用，用于肺燥咳嗽。如治疗肺燥伤阴或肺阴素亏，干咳无痰的清燥救肺汤。

（6）旋覆花

旋覆花味苦、辛、咸，性微温。归肺、脾、胃、大肠经。具有降气，消痰，行水，止呕的功效。旋覆花生用苦辛之味较强，以降气化痰止呕力胜，止咳作用较强。用于痰饮内停的胸膈满闷及胃气上逆的呕吐。如用于支饮心胸壅滞，喘息短气，肢肿的旋覆花汤；用于胃气虚弱，痰浊内阻的旋覆代赭石汤。

旋覆花蜜炙后苦辛之性缓和，降逆止呕作用减弱，其性偏润，长于润肺止咳，降气平喘，作用偏重于肺。多用于咳嗽痰喘而兼呕恶者，如鸡鸣丸。

（7）桑白皮

桑白皮味甘，性寒。归肺经。具有泻肺平喘，利水消肿的功效。桑白皮生用性寒，泻肺行水之力较强，用于水肿尿少，肺热频多的喘咳。如治疗水湿停滞，头面四肢浮肿的五皮丸；治疗肺气不降，痰火作喘的桑白皮汤；治肺热咳嗽的桑白皮散。

桑白皮蜜炙后寒泻之性缓和，偏于润肺止咳，用于肺虚喘咳，并常与补气药或养阴药合用。如治肺气不足，逆满上气的补肺汤。

（8）百合

百合味甘，性寒。归心、肺经。具有养阴润肺，清心安神的功效。百合生用以清心安神力胜，用于热病后余热未清，虚烦惊悸，精神恍惚，失眠多梦。如治疗热病后余热未清的百合知母汤和百合地黄汤。

蜜百合止咳作用较强，用于肺虚久咳或肺痨咯血。如治疗肺阴亏损，虚火上炎的百合固金汤。

（9）桑叶

桑叶味甘、苦，性寒。归肺、肝经。具有疏散风热，清肺润燥，清肝明目的功效。桑叶生用长于疏散风热，清肝明目。用于风热感冒，发热，头昏，头痛，咳嗽，咽喉肿痛及肝热目赤、涩痛、多泪。如治外感风热的桑菊饮；治肝阴不足，目昏眼花的桑麻丸。

蜜桑叶其性偏润，用于肺燥咳嗽。如用于外感燥热和治疗温燥伤肺。

（10）甘草

甘草味甘，性平。归心、肺、脾、胃经。具有补脾益气，清热解毒，祛痰止咳，缓急止痛，调和诸药的功效。甘草生品味甘偏凉，长于泻火解毒，化痰止咳。用于痰热咳嗽，咽喉肿痛，痈疽疮毒，食物中毒及药物中毒。如治风邪感冒的三拗汤；治咽喉肿痛的桔梗汤；治脱疽的四妙勇安汤。

炙甘草甘平，以补脾和胃，益气复脉力胜。用于脾胃虚弱，心气不足，脘腹疼痛，筋脉挛急，脉结代。如治脾胃虚弱，神疲食少的四君子丸；治脘腹或四肢拘挛的芍药甘草汤。

（11）黄芪

黄芪味甘，性微温。归肺、脾经。具有补气升阳，固表止汗，利水消肿，生津养血，行滞通痹，托毒排脓，敛疮生肌的功效。黄芪生用长于益卫固表，托毒生肌，利尿退肿。用于卫表不固的自汗或体虚易于感冒，气虚水肿，痈疽不溃或溃久不敛。如治卫气不固的玉屏风散；治汗出恶风的防己黄芪汤；治痈疽肿痛的透脓散。

炙黄芪甘温而偏润，长于益气补中。用于脾肺气虚，食少便溏，气短乏力或兼中气下陷之久泻脱肛，子宫下垂以及气虚不能摄血的便血、崩漏等出血证；也可用于气虚便秘。如治面色萎黄，语声低微，四肢乏力，食少便溏的补气运脾汤；治中气下陷的补中益气汤；治心脾两虚的归脾汤。

（12）升麻

升麻味辛、微甘，性微寒。归肺、脾、胃、大肠经。具有发表透疹，清热解毒，升举阳气的功效。升麻生用升散作用甚强，解表透疹，清热解毒之力胜。用于外感风热头痛，麻疹初起，疹出不畅以及热毒发斑、头痛、牙龈肿痛、疮疡肿毒等多种病证。如治疗麻疹初起或发而不畅的升麻葛根汤；治疗胃火牙痛的清胃散；治大头瘟的普济消毒饮。

升麻蜜炙后辛散作用减弱，升阳作用缓和而较持久，并减少对胃的刺激性。用于中气虚弱的短气乏力，倦怠以及气虚下陷的久泻脱肛，子宫下垂，或气虚不能摄血的崩漏等。如治疗气虚下陷的举元煎。

（13）麻黄

麻黄味辛、微苦，性温。归肺、膀胱经。具有发汗散寒，宣肺平喘，利水消肿的功效。麻黄生用发汗解表和利水消肿力强。用于风寒表实证，风水浮肿，风湿痹痛，阴疽，痰核。如治疗外感风寒，表实无汗的麻黄汤；治风水恶风，面目浮肿的越婢汤；治风寒湿痹的防风汤；治疗阴疽漫肿，痰核结块的阳和汤。

蜜麻黄性温偏润，辛散发汗作用缓和，以宣肺平喘力胜。用于表证较轻，而肺气壅闭，咳嗽气喘较重者。如用于咳嗽气喘，痰多胸满的麻杏石甘汤。

6. 常见药材辅料用量

（1）百部：每 100kg 百部，用炼蜜 12.5kg。

（2）款冬花：每 100kg 款冬花，用炼蜜 25kg。

（3）紫菀：每 100kg 紫菀，用炼蜜 25kg。

（4）白前：每 100kg 白前，用炼蜜 25kg。

（5）枇杷叶：每 100kg 枇杷叶，用炼蜜 20kg。

（6）旋覆花：每 100kg 旋覆花，用炼蜜 25kg。

（7）桑白皮：每 100kg 桑白皮，用炼蜜 25kg。

（8）百合：每 100kg 百合，用炼蜜 5kg。

（9）桑叶：每 100kg 桑叶，用炼蜜 25kg。

（10）甘草：每 100kg 甘草，用炼蜜 25kg。

（11）黄芪：每 100kg 黄芪，用炼蜜 25kg。

（12）升麻：每 100kg 升麻，用炼蜜 25kg。

（13）麻黄：每 100kg 麻黄，用炼蜜 20kg。

四、能力训练

（一）操作条件

1.《中国药典》《中药炮制工》国家职业技能标准、《中药饮片质量标准通则（试行）》。

2. 蜜炙所用药材：百部、款冬花、紫菀、白前、枇杷叶、旋覆花、桑白皮、百合、桑叶、甘草、黄芪、升麻、麻黄。

3. 蜜炙所用工具：炉子、炒药锅、药铲、瓷盆、筛子、温度计、天平、量筒、烧杯、玻璃棒、喷壶、竹匾等。

4. 辅料蜂蜜。

（二）安全及注意事项

1. 根据药物质地不同，采用不同炼蜜量。质地疏松、纤维多的药物用蜜量宜大；质地坚实，黏性较强，油分较多的药物用蜜量宜小。

2. 炼蜜时火力不宜过大，以免溢出锅外或焦化；蜜炙时火力一定要小，以免焦化。炙的时间可稍长，以尽量将水分除去，避免生霉。

3. 当炼蜜不易与药物拌匀时，可加适量开水稀释，同时要严格控制水量（约炼蜜量的 1/3 ～ 1/2），以蜜汁能与药物拌匀而又无剩余的蜜液为宜。加水过少不易拌匀，加量过多则药物过湿，不易炒干，成品容易生霉。

4. 蜜炙药物须凉后密闭贮存，以免吸潮发黏或发酵变质；贮存环境除应通风干燥外，还应置阴凉处，炮制品不宜受日光直接照射。

（三）操作过程

序号	步骤	操作方法及说明	质量标准
1	器具准备	准备炉子、炒药锅、药铲、瓷盆、筛子、温度计、天平、量筒、烧杯、玻璃棒、喷壶、竹圈等炒制工具	器具准备齐全、洁净、摆放合理
2	净制	取药材除去杂质、大小分档	净制操作规范，饮片净度符合《中国药典》2020年版及《中药饮片质量标准通则（试行）》之规定
3	称量与辅料准备	（1）对需蜜炙的药材进行称重 （2）量取相应量的炼蜜 （3）对先拌蜜后炒的药物，先取一定量的炼蜜，加适量开水稀释。如甘草	（1）待炮制品称取要规范 （2）规范量取炼蜜，炼蜜用量一般为每100kg药物，用炼蜜25kg （3）加适量开水稀释后，与药物拌匀，放置闷润。使蜜逐渐渗入药物组织内部
4	预热	用适宜的温度热锅	火力控制适宜，炒药锅的热度达到一定热度（手背略能感觉到有热度）
5	投药	将药材迅速投入已预热的炒锅内	生饮片投放操作规范；投药时间恰当；投药量以占容器容量的1/3～1/2为宜
6	翻炒	文火加热翻炒，使药物均匀受热，炒制药物符合要求的程度	（1）翻炒动作娴熟，操作要规范 （2）先拌蜜后炒的药物，用文火炒至颜色加深、不粘手时，取出摊晾，凉后及时收贮 （3）先炒后加蜜的药物，用文火炒至颜色加深时，再加入一定量的炼蜜，迅速翻动，使蜜与药物拌匀，炒至不粘手。如百合
7	出锅	药物炒到相应标准后，将药物及时转移到适宜容器内	（1）出锅及时、要快；药屑处理规范 （2）药物需取出摊晾，且凉后需及时收贮，存放得当
8	清场	清洁器具、台面、地面及工作环境，及时关闭水、电、煤气等	按规程清洁器具，清理现场；饮片和器具归类放置

【问题情境一】

操作者在对甘草、黄芪进行蜜炙操作时，总是出现打疙瘩成块的现象，试着分析出现该现象原因及处理方法。

因为甘草、黄芪在蜜炙时，必须用先拌蜜后炒药的方法，且拌蜜前，需将炼蜜加适量开水稀释，拌匀，闷润，然后文火翻炒，否则容易打疙瘩成团块。

【问题情境二】

贮藏蜜炙药物时，容易发霉，有哪些解决方法？

蜜炙的时间可稍长，要尽量将水分除去，避免发霉。同时蜜炙药物需凉后密闭贮存于阴凉通风干燥处，以免吸潮发黏或霉变。

（四）学习结果评价

序号	评价内容	评价标准	评价结果（是/否）
1	器具准备	能将所用器具进行清洁 能一次性将器具准备齐全 能将工具合理摆放、不杂乱	
2	净制	能正确进行药材净制，无明显杂质 能对饮片进行大小分档 能合理使用净制器具	
3	称量与辅料准备	能正确使用称量器具 能根据药材重量量取相应的炼蜜 能对先拌蜜后炒的药物所用的炼蜜加适量水稀释，拌润均匀	
4	预热	能正确控制火力，投药时机恰当 能在投药前用合适的判断方法预测锅温	
5	投药	能在投药前，选择合适火力 能正确掌握投药方法，不洒落在操作台或地上	
6	翻炒	能熟练掌握翻炒动作，翻炒均匀 能连续进行炒制，中途不熄火 能在炒制过程中，掌握好炮制火候 能判定不同药物需炒制的程度 能在饮片集中翻炒时，饮片不洒落在台面上或地上	
7	出锅	能将炒制好的饮片及时出锅，动作迅速 能根据不同药材的要求在出锅后摊晾，凉后及时收贮	
8	清场	能将器具彻底清洁，放回原处，摆放整齐 能认真清洁操作台面、地面卫生 能及时关闭煤气罐阀门，若为电磁炉及时切断电源	

五、课后作业

1. 蜜炙药材的目的有哪些？

2. 以小组为单位，在查阅资料、相互讨论的基础上，根据炮制要求分别设计蜜甘草、蜜黄芪的炮制工艺。

实训 C-4-2　能对炮制成品进行质量判定

一、核心概念

蜜香气

指饮片蜜炙后带有甜和芬芳的混合气味。

二、学习目标

1. 能通过眼看的方式正确判断蜜炙饮片性状。

2. 能通过手摸的方式正确判断蜜炙饮片干燥程度。

3. 能通过鼻闻的方式正确判断蜜炙饮片气味。

4. 能通过口尝的方式正确判断蜜炙饮片味道。

三、基本知识

常见饮片生品和炮制品质量要求如下。

（1）百部

生百部呈不规则厚片或不规则条形斜片；表面灰白色、棕黄色，有深纵皱纹；切面灰白色、淡黄棕色或黄白色，角质样；皮部较厚，中柱扁缩。质韧软。气微，味甘、苦。

蜜百部形同百部片，表面棕黄色或褐棕色，略带焦斑，稍有黏性。味甜。

（2）款冬花

生款冬花呈长圆棒状。单生或 2 ～ 3 个基部连生，长 1 ～ 2.5cm，直径 0.5 ～ 1cm。上端较粗，下端渐细或带有短梗，外面被有多数鱼鳞状苞片。苞片外表面紫红色或淡红色，内表面密被白色絮状茸毛。体轻，撕开后可见白色茸毛。气香，味微苦而辛。

蜜款冬花形如款冬花，表面棕黄色或棕褐色，稍带黏性。具蜜香气，味微甜。

（3）紫菀

生紫菀呈不规则的厚片或段。根外表皮紫红色或灰红色，有纵皱纹。切面淡棕色，中心具棕黄色的木心。气微香，味甜，微苦。

蜜紫菀形如紫菀片（段），表面棕褐色或紫棕色。有蜜香气，味甜。

（4）白前

生柳叶白前根茎呈细圆柱形的段，直径 1.5～4mm。表面黄白色或黄棕色，节明显。质脆，断面中空。有时节处簇生纤细的根或根痕，根直径不及 1mm。气微，味微甜。

生芫花叶白前根茎呈细圆柱形的段，表面灰绿色或灰黄色。质较硬。根直径约 1mm。

蜜白前根茎呈细圆柱形的段，直径 1.5～4mm。表面深黄色至黄棕色，节明显。断面中空。有时节处簇生纤细的根或根痕。略有黏性，味甜。

（5）枇杷叶

生枇杷叶呈丝条状。表面灰绿色、黄棕色或红棕色，较光滑。下表面可见茸毛，主脉突出。革质而脆。气微，味微苦。

蜜枇杷叶形如枇杷叶丝，表面黄棕色或红棕色，微显光泽，略带黏性。具蜜香气，味微甜。

（6）旋覆花

生旋覆花呈扁球形或类球形，直径 1～2cm。总苞由多数苞片组成，呈覆瓦状排列，苞片披针形或条形，灰黄色，长 4～11mm；总苞基部有时残留花梗，苞片及花梗表面被白色茸毛，舌状花 1 列，黄色，长约 1cm，多卷曲，常脱落，先端 3 齿裂；管状花多数，棕黄色，长约 5mm，先端 5 齿裂；子房顶端有多数白色冠毛，长 5～6mm。有的可见椭圆形小瘦果。体轻，易散碎。气微，味微苦。

蜜旋覆花形如旋覆花，深黄色。手捻稍粘手。具蜜香气，味甜。

（7）桑白皮

生桑白皮呈丝条状，外表面白色或淡黄白色，有的残留橙黄色或棕黄色鳞片状粗皮；内表面黄白色或灰黄色，有细纵纹。体轻，质韧，纤维性强。气微，味微甘。

蜜桑白皮形如桑白皮，呈不规则的丝条状。表面深黄色或棕黄色，略具光泽，滋润，纤维性强，易纵向撕裂。气微，味甜。

（8）百合

生百合呈长椭圆形，长 2～5cm，宽 1～2cm，中部厚 1.3～4mm，表面黄白色至淡棕黄色，有的微带紫色，有数条纵直平行的白色维管束。顶端稍尖，基部较宽，边缘薄，微波状，略向内弯曲。质硬而脆，断面较平坦，角质样。气微，味微苦。

蜜百合形如百合，表面棕黄色，偶见黄焦斑，略带黏性，味甜。

（9）桑叶

生桑叶为不规则的破碎叶片。叶片边缘可见锯齿或钝锯齿，有的有不规则分裂。上表面黄绿色或浅黄棕色；下表面颜色稍浅，叶脉突出，小脉网状，脉上被疏毛，脉基具簇毛。质脆。气微，味淡、微苦涩。

蜜桑叶形如桑叶，表面暗黄色，微有光泽，略带黏性，味甜。

（10）甘草

生甘草呈类圆形或椭圆形切片。外表皮红棕色或灰棕色，具纵皱纹。切面略显纤维性，中心黄白色，有明显放射状纹理及形成层环。质坚实，具粉性。气微，味甜而特殊。

炙甘草呈类圆形或椭圆形切片。外表皮红棕色或灰棕色，微有光泽。切面黄色至深黄色，形成层环明显，射线放射状。略有黏性。具焦香气，味甜。

（11）黄芪

生黄芪呈类圆形或椭圆形的厚片，外表皮黄白色至淡棕褐色，可见纵皱纹或纵沟。切面皮部黄白色，木部淡黄色，有放射状纹理及裂隙，有的中心偶有枯朽状，黑褐色或呈空洞。气微，味微甜，嚼之有豆腥味。

炙黄芪呈圆形或椭圆形的厚片，直径 0.8 ～ 3.5cm，厚 0.1 ～ 0.4cm，外表皮淡棕黄色或淡棕褐色，略有光泽，可见纵皱纹或纵沟。切面皮部黄白色，木部淡黄色，有放射状纹理和裂隙，有的中心偶有枯朽状，黑褐色或呈空洞。具蜜香气，味甜，略带黏性，嚼之微有豆腥味。

（12）升麻

生升麻为不规则的厚片，厚 2 ～ 4mm。外表面黑褐色或棕褐色，粗糙不平，有的可见须根痕或坚硬的细须根残留，切面黄绿色或淡黄白色，具有网状或放射状纹理。体轻，质硬，纤维性。气微，味微苦而涩。

蜜升麻形如升麻，表面黄棕色或棕褐色，味甜而微苦。

（13）麻黄

生麻黄呈圆柱形的段。表面淡黄绿色至黄绿色，粗糙，有细纵脊线，节上有细小鳞叶。切面中心显红黄色。气微香，味涩、微苦。

蜜麻黄形如麻黄段。表面深黄色，微有光泽，略具黏性。有蜜香气，味甜。

四、能力训练

（一）操作条件

1.《中国药典》《中药炮制工》国家职业技能标准、《中药饮片质量标准通则（试行）》。

2. 蜜炙完成的饮片有蜜百部、蜜款冬花、蜜紫菀、蜜白前、蜜枇杷叶、蜜旋覆花、蜜桑白皮、蜜百合、蜜桑叶、蜜甘草、蜜黄芪、蜜升麻、蜜麻黄。

（二）安全及注意事项

1. 口尝一味药后需漱口后方能尝试下一味药，以免串味。对于一些毒性中药，不能轻易口尝，以防中毒。

2. 闻饮片气味时，周围环境需无其他异味。

(三)操作过程

序号	步骤	操作方法及说明	操作要求/标准
1	取样	随机抽取适量炮制完的饮片，摊凉，筛去药屑，置于水平桌面的白纸上	抽样的随机化原则
2	眼看	(1)观察饮片性状，主要包括形状，表面和内部的颜色，焦斑，大小，断面 (2)对比炮制前后的颜色加深程度	视力正常，观察细致
3	手摸	饮片均已干燥，无蜜液	触觉正常
4	鼻闻	具有蜜香气	嗅觉正常
5	口尝	(1)味甜 (2)味甜，嚼之微有豆腥味，如黄芪	味觉正常
6	残次品	(1)蜜炙药材未炒干，可重新用文火炒干 (2)蜜炙翻炒时，出现严重焦炭化、气味不达标时，需报送主管领导，等待处理结果	(1)符合蜜炙炮制规范 (2)及时上报炭化、气味不达标饮片
7	收贮	将符合成品质量标准的所有饮片收贮到固定容器内，以备包装人员接收	无遗漏、无浪费

【问题情境一】

　　某炮制工人在蜜炙 1kg 百合后，放置贮存一段时间发现有霉变现象出现。试分析其原因并提出解决方案。

　　因蜜炙药材在贮存时容易发生霉变现象，所以蜜炙药材时间可稍长，尽量将水分除去，避免发霉。同时蜜炙药材须放凉后密闭贮存，以免吸潮发黏或发酵变质；贮存的环境除应通风干燥外，还应置阴凉处，不宜受日光直接照射。

【问题情境二】

　　某炮制工人在炮制完 1kg 款冬花后，用手去摸，发现一些蜜款冬花存在黏腻感，试分析其原因并提出解决方案。

　　出现饮片黏腻的原因可能是炮制翻炒时不充分，使药物没有均匀受热，炒制或翻炒时间过短，药材未炒干；或者是炼蜜没有用水稀释，使蜜过于黏稠，与药材没有拌匀。只需炒制时充分翻炒，直至药材炒干；或将炼蜜用适量水稀释。

（四）学习结果评价

序号	评价内容	评价标准	评价结果（是 / 否）
1	取样	能对蜜炙成品进行科学取样	
2	眼看	能通过眼看的方式判断蜜炙炮制品的质量	
3	手摸	能通过手摸的方式判断蜜炙炮制品的质量	
4	鼻闻	能通过鼻闻的方式判断蜜炙炮制品的质量	
5	口尝	能通过口尝的方式判断蜜炙炮制品的质量	
6	残次品	能合理处理蜜炙后出现的残次品	
7	收贮	能正确收贮蜜炙的合格品	

五、课后作业

1. 黄芪蜜炙后的化学成分与作用有何改变？
2. 分别比较甘草、黄芪药材蜜炙前后的性状。

项目 C-5

姜炙法

实训 C-5-1　能按照操作规程采用 姜炙法对中药材进行炮制

一、核心概念

姜炙法
将净选或切制后的药物，加入定量的姜汁拌炒的方法。

二、学习目标

1. 能正确使用火力、准确判断火候。
2. 能按要求完成姜炙药材的前处理。
3. 能正确判断不同药物的姜炙程度。
4. 能使用炮制工具完成厚朴、竹茹、草果的姜炙操作。

三、基本知识

1. 姜炙的目的
（1）缓和药物寒性，增强和胃止呕作用。
（2）降低药物的副作用，增强疗效。

2. 适用药物
（1）清热化痰药：姜炙后可增强降逆止呕的功效，如竹茹。
（2）芳香化湿药：姜炙后可缓和其刺激性，并增强宽中和胃止呕的功效，如厚朴。
（3）清热燥湿药：姜炙后可制其过于苦寒之性，免伤脾阳，并增强止呕作用，如黄连。

3. 姜汁的制备方法
姜汁的制备方法有捣汁、煮汁两种方法。
（1）捣汁（榨汁）
将生姜洗净切碎，置于适宜的容器内，捣烂，加适量水，压榨取汁。残渣再加水共捣，压榨取汁，如此反复两三次，合并姜汁，备用。

（2）煮汁（煎汁）

取净生姜片，置锅内，加适量水煎煮，过滤，残渣再加水煮，过滤，合并两次滤液，适当浓缩，备用。

4. 操作方法

姜汁炒：将净药物与一定量的姜汁拌匀，闷润。待姜汁被药物吸尽后，用文火加热，炒至规定的程度时，取出，晾凉。或将药物与一定量的姜汁拌匀，待姜汁被药物吸尽后，干燥。如厚朴、竹茹、草果等药材。

一般每 100kg 净药物，用生姜 10kg。若无生姜，可用干姜煎汁，用量约为生姜的 1/3。

5. 常见药材姜炙的炮制作用

（1）厚朴

厚朴味苦、辛，性温。归脾、胃、肺、大肠经。具有燥湿消痰，下气除满的功效。生厚朴味辛辣，对咽喉有刺激性，一般不用。

厚朴姜炙后能消除对喉咙的刺激性，增强宽中和胃作用。用于湿阻气滞，脘腹胀痛或呕吐泻痢，积滞便秘，痰饮喘咳，梅核气。如治疗湿阻中焦的平胃散；治疗积滞便秘，腹中胀闷的厚朴三物汤。

（2）竹茹

竹茹味甘，性微寒。归肺、胃、心、胆经。具有清热化痰，除烦，止呕的功效。竹茹生用长于清热化痰、除烦。用于痰热咳嗽或胆火挟痰，痰火内扰，心烦不安，如治疗胆虚，痰热内扰所致虚烦不眠或惊悸不安、癫痫等证的温胆汤。

姜炙竹茹可增强降逆止呕作用。用于胃热呕吐，呃逆。如治疗因吐利后胃虚有热，呃逆的橘皮竹茹汤。

（3）草果

草果味辛，性温。归脾、胃经。具有燥湿温中，截疟除痰功效。草果仁生用性味辛温燥烈，长于燥湿散寒，除痰截疟。用于疟疾，寒湿困脾。如治疗疟疾数发不止，体壮痰湿偏盛，舌苔白腻，并有祛痰作用的七宝饮。

草果仁姜炙后可缓和燥烈之性，长于温中止呕。用于寒湿阻滞脾胃，脘腹胀痛，呕吐。如治疗寒湿中阻，寒多热少，手足厥冷，遍身浮肿，心腹冷痛的草果饮。

6. 常见药材辅料用量

（1）厚朴：每 100kg 厚朴，用生姜 10kg。

（2）竹茹：每 100kg 竹茹，用生姜 10kg。

（3）草果：每 100kg 草果，用生姜 10kg。

四、能力训练

（一）操作条件

1.《中国药典》《中药炮制工》国家职业技能标准、《中药饮片质量标准通则

（试行）》。

2. 姜炙所用药材：厚朴、竹茹、草果。

3. 姜炙所用工具：炉子、炒药锅、药铲、瓷盆、筛子、温度计、天平、榨汁机、量筒、竹匾等。

4. 辅料：姜科植物鲜姜的根茎捣碎榨取的汁，或用干姜加适量水煎煮去渣而得到的黄白色液体。

（二）安全及注意事项

1. 药物姜炙前要净选和大小分档。

2. 制备姜汁时要控制水量，一般所得姜汁与生姜比例以1：1为宜。

3. 姜汁不宜长时间存放，用多少制备多少，避免发霉变质。

4. 药物与姜汁拌匀后，需充分闷润，待姜汁完全被吸尽后再文火炒干，否则达不到姜炙的目的。

5. 炮制品充分放凉后筛去药屑，及时包装。

6. 姜炙的器具、设备一药一清理，避免混药。

7. 水电安全、消防安全。

（三）操作过程

序号	步骤	操作方法及说明	质量标准
1	器具准备	准备炉子、炒药锅、药铲、瓷盆、筛子、温度计、天平、榨汁机、量筒、竹匾等炒制工具	器具准备齐全、洁净、摆放合理
2	净制	取药材除去杂质、大小分档	净制操作规范，饮片净度符合《中国药典》2020年版及《中药饮片质量标准通则（试行）》之规定
3	称量与辅料准备	（1）对需姜炙的药材进行称重（2）量取相应量的姜汁	（1）待炮制品称取要规范（2）规范量取姜汁，一般按每100kg药物，用生姜10kg；若用干姜煎汁，用量约为生姜的1/3
4	预热	用适宜的温度热锅	火力控制适宜，炒药锅的热度达到一定热度（手背略能感觉到有热度）
5	投药	将药材迅速投入已预热的炒锅内	生饮片投放操作规范；投药时间恰当；投药量以占容器容量的1/3～1/2为宜
6	翻炒	文火加热翻炒，使药物均匀受热，炒制药物符合要求的程度	（1）翻炒动作娴熟，操作要规范（2）先拌姜汁后炒的药物需用文火炒干
7	出锅	药物炒到相应标准后，将药物及时转移到适宜容器内	（1）出锅及时、要快；药屑处理规范（2）将药物取出晾凉，干燥，炮制品存放得当
8	清场	清洁器具、台面、地面及工作环境，及时关闭水、电、煤气等	按规程清洁器具，清理现场；饮片和器具归类放置

【问题情境一】

操作者在对药物进行姜炙操作时，出现霉变现象，试着分析出现该现象的原因及处理方法？

因为一般姜炙的辅料是用姜科植物鲜姜制备的，长时间存放容易发霉变质，所以我们在制备姜汁时需用多少就制备多少，不长时间存放姜汁，避免发霉。

【问题情境二】

拌润药物后，姜汁剩余过多，试着分析原因？

拌润药物时未充分拌匀，药材与姜汁无法充分接触，使药材未充分吸收姜汁；未按照一般每100kg药物，用生姜10kg的原则，或姜汁制备时加入的水较多，使姜汁的量过多。

（四）学习结果评价

序号	评价内容	评价标准	评价结果（是/否）
1	器具准备	能将所用器具进行清洁 能一次性将器具准备齐全 能将工具合理摆放、不杂乱	
2	净制	能正确进行药材净制，无明显杂质 能对饮片进行大小分档 能合理使用净制器具	
3	称量与辅料准备	能正确使用称量器具 能根据药材重量量取相应的姜汁 能对先拌姜汁后炒的药物，拌润均匀	
4	预热	能正确控制火力，投药时机恰当 能在投药前用合适的判断方法预测锅温	
5	投药	能在投药前，选择合适火力 能正确掌握投药方法，不洒落在操作台或地上	
6	翻炒	能熟练掌握翻炒动作，翻炒均匀 能连续进行炒制，中途不熄火 能在炒制过程中，掌握好炮制火候 能判定不同药物需炒制的程度 能在饮片集中翻炒时，饮片不洒落在台面上或地上	

序号	评价内容	评价标准	评价结果（是/否）
7	出锅	能将炒制好的饮片及时出锅，动作迅速 能根据不同药材的要求在出锅后及时摊开晾凉或晾干，凉后及时收贮	
8	清场	能将器具彻底清洁，放回原处，摆放整齐 能认真清洁操作台面、地面卫生 能及时关闭煤气罐阀门，若是电磁炉及时切断电源	

五、课后作业

1. 姜炙药材的目的有哪些？

2. 以小组为单位，在查阅资料、相互讨论的基础上，根据炮制要求分别设计姜竹茹、姜草果的炮制工艺。

实训 C-5-2　能对炮制成品进行质量判定

一、核心概念

姜香气

指饮片姜炙后带有辛辣和芬芳的混合气味。

二、学习目标

1. 能通过眼看的方式正确判断姜炙饮片性状。

2. 能通过手摸的方式正确判断姜炙饮片干燥程度。

3. 能通过鼻闻的方式正确判断姜炙饮片气味。

4. 能通过口尝的方式正确判断姜炙饮片味道。

三、基本知识

常见饮片生品和炮制品质量要求如下。

（1）厚朴

生厚朴呈弯曲的丝条状或单、双卷筒状。外表面灰褐色，有时可见椭圆形皮孔或纵皱纹。内表面紫棕色或深紫褐色，较平滑，具细密纵纹，划之显油痕。切面颗粒性，有油性，有的可见小亮星。气香，味辛辣、微苦。

姜厚朴形如厚朴丝，表面灰褐色，偶见焦斑。略有姜辣气。

（2）竹茹

生竹茹为卷曲成团的不规则丝条或呈长条形薄片状。宽窄厚薄不等，浅绿色、黄绿色或黄白色。纤维性，体轻松，质柔韧，有弹性。气微，味淡。

姜竹茹形如竹茹，表面黄色。微有姜香气。

（3）草果

生草果仁呈圆锥状多面体，直径约 5mm；表面棕色至红棕色，有的可见外被残留灰白色膜质的假种皮。种脊为一条纵沟，尖端有凹状的种脐。胚乳灰白色至黄白色。有特异香气，味辛、微苦。

姜草果仁形如草果仁，棕褐色，偶见焦斑。有特异香气，味辛辣、微苦。

四、能力训练

（一）操作条件

1.《中国药典》《中药炮制工》国家职业技能标准、《中药饮片质量标准通则（试行）》。

2.姜炙完成的饮片有姜厚朴、姜竹茹、姜草果。

（二）安全及注意事项

1.口尝一味药后需漱口后方能尝试下一味药，以免串味。对于一些毒性中药，不能轻易口尝，以防中毒。

2.闻饮片气味时，周围环境需无其他异味。

（三）操作过程

序号	步骤	操作方法及说明	操作要求 / 标准
1	取样	随机抽取适量炮制完的饮片，摊凉，筛去药屑，置于水平桌面的白纸上	抽样的随机化原则
2	眼看	（1）观察饮片性状，主要包括形状，表面和内部的颜色，焦斑，大小，断面 （2）对比炮制前后的颜色加深程度	视力正常，观察细致
3	手摸	饮片均已干燥，无姜汁	触觉正常
4	鼻闻	具有姜香气	嗅觉正常
5	口尝	味辛辣	味觉正常
6	残次品	（1）姜炙药材未炒干，可重新用文火炒干 （2）姜炙药材姜汁未吸尽，可继续煮，直至姜汁基本吸尽 （2）姜炙翻炒时，出现严重焦炭化、气味不达标时，需报送主管领导，等待处理结果	（1）符合姜炙炮制规范 （2）及时上报炭化、气味不达标饮片
7	收贮	将符合成品质量标准的所有饮片收贮到固定容器内，以备包装人员接收	无遗漏、无浪费

【问题情境一】

某炮制工人在姜炙 1kg 厚朴后，发现姜厚朴除了有姜辣气，还带有一点香甜味和黏性。试分析其原因并提出解决方案。

出现其他味道的原因可能是炮制前没有将炒锅、量筒清洗干净，将之前蜜炙过的物料停留在炒锅内，导致姜厚朴出现了蜜的甜味和黏性。只需要在炮制药材前后，清洁炮制用具就不会出现类似问题。

【问题情境二】

某炮制工人在炮制完 1kg 竹茹后，用手去摸，发现一些姜竹茹存在湿润感，试分析其原因并提出解决方案。

出现饮片湿润的原因可能是炮制翻炒时不充分，使药物没有均匀受热炒制或翻炒时间过短，药材未炒干。只需炒制时充分翻炒，直至药材炒干。

（四）学习结果评价

序号	评价内容	评价标准	评价结果（是/否）
1	取样	能对姜炙成品进行科学取样	
2	眼看	能通过眼看的方式判断姜炙炮制品的质量	
3	手摸	能通过手摸的方式判断姜炙炮制品的质量	
4	鼻闻	能通过鼻闻的方式判断姜炙炮制品的质量	
5	口尝	能通过口尝的方式判断姜炙炮制品的质量	
6	残次品	能合理处理姜炙炮制后出现的残次品	
7	收贮	能正确收贮姜炙的合格品	

五、课后作业

1. 厚朴与姜厚朴的功效与应用有何不同？
2. 辅料姜汁的制备、用量对所炮制药材的影响有哪些？

项目 C-6

油炙法

实训 C-6-1　能按照操作规程采用油炙法对中药材进行炮制

一、核心概念

油炙法

将净选或切制后的药物，与一定量的食用油脂共同加热处理的方法，称为油炙法。油炙法又称酥炙法。

二、学习目标

1. 能按要求完成油炙药材的前处理。
2. 能使用炮制工具完成淫羊藿、蛤蚧、三七的油炙操作。
3. 能正确使用火力、准确判断火候。

三、基本知识

1. 油炙的目的

（1）增强疗效，如淫羊藿。

（2）利于粉碎，如三七。

2. 常见药材油炙的炮制作用

（1）淫羊藿

淫羊藿味甘、辛，性温。具有补肾阳，强筋骨，祛风湿的功效。生用以祛风湿，强筋骨力胜。常用于风湿痹痛，肢体麻木，筋骨痿软。

羊脂油甘热，能温散寒邪，补肾助阳。羊脂油炙淫羊藿能增强温肾助阳作用。

（2）蛤蚧

蛤蚧味咸，性平。归肺、肾经。具有补肺益肾，纳气定喘，助阳益精的功效。蛤蚧生品以补肺益精，纳气定喘见长，常用于肺虚咳嗽或肾虚作喘。

蛤蚧酥制后易粉碎，腥气减少，其功效和蛤蚧生品功用相同。

（3）三七

三七味甘、微苦，性温。归肝、胃经。具有散瘀止血，消肿定痛的功效。三七生品以止血化瘀、消肿定痛之力偏胜，止血而不留瘀，化瘀而不会导致出血。常用于各种血证及跌打损伤，瘀滞肿痛。一般入汤剂，可用生三七打碎与其他药物共煎，三七粉多吞服或外敷用于创伤出血。

三七油炙后，止血化瘀作用较弱，以滋补力胜，可用于身体虚弱，气血不足。

3. 炮制火力与辅料用量

油炒，锅内加热用文火炒；油炸，等油至沸腾时，倾入药物，用文火炸；油脂涂酥烘烤用无烟火。

油炒淫羊藿时每100kg淫羊藿，用羊脂油（炼油）20kg；油脂涂酥蛤蚧时，需反复操作直至酥脆为度；三七油炸时最少从锅底算起倒入 3 ～ 3.5cm 油。

四、能力训练

（一）操作条件

1.《中国药典》《中药炮制工》国家职业技能标准、《中药饮片质量标准通则（试行）》。

2. 油炙所用净药材，如淫羊藿、三七、蛤蚧。

3. 油炙工具：炉子、炒药锅、药铲、瓷盆、筛子、电子秤、切药刀、漏勺、量筒、烧杯等。

4. 辅料：羊脂油、麻油、食用油。

（二）安全及注意事项

1. 大小分档。药物在油炙前应大小分档，以便分别炮制，保证质量。

2. 油炒应控制炒制温度，防止炒焦。

3. 油炸药物温度不宜过高，否则易将药物炸焦，导致药效降低或失效。

4. 油脂涂酥药物时，需反复操作直至酥脆为度。

5. 油炙的器具、设备一药一清理，避免混药。

6. 水电安全、消防安全。

（三）操作过程

序号	步骤	操作方法及说明	质量标准
1	器具准备	准备炉子、炒药锅、药铲、瓷盆、筛子、电子秤、切药刀、漏勺、量筒、烧杯等油炙工具	器具准备齐全、洁净、摆放合理

序号	步骤	操作方法及说明	质量标准
2	净制	取原药材,除去杂质、大小分档	饮片净度符合《中国药典》2020年版或《中药饮片质量标准通则(试行)》之规定
3	称量	使用电子秤,称取适量需要油炙的药材	称量精确到十分之一,若需辅料,投规定比例称取
4	油炙	(1)油炒,如淫羊藿,先将羊脂切碎,置锅内加热,炼油去渣,然后取药材与羊脂油拌匀,用文火炒 (2)油炸,取植物油,倒入锅内加热,至沸腾时,倾入药物,用文火炸至一定程度 (3)油脂涂酥烘烤,将动物骨类锯成短节,放炉火上烤热,用酥油涂布,加热烘烤,待酥油透入骨内后,再涂再烤,如此反复操作	(1)翻炒动作娴熟,操作要快、要勤 (2)翻炒时要求每次下铲都要露锅底 (3)油炙时,饮片不散落 (4)注意控制火力、温度和时间,以免药物焦化,产生焦味
5	出料	油炙到规定程度,关闭火源,取出药材置于瓷盆中,放凉	(1)油炒直至油被吸尽、药物表面呈油亮时 (2)油炸直至表面棕黄色 (3)油脂涂酥烘烤直至骨质酥脆
6	清场	清洁油炙器具、台面、地面及工作环境,及时关闭水、电、煤气等,并做好相关记录	按规程清洁器具,清理现场;饮片和器具归类放置

【问题情境一】

某炮制工人炮制1kg三七时,油大量飞溅,试分析其原因并提出解决方案。

出现油飞溅的原因,油温通常在150～200℃,远高于水的沸点。当常温的水进入油锅后会先往下沉,然后迅速沸腾变为水蒸气,水蒸气又将热油带出,造成油星四溅的尴尬局面。

解决方案:锅铲烧干再放油,如果是油里有水的时候,等锅里的温度降下来,再倒入油并盖上锅盖,以防油溅烫伤;控干三七表面的水分。

【问题情境二】

某炮制工人用油脂涂酥烘烤蛤蚧后，发现其颜色与原来无甚差异，且质地不脆。试分析其原因并提出解决方案。

原因是油脂未渗入蛤蚧内里，反复涂酥烘烤时间不够。

解决方案：用酥油涂布，加热烘烤，待酥油透入药内后，再涂再烤，如此反复操作，直至药物酥脆为止。

（四）学习结果评价

序号	评价内容	评价标准	评价结果（是/否）
1	器具准备	能将所用器具进行清洁 能一次性将器具准备齐全 能将工具合理摆放、不杂乱	
2	净制	能正确进行药材净制，无明显杂质 能对饮片进行大小分档 能合理使用净制器具	
3	称量	能正确使用称量器具	
4	油炙	能正确控制火力，油炙时长恰当	
5	出料	能及时出料，动作迅速，饮片不洒落在台面上或地上	
6	清场	能将油炙器具彻底清洁，放回原处，摆放整齐 能认真清洁操作台面、地面卫生 能及时关闭煤气罐阀门、电源	

五、课后作业

1. 查阅资料，简述三七的规格等级划分。
2. 以小组为单位，根据炮制规范进行淫羊藿的油炙。

实训 C-6-2　能对炮制成品进行质量判定

一、核心概念

羊脂油

为牛科动物山羊等的脂肪经低温熬炼而成，主要成分为油脂，皂化值192～195，含饱和与不饱和的脂肪酸等。

二、学习目标

1. 能通过眼看的方式正确判断油炙饮片性状。
2. 能通过鼻闻的方式正确判断油炙饮片气味。
3. 能通过手摸的方式正确判断油炙饮片质地。
4. 能通过口尝的方式正确判断油炙饮片味道。

三、基本知识

常见饮片生品和炮制质量要求如下。

（1）淫羊藿

生淫羊藿呈丝片状。上表面绿色、黄绿色或浅黄色，下表面灰绿色，网脉明显，中脉及细脉凸出，边缘具黄色刺毛状细锯齿。近革质。气微，味微苦。

炙淫羊藿形如淫羊藿丝。表面浅黄色显油亮光泽。微有羊脂油气。

（2）蛤蚧

生蛤蚧呈不规则的片状小块。表面灰黑色或银灰色，有棕黄色的斑点及鳞甲脱落的痕迹。切面黄白色或灰黄色，脊椎骨和肋骨突起。气腥，味微咸。

油酥蛤蚧色稍黄，质较脆，具香酥气。

（3）三七

生三七呈圆锥形或圆柱形。表面灰褐色或灰黄色，有断续的纵皱纹和支根痕。顶端有茎痕，周围有瘤状突起。体重，质坚实，断面灰绿色、黄绿色或灰白色，木部微呈放射状排列。气微，味苦回甜。生三七粉呈灰黄色的粉末。气微，味苦回甜。

熟三七粉呈浅黄色粉末，略有油气，味微苦。熟三七片为类圆形薄片，表面棕黄色，角质样，有光泽，质坚硬，易折断，气微，味苦回甜。

四、能力训练

（一）操作条件

1.《中国药典》《中药炮制工》国家职业技能标准、《中药饮片质量标准通则（试行）》。

2. 常见油炙饮片：炙淫羊藿、油蛤蚧、熟三七。

（二）安全及注意事项

1. 口尝一味药后需漱口后方能尝试下一味药，以免串味。

2. 闻饮片气味时，周围环境需无其他异味。

(三) 操作过程

序号	步骤	操作方法及说明	操作要求 / 标准
1	取样	随机抽取适量炮制完的饮片，摊凉，置于水平桌面的白纸上	抽样的随机化原则
2	眼看	(1) 观察饮片性状，主要包括形状，表面和内部的颜色，大小，断面 (2) 对比炮制前后的颜色加深程度	视力正常，观察细致
3	鼻闻	(1) 有羊脂油气，如淫羊藿 (2) 具香酥气，如蛤蚧 (3) 气微，如三七	嗅觉正常
4	手摸 / 手掰	质脆，如蛤蚧、三七	触觉正常
5	口尝	(1) 味微苦，如淫羊藿、熟三七粉 (2) 味苦回甜，如熟三七片	味觉正常
6	残次品	火力过大、温度过高或时间过长致使药物焦化，产生焦味，需报送主管领导，等待处理结果	(1) 符合油炙炮制规范 (2) 及时上报焦化饮片
7	收贮	将符合成品质量标准的所有饮片收贮到固定容器内，以备包装人员接收	无遗漏、无浪费

【问题情境一】

某炮制工人油炸 1kg 三七时，起泡沫，试分析其原因并提出解决方案。

油炸起沫的原因可能是炸东西的油被反复使用；炸东西的油温不够；油很脏，使用过的油里面有很多杂质；劣质油，里面混杂着不同的油，沸点不一。

解决方案：换新油，去除油中过高的水分，去除油中杂质，控干药材水分或控制好油温。

【问题情境二】

某炮制工人炮制 1kg 淫羊藿时，烧焦，试分析其原因并提出解决方案。

淫羊藿烧焦可能是因为翻炒动作慢或者是火候太大。

解决方案：淫羊藿与羊脂油拌匀后，加快翻炒频率，用文火炒至油被吸尽，药物表面呈油亮时，摊开，放凉即可。

（四）学习结果评价

序号	评价内容	评价标准	评价结果（是 / 否）
1	取样	能对油炙成品进行科学取样	
2	眼看	能通过眼看的方式判断油炙炮制品的质量	
3	鼻闻	能通过鼻闻的方式判断油炙炮制品的质量	
4	手摸	能通过手摸的方式判断油炙炮制品的质量	
5	口尝	能通过口尝的方式判断油炙炮制品的质量	
6	残次品	能合理处理油炙后出现的残次品	
7	收贮	能正确收贮油炙合格品	

五、课后作业

1. 炮制前后的淫羊藿其功效、药理作用和性状有什么不同？
2. 请油炙蛤蚧 500g，观察油炙品与生品的性状差异。

模块 D
煅法

项目 D-1

明煅法

实训 D-1-1　能按照操作规程采用明煅法对中药材进行炮制

一、核心概念

1. 净制

将药物直接放于无烟炉火中或适当的耐火容器内煅烧的一种方法。

2. 明煅法

药物煅制时，不隔绝空气的方法称明煅法，又称直火煅法。

二、学习目标

1. 能按照要求完成明煅法煅药材的前处理。

2. 能使用炮制工具完成白矾、硼砂、石膏、花蕊石、钟乳石、龙骨、牡蛎、石决明、瓦楞子、蛤壳、珍珠母、禹余粮、皂矾、青礞石的煅制操作。

3. 能正确控制火力并准确判断火候。

三、基本知识

1. 明煅的目的

（1）使药物质地酥脆，便于制剂和调剂。如花蕊石。

（2）除去结晶水。如白矾、硼砂等。

（3）使药物有效成分易于煎出。如钟乳石、花蕊石等。

（4）改变或缓和药物性能。如石膏、石决明等。

2.适用的药物

适用于矿物类、贝壳类及化石类药物。

3.操作方法

（1）敞锅煅

将药物直接放入煅锅，用武火加热的煅制方法。此法适用于含结晶水的易熔矿物类药，如白矾等。

（2）炉膛煅

将药物直接放于炉火上煅至红透，取出放凉。煅后易碎或煅时爆裂的药物需装入耐火容器或适宜容器内煅透，放凉。本法适用于质地坚硬的矿物药。

（3）平炉煅

将药物置炉膛内，武火加热并用鼓风机吹风促使温度迅速均匀升高。在煅制过程中，可根据要求适当翻动，使药材受热均匀，煅至药材发红或红透（通过观察孔可见炉膛发红或红亮）时停止加热，取出放凉或进一步加工。此法煅制效率较高，适用于大量生产。本法适用范围与炉膛煅相同。

（4）反射炉煅

将燃料投入炉内点燃，并用鼓风机吹旺，然后将燃料口密闭。从投料口投入药材，再将投料口密闭，鼓风燃至指定时间，适当翻动，使药材受热均匀，煅红后停止鼓风，继续保温煅烧，稍后取出放凉或进一步加工。此法煅制效率较高，适用于大量生产。其适用范围与炉膛煅相同。

4.常见药材明煅法的炮制作用

（1）白矾

白矾味酸、涩，性寒。归肺、脾、肝、大肠经。具有外用解毒杀虫，燥湿止痒；内服止血止泻，祛除风痰的功能。外治常用于湿疹，疥癣，脱肛，痔疮，聤耳流脓；内服常用于久泻不止，便血，崩漏，癫痫发狂。

白矾经明煅后，酸寒之性降低，涌吐作用减弱，增强了收湿敛疮，止血化腐的功能。用于湿疹湿疮，脱肛，痔疮，聤耳流脓，阴痒带下，鼻衄齿衄，鼻息肉。

（2）硼砂

硼砂味甘、咸，性凉。归肺、胃经。多生用、外用。外用清热解毒，内服清肺化痰。内服多作含化剂用，用于口舌生疮，目赤，翳障，咽喉肿痛，咳嗽痰稠。

硼砂经明煅后，具有燥湿收敛作用，对局部渗出物容易吸收，同时易研成细粉，避免晶型微粒，因而可消除对敏感部位的刺激性，多用于喉科散药。

（3）石膏

石膏味甘、辛，性大寒。归肺、胃经。具有清热泻火，除烦止渴的功能。常用于外感热病，高热烦渴，肺热喘咳，胃火亢盛，头痛，牙痛。

石膏经明煅后寒性降低，具有收湿，生肌，敛疮，止血的作用。外治溃疡不敛，湿疹瘙痒，水火烫伤，外伤出血。

（4）花蕊石

花蕊石味酸、涩，性平。归肝经。具有化瘀止血的功能。常用于咯血，吐血，外伤出血，跌扑伤痛。花蕊石经明煅后，质地疏松，易于粉碎，且能缓和酸涩之性，消除伤脾伐胃的副作用，有利于内服。临床多煅用后制成散剂用。

（5）钟乳石

钟乳石味甘，性温。归肺、肾、胃经。具有温肺，助阳，平喘，制酸，通乳的功能。常用于寒痰咳喘，阳虚冷喘，腰膝冷痛，胃痛泛酸，乳汁不通。

钟乳石经明煅后易于粉碎和煎出有效成分，温肾壮阳作用增强，也可用于消肿毒。

（6）龙骨

龙骨味甘、涩，性平。归心、肝、肾经。具有安神，潜阳，收涩的功能。常用于心悸易惊，失眠多梦，头痛眩晕，自汗，盗汗，遗精，白带，崩漏；外用疮疡久不收口，阴囊湿痒。龙骨经明煅后增强收敛固涩、生肌的作用，用于盗汗，自汗，遗精。

（7）牡蛎

牡蛎味咸，性微寒。归肝、胆、肾经。具有重镇安神，潜阳补阴，软坚散结的功能。常用于惊悸失眠，眩晕耳鸣，瘰疬痰核，癥瘕痞块。

牡蛎经明煅后，易于煎出有效成分，具有收敛固涩，制酸止痛的作用。常用于自汗盗汗，遗精滑精，崩漏带下，胃痛吞酸。

（8）石决明

石决明味咸，性寒。归肝经。具有平肝潜阳，清肝明目的功能。常用于头痛眩晕，目赤翳障，视物昏花，青盲雀目。

石决明经明煅后，质地疏松，便于粉碎，有利于外用涂敷撒布，利于煎出有效成分。且咸寒之性降低，平肝潜阳功能缓和，固涩收敛、明目作用增强。

（9）瓦楞子

瓦楞子味咸，性平。归肺、胃、肝经。具有消痰化瘀，软坚散结，制酸止痛的功能。常用于顽痰胶结，黏稠难咳，瘿瘤，瘰疬，癥瘕痞块，胃痛泛酸。

瓦楞子经明煅后质地酥脆，便于粉碎入药，且制酸止痛功能增强，用于胃痛泛酸。

（10）蛤壳

蛤壳味苦、咸，性寒。归肺、肾、胃经。具有清热化痰，软坚散结，制酸止痛；外用收湿敛疮的功能。常用于痰火咳嗽，胸胁疼痛，痰中带血，瘰疬瘿瘤，胃痛吞酸；外治湿疹，烫伤。

蛤壳经明煅后易于粉碎，化痰制酸作用增强。

（11）珍珠母

珍珠母味咸，性寒。归肝、心经。具有平肝潜阳，安神定惊，明目退翳的功能。常用于头痛眩晕，惊悸失眠，目赤翳障，视物昏花。

珍珠母经明煅后，质松酥脆，易于粉碎。煅后研细吞服，治疗胃酸过多。

（12）禹余粮

禹余粮味甘、涩，性微寒。归胃、大肠经。具有涩肠止泻，收敛止血的功能。常用于久泻久痢，大便出血，崩漏带下。

禹余粮经明煅后质地疏松，便于粉碎入药，易于煎出有效成分，增强收敛作用。用于久泻不止，赤白带下。

（13）皂矾

皂矾味酸，性凉。归肝、脾经。具有解毒燥湿，杀虫补血功能。常用于黄肿胀满，疳积久痢，肠风便血，血虚萎黄，湿疮疥癣，喉痹口疮。皂矾一般不内服，多作外用洗涂剂，偏于燥湿止痒杀虫。用于湿疹，疥癣，疮毒。

皂矾经明煅后多内服，煅后失水变枯，不溶于水，降低了致吐的副作用，增强了燥湿止痒的作用。

（14）青礞石

青礞石味甘、咸，性平。归肺、心、肝经。具有坠痰下气，平肝镇惊的功能。常用于顽痰胶结，咳逆喘急，癫痫发狂，烦躁胸闷，惊风抽搐。

青礞石经明煅后质地酥松，便于粉碎加工，易于煎出有效成分。

5. 炮制火力

明煅法所用的火力均为武火（150～220℃）。

四、能力训练

（一）操作条件

1.《中国药典》《中药炮制工》国家职业技能标准、《中药饮片质量标准通则（试行）》。

2. 明煅法所用净药材，如白矾、硼砂、石膏、牡蛎、青礞石、珍珠母、蛤壳等。

3. 煅制工具：煅锅炉（敞锅、炉膛、平炉、反射炉）、煅药容器（陶罐）、药钳、瓷盆、电子秤、燃料等。

（二）安全及注意事项

1. 需煅制的药物应大小分档，分别煅制，以免生熟不匀。

2. 煅制过程中宜一次煅透，中途不得停火，以免出现夹生现象。

3. 煅制温度、时间应适度，根据药材性质而定。如主含云母类、石棉类、石英类矿物药，煅时温度应高，时间应长。主含硫化物类和硫酸盐类药物，煅时温度不一定太高，时间需稍长，以使结晶水挥发彻底和达到理化性质应有的变化。

4. 有些药物在煅烧时产生爆溅，可在容器上加盖（不密闭），以防爆溅伤人。

5. 煅锅炉（敞锅、炉膛、平炉、反射炉）、煅药容器等设备温度较高，注意防止烫伤。

6.注意水电安全、消防安全。

（三）操作过程

序号	炮制步骤	炮制方法及说明	质量标准
1	器具准备	煅锅炉（炉膛）、煅药容器（陶罐）、药钳、瓷盆、电子秤、燃料等煅制器具	器具准备齐全，摆放合理，确保洁净
2	净制	（1）取原药材，除去杂质，碾碎、捣碎或敲成小块 （2）大小分档	饮片净度符合2020版《中国药典》或《中药饮片质量标准通则（试行）》的规定
3	称量	使用电子秤称量所需煅制的药材，备用	称量精确到十分之一
4	煅制	（1）取净药材，置于煅烧容器内。或直接将药材置于锅内。或置于无烟炉火上 （2）取燃料置于炉膛内，点火燃烧 （3）全程武火加热 （4）待各个所煅药材煅制一定程度。如： a.白矾煅制膨胀松泡呈白色蜂窝状固体，完全干燥时 b.硼砂煅制鼓起小泡呈雪白酥松块状 c.石膏、花蕊石、钟乳石、龙齿、龙骨、禹余粮、青礞石煅制红透 d.牡蛎、瓦楞子、蛤壳、珍珠母煅制酥脆 e.石决明煅制灰白色或青灰色，易碎时 f.皂矾煅制汁尽、红透	（1）在煅制过程中不得停火，煅白矾时不得搅拌 （2）主含云母类、石棉类、石英类矿物药，煅时温度应高，时间应长。主含硫化物类和硫酸盐类药物，煅时温度不一定太高，时间需稍长，以使结晶水挥发彻底和达到理化性质应有的变化 （3）有些药物在煅烧时产生爆溅，可在容器上加盖（不密闭），以防爆溅伤人 （4）在煅制过程中，可用鼓风机吹旺燃料 （5）煅制过程保证火力
5	出料	待稍凉后，将罐内药物倒出于瓷盆，放凉后碾碎、捣碎或研成细粉	（1）锅炉或容器温度过高，出料时可用湿毛巾或手套协助 （2）各个药材务必煅制至规定标准后停火
6	清场	（1）清洁相关煅制器具、台面、地面等 （2）关闭水、火、电、煤气等设备	（1）器具、台面、地面干净无明显污渍 （2）所用物品整齐归类

【问题情境一】

炮制操作者在对白矾进行传统煅制时，燃料准备不足，中途火被熄灭，后继续加燃料燃烧，操作者又担心白矾会煅焦，使用锅铲将白矾搅拌均匀，后发现煅制的白矾呈焦黄色，且放凉后出现"僵块"现象。试分析造成此现象的原因。

造成煅制白矾成品呈焦黄色，有"僵块"现象是由于在煅制过程中操作者搅拌了白矾。在煅制白矾时应一次性煅透，中途不得停火，不能搅拌，因为搅拌过后表面温度下降，结晶水不易除去，内热不断积蓄，传热性能降低，局部温度过高，导致白矾呈焦黄色，放凉后出现"僵块"现象。

【问题情境二】

炮制操作者所煅制的石决明成品质地不够酥脆，颜色无明显变化，且部分大块的石决明内部依然有彩色光泽。试分析该操作者在煅制时可能存在什么问题？

该操作者在煅制之前可能没有进行大小分档；煅制时温度、时间可能不够导致成品出现以上问题，应在煅制前大小分档，煅制温度要高、时间要长，不确定有没煅制好时可用钳子钳些许出来判断是否符合要求。

（四）学习结果评价

序号	评价内容	评价标准	评价结果（是/否）
1	器具准备	能将煅制所用器具准备齐全，并保证干净无明显污渍 能按操作便利情况将器具进行合理摆放	
2	净制	能按要求除去药材杂质，干燥，并碾碎或捣碎 能将药材进行大小分档	
3	称量	能正确使用电子秤	
4	煅制	能正确使用煅锅炉 能正确控制火候 能一次性煅制到位，中途不停火	
5	出料	能顺利熄灭火源或关掉煅锅炉开关 能保护好自己将全部药物迅速倒出或盛出	
6	清场	能及时断电或关闭煤气罐阀门 能将所用器具全部清洁，置于原处 能认真清洁操作台面、地面、实训室卫生	

五、课后作业

1. 简述明煅的目的及炮制作用。
2. 能按照操作方法及过程对白矾、牡蛎进行煅制。

实训 D-1-2　能对炮制成品进行质量判定

一、核心概念

酥松
指煅制后的饮片表面富有孔隙或空洞，不紧密，易松散，手捻易碎。

二、学习目标

1. 能通过眼看的方式正确判断明煅饮片性状。
2. 能通过鼻闻的方式正确判断明煅饮片气味。
3. 能通过口尝的方式正确判断明煅饮片味道。
4. 能通过手捻的方式正确判断明煅饮片质地。

三、基本知识

常见饮片生品和炮制品质量要求如下。

（1）白矾

白矾呈不规则的块状或粒状。无色或淡黄白色，透明或半透明。表面略平滑或凹凸不平，具细密纵棱，有玻璃样光泽。质硬而脆。气微，味酸、微甘而极涩。

枯矾呈不规则的块状、颗粒或粉末。白色或淡黄白色，无玻璃样光泽。不规则的块状表面粗糙，凹凸不平或呈蜂窝状。体轻，质疏松而脆，手捻易碎，有颗粒感。气微，味微甘而极涩。

（2）硼砂

硼砂呈不规则块状或粉末。无色透明或白色半透明，有玻璃样光泽。体重，易破碎，有风化性，无臭，味甜略带咸。

煅硼砂呈粉末状。白色，不透明，无光泽。体轻，质地酥松。无臭，味咸、微苦。

（3）石膏

生石膏呈纤维状的集合体，呈长块状、板块状或不规则块状。白色、灰白色或淡黄色，有的半透明。体重，质软，纵断面具绢丝样光泽。气微，味淡。

煅石膏呈白色的粉末或酥松块状物，表面透出微红色的光泽，不透明。体较轻，质软，易碎，捏之成粉。气微，味淡。

（4）花蕊石

花蕊石呈粒状和致密块状的集合体，呈不规则的块状，具棱角，而不锋利。白色或浅灰白色，其中夹有点状或条状的蛇纹石，呈浅绿色或淡黄色，习称"彩晕"，对光观察有闪星状光泽。体重，质硬，不易破碎。气微，味淡。

煅花蕊石呈不规则碎粒或粉末状，灰褐色，无光泽，质酥，易碎。无臭，味淡。

（5）钟乳石

钟乳石呈钟乳状集合体，略呈圆锥形或圆柱形。表面白色、灰白色或棕黄色，粗糙，凹凸不平。体重，质硬，断面较平整，白色至浅灰白色，对光观察具闪星状的亮光，近中心常有一圆孔，圆孔周围有多数浅橙黄色同心环层。气微，味微咸。

煅钟乳石呈灰白色不规则块状，质地酥脆，光泽消失。

（6）龙骨

生龙骨呈不规则的碎块，表面类白色、灰白色、黄白色或浅淡棕色。质硬脆，具吸湿性，有黏舌感。气微，味淡。

煅龙骨呈灰白色或灰褐色。质轻，酥脆易碎，表面显粉性，吸湿力强。

（7）牡蛎

生牡蛎呈不规则的碎块。白色。质硬，断面层状。气微，味微咸。

煅牡蛎呈不规则碎块或粗粉，灰白色，质酥脆，断面层状。

（8）石决明

生石决明呈不规则的碎块。灰白色，有珍珠样彩色光泽。质坚硬。气微，味微咸。

煅石决明呈不规则的小碎块或粗粉，灰白色无光泽，质酥脆。

（9）瓦楞子

生瓦楞子呈不规则碎块或粉末。类白色、灰白色至灰黄色。较大碎块外表可见放射状肋条，有的可见棕褐色茸毛。气微，味淡。

煅瓦楞子呈粉末状。灰白色，光泽消失。质地酥松。

（10）蛤壳

生蛤壳呈不规则碎片。碎片外面黄褐色或棕红色，可见同心生长纹。内面白色。质坚硬。断面有层纹。气微，味淡。

煅蛤壳呈不规则碎片或粗粉。灰白色，碎片外面有时可见同心生长纹。质酥脆，断面有层纹，气微，味微咸。

（11）珍珠母

三角帆蚌略呈不等边四角形。壳面生长轮呈同心环状排列。后背缘向上突起，形成大的三角形帆状后翼。壳内面外套痕明显；前闭壳肌痕呈卵圆形，后闭壳肌痕略呈三角形。左右壳均具两枚拟主齿，左壳具两枚长条形侧齿，右壳具一枚长条形侧齿；具光泽。质坚硬。气微腥，味淡。

褶纹冠蚌呈不等边三角形。后背缘向上伸展成大形的冠。壳内面外套痕略明显；前闭壳肌痕大呈楔形，后闭壳肌痕呈不规则卵圆形，在后侧齿下方有与壳面相应的纵肋和凹沟。左、右壳均具一枚短而略粗后侧齿和一枚细弱的前侧齿，均无拟主齿。

马氏珍珠贝呈斜四方形，后耳大，前耳小，背缘平直，腹缘圆，生长线极细密，成片状。闭壳肌痕大，长圆形。具一凸起的长形主齿。

煅珍珠母呈不规则碎块或粉状，青灰色，"珠光"少见或消失。质松酥脆，易碎。

（12）禹余粮

禹余粮呈不规则的碎粒或粉末。表面红棕色、灰棕色或浅棕色，多凹凸不平或附有黄色粉末。断面多显深棕色与淡棕色或浅黄色相间的层纹，各层硬度不同，质松部分指甲可划动。体重，质硬。气微，味淡，嚼之无砂粒感。

煅禹余粮层间色泽分明不同，呈铁黑色处失去光泽，表面粉性消失。质较酥脆，轻砸即碎，基本不染指。

（13）皂矾

皂矾呈不规则碎块。浅绿色或黄绿色，半透明，具光泽，表面不平坦。质硬脆，断面具玻璃样光泽。有铁锈气，味先涩后微甜。

煅皂矾呈粉末状，绛红色，不透明，光泽消失。无臭，味涩。

（14）青礞石

青礞石呈鳞片状、不规则碎块状或颗粒，碎块直径 0.5～2cm，厚 0.5～1cm，无明显棱角。褐黑色、绿褐色或灰绿色，具玻璃样光泽。碎块断面呈较明显层片状。质软，易碎，气微，味淡。

煅青礞石形如青礞石，质地酥脆，光泽消失。

四、能力训练

（一）操作条件

1.《中国药典》《中药炮制工》国家职业技能标准、《中药饮片质量标准通则（试行）》。

2. 常见明煅饮片：煅白矾、煅硼砂、煅石膏、煅花蕊石、煅钟乳石、煅龙骨、煅牡蛎、煅石决明、煅瓦楞子、煅蛤壳、煅珍珠母、煅禹余粮、煅皂矾、煅青礞石。

（二）安全及注意事项

1. 口尝一味药后需漱口后方能尝试下一味药，以免串味。

2. 闻饮片气味时，周围环境需无其他异味。

3. 手捻判断饮片质地时，确保饮片冷却，以免烫伤。

（三）操作过程

序号	步骤	操作方法及说明	操作要求/标准
1	取样	随机抽取适量炮制完的饮片，摊凉，置于水平桌面的白纸上	抽取的样品有代表性
2	眼看	（1）观察饮片性状，主要包括形状，表面和内部的颜色，孔隙，光泽，断面 （2）对比炮制前后的颜色加深程度	视力正常，观察细致
3	鼻闻	炮制前后无明显差异（另：皂矾具铁锈气）	嗅觉正常
4	口尝	味淡（如煅石膏、煅花蕊石、煅龙骨、煅瓦楞子、煅珍珠母、煅禹余粮、煅青礞石）；味微甘而极涩（如白矾）；味咸、微苦（如煅硼砂）；味微咸（如煅钟乳石、煅牡蛎、煅石决明、煅蛤壳）；味涩（如皂矾）	味觉正常
5	手捻	质地酥松，或脆，或轻等	触觉正常
6	残次品	（1）明煅程度不够的饮片，可挑选出来后，重新炮制加工 （2）煅制后如有灰化量较大时，需报送主管领导，等待处理结果	明煅炮制操作规范。及时上报灰化饮片
7	收贮	将符合成品质量标准的饮片，经包装后，及时贮藏	饮片包装规范

【问题情境一】

某炮制工人煅制了1kg生石膏，出锅后发现成品中有0.75kg断面还有少许绢丝样光泽，敲击不易碎，试分析原因及解决办法。

该炮制工人在炮制石膏之前可能没有大小分档；煅制过程中没有使用武火；煅制时间不够，出锅过早。

在煅制之前应大小分档，煅制过程全程武火，容器内的石膏全部煅制至红透后，用钳子夹少许饮片观察石膏的颜色呈白色，不透明，并且无绢丝样光泽后方可停火冷却出锅。

【问题情境二】

某炮制车间正在煅制一批生牡蛎，车间主管巡查时发现有较多残次品，试分析原因及解决办法。

首先可能是炮制工人在煅制生牡蛎时因煅的程度不够，导致质量不合格，对于该种情况，应挑出残次品重新煅制。其次，可能是炮制工人在煅制生牡蛎时，煅制时间过长未及时出锅，导致牡蛎大量灰化，针对该种情况，应及时上报主管领导，并且严格要求工人规范操作，不能擅自离岗，把握好煅制时间。

（四）学习结果评价

序号	评价内容	评价标准	评价结果（是 / 否）
1	取样	能对炮制成品进行科学取样	
2	眼看	能通过眼看的方式判断明煅炮制品的质量	
3	鼻闻	能通过鼻闻的方式判断明煅炮制品的质量	
4	口尝	能通过口尝的方式判断明煅炮制品的质量	
5	手捻	能通过手捻的方式判断明煅炮制品的质量	
6	残次品	能合理处理明煅炮制后出现的残次品	
7	收贮	能正确贮藏炮制合格品	

五、课后作业

1. 简述白矾与枯矾的质量要求有何不同？

2. 尝试用明煅法煅制 1kg 石决明，参考成品质量，判断自己所煅制的石决明是否符合质量要求？

项目 D-2

煅淬法

实训 D-2-1　能按照操作规程采用
煅淬法对中药材进行炮制

一、核心概念

1. 煅淬法

药物在高温有氧条件下煅烧至红透后，立即投入规定的液体辅料中骤然冷却的方法称为煅淬法。

2. 淬液

是指药物经煅后需要骤然冷却用到的液体辅料。常用的有醋、酒、药汁等。

二、学习目标

1. 能按照要求完成煅淬法煅药材的前处理。
2. 能使用炮制工具完成自然铜、赭石、磁石、紫石英、炉甘石的煅制操作。
3. 能正确控制火力并准确判断火候。

三、基本知识

1. 煅淬的目的

（1）使药物质地酥脆，易于粉碎，利于有效成分煎出。如赭石、磁石。

（2）改变药物的理化性质，减少副作用，增强疗效。如自然铜。

（3）清除药物中夹杂的杂质，洁净药物。如炉甘石。

2. 煅淬法适用的药物

适用于质地坚硬，经过高温仍不能酥松的矿物药，以及临床上因特殊需要而必须煅淬的药物。

3. 常见药材煅淬法的炮制作用

（1）自然铜

自然铜味辛，性平。归肝经。具有散瘀止痛，续筋接骨的功能。常用于跌打损伤，筋骨折伤，瘀肿疼痛。本品多煅制用，经煅淬后，使质地酥脆，便于粉碎加工，利于煎出有效成分，可增强散瘀止痛作用。多用于跌打肿痛，筋骨折伤，如自然铜散。

（2）赭石

赭石味苦，性寒。归肝、心、肺、胃经。具有平肝潜阳，重镇降逆，凉血止血的功能。常用于眩晕耳鸣，呕吐，噫气，呃逆，喘息，吐血，衄血，崩漏下血。经煅淬后，使质地酥脆，易于粉碎和煎出有效成分，且降低了苦寒之性，增强了平肝止血作用。用于吐血，衄血及崩漏下血。

（3）磁石

磁石味咸，性寒。归肝、心、肾经。具有镇惊安神，平肝潜阳，聪耳明目，纳气平喘的功能。常用于惊悸失眠，头晕目眩，视物昏花，耳鸣耳聋，肾虚气喘。生磁石偏于镇惊安神，平肝潜阳。经煅淬后，使质地酥脆，易于粉碎和煎出有效成分，且聪耳明目、纳气平喘功能增强，缓和了重镇安神功能。用于耳鸣，耳聋，视物昏花，白内障，肾虚气喘，遗精等。

（4）紫石英

紫石英味甘，性温。归肾、心、肺经。具有温肾暖宫，镇心安神，温肺平喘的功能。常用于肾阳亏虚，宫冷不孕，惊悸不安，失眠多梦，虚寒咳喘。生紫石英偏于镇心安神，用于心悸易惊，失眠多梦。经煅淬后，使质地酥脆，易于粉碎和煎出有效成分，且温肾暖宫、温肺平喘作用增强，多用于肺虚寒咳，宫冷不孕等。

（5）炉甘石

炉甘石味甘，性平。归肝、脾经。具有解毒明目退翳，收湿止痒敛疮的功能。常用于目赤肿痛，睑弦赤烂，翳膜遮睛，胬肉攀睛，溃疡不敛，脓水淋漓，湿疮瘙痒。炉甘石一般不生用，也不内服，多作外敷剂使用。经煅淬水飞后，质地纯洁细腻，适宜于眼科及外敷用，消除了由于颗粒较粗而造成的对敏感部位的刺激性。采用黄连及三黄汤煅淬或拌制，可增强清热明目、敛疮收湿的功效。用于目赤肿痛，眼缘赤烂，溃疡不敛，脓水淋漓，湿疮，皮肤瘙痒。

4. 炮制火力与辅料用量

自然铜、赭石、磁石、紫石英煅淬时均使用武火加热（150～220℃），醋淬时一般每 100kg 紫石英，用醋 30kg。

炉甘石煅淬时使用武火加热，煅至红透，取出，立即倒入水中浸淬，搅拌，倾取上层水中混悬液，残渣继续煅淬 3～4 次，至不能混悬为度，合并混悬液，静置，待澄清后倾去上层清水，干燥。其中，黄连汤制炉甘石一般每 100kg 煅炉甘石细粉，用黄连 12.5kg；三黄汤制炉甘石一般每 100kg 煅炉甘石细粉，用黄连、黄芩、黄柏各 12.5kg。

四、能力训练

（一）操作条件

1.《中国药典》《中药炮制工》国家职业技能标准、《中药饮片质量标准通则（试行）》。

2.煅淬法所净药材，如自然铜、赭石、磁石、紫石英、炉甘石等。

3.煅制工具：煅锅炉、煅药容器（陶罐）、药钳、瓷盆、电子秤、燃料等。

4.辅料：淬液，如醋、药汁等。

（二）安全及注意事项

1.有些药物在煅烧时产生爆溅，可在容器上加盖（不密闭），以防爆溅伤人。

2.煅淬要反复进行几次，以使液体辅料吸尽、药物全部酥脆为度，避免生熟不均。

3.所用淬液种类和用量由各药物的性质和煅淬目的要求而定。

4.煅锅炉、煅药容器等设备温度较高，注意防止烫伤。

5.注意水电安全、消防安全。

（三）操作过程

序号	炮制步骤	炮制方法及说明	质量标准
1	器具准备	煅锅炉（炉膛）、煅药容器（陶罐）、药钳、瓷盆、电子秤、燃料等煅制器具	器具准备齐全，摆放合理，确保洁净
2	净制	（1）取原药材，除去杂质，碾碎、捣碎或敲成小块 （2）大小分档	饮片净度符合2020版《中国药典》或《中药饮片质量标准通则（试行）》的规定
3	称量	（1）使用电子秤称量所需煅制的药材，备用 （2）使用量杯量取相应比例的淬液，备用	称量精确到十分之一
4	煅制	（1）取净药材，置于煅烧容器内。或直接将药材置于锅内。或置于无烟炉火上 （2）取燃料置于炉膛内，点火燃烧 （3）全程武火加热 （4）待各个所煅药材煅制一定程度，取出。如： a.自然铜煅至暗红；	（1）在煅制过程中不得停火 （2）主含云母类、石棉类、石英类矿物药，煅时温度应高，时间应长。主含硫化物类和硫酸盐类药物，煅时温度不一定太高，时间需稍长，以使结晶水挥发彻底和达到理化性质应有的变化

序号	炮制步骤	炮制方法及说明	质量标准
4	煅制	b.赭石、磁石、紫石英、炉甘石煅至红透	（3）有些药物在煅烧时产生爆溅，可在容器上加盖（不密闭），以防爆溅伤人 （4）在煅制过程中，可用鼓风机吹旺燃料 （5）煅制过程保证火力
5	淬制	（1）将煅制好的药物（自然铜、赭石、磁石、紫石英）立刻投入对应淬液（米醋）中淬制，待冷后取出，继续反复煅烧醋淬，直至煅淬药物的性状达到标准状态或淬液用尽，取出摊开放凉，干燥碾碎 （2）将煅制好的炉甘石立刻投入冷水中浸淬，搅拌，取上层水中混悬液，残渣继续煅淬3～4次直至不能混悬为度，合并，静置，待澄清后倾取上层清水，干燥	（1）锅炉或容器温度过高，出料时可用湿毛巾或手套协助 （2）各个药材务必煅制至规定标准后停火 （3）煅淬要反复进行几次，以使液体辅料吸尽、药物全部酥脆为度
6	清场	（1）清洁相关煅淬器具、台面、地面等 （2）关闭水、火、电、煤气等设备	（1）器具、台面、地面干净无明显污渍 （2）所用物品整齐归类

【问题情境一】

炮制操作者在对紫石英进行煅淬时，为了使其充分吸收米醋，第一次煅烧后投入米醋中静置半小时，取出再次煅烧后投入米醋中静置1小时，取出后干燥发现成品呈白色碎块状，与质量标准不符。试分析造成此现象的原因。

造成煅紫石英成品呈白色，是由于在淬制过程中自然铜浸泡在醋液中的时间较久，没有及时取出，从而影响成品质量。

【问题情境二】

炮制操作者在煅制100g自然铜时，采用马弗炉将温度调至200℃煅烧，发现煅至暗红状态用时较久，用大约10ml的米醋进行一次淬制后，煅自然铜颜色与生品比较变化不大，且质地不够酥脆，部分自然铜依然有金属光泽。试分析该操作者在煅淬时可能存在什么问题？

该操作者在煅制之前可能没有进行大小分档；煅制时温度不够高，可以尝试调高温度；操作者所用淬液量少，应该量取30ml左右的米醋，使其反复煅淬，直到煅自然铜成品呈黑色，无金属光泽，质地酥脆。

（四）学习结果评价

序号	评价内容	评价标准	评价结果（是/否）
1	器具准备	能将煅制所用器具准备齐全，并保证干净无明显污渍 能按操作便利情况将器具进行合理摆放	
2	净制	能按要求除去药材杂质，干燥，并碾碎或捣碎 能将药材进行大小分档	
3	称量	能正确使用电子秤 能正确量取所需淬液	
4	煅制	能正确使用煅锅炉 能正确控制火候 能一次性煅制到位，中途不停火	
5	淬制	能顺利熄灭火源或关掉煅锅炉开关 能保护好自己将全部药物迅速倒出或盛出 能迅速、趁热将煅烧后的药物投入淬液中 能反复多次进行淬制，直至质地酥脆	
6	清场	能及时断电或关闭煤气罐阀门 能将所用器具全部清洁，置于原处 能认真清洁操作台面、地面、实训室卫生	

五、课后作业

1. 简述煅淬的目的及炮制作用。
2. 能按照操作方法及过程对自然铜、磁石进行煅淬。

实训 D-2-2　能对炮制成品进行质量判定

一、核心概念

钉头
指药材表面有圆形乳头状的突起，称为"钉头"。

二、学习目标

1. 能通过眼看的方式正确判断煅淬饮片性状。
2. 能通过鼻闻的方式正确判断煅淬饮片气味。

3. 能通过口尝的方式正确判断煅淬饮片味道。

4. 能通过手捻的方式正确判断煅淬饮片质地。

三、基本知识

常见饮片生品和炮制品质量要求如下。

（1）自然铜

生自然铜晶形多为立方体，集合体呈致密块状。表面亮淡黄色，有金属光泽；有的黄棕色或棕褐色，无金属光泽。具条纹，条痕绿黑色或棕红色。体重，质坚硬或稍脆，易砸碎，断面黄白色，有金属光泽；或断面棕褐色，可见银白色亮星。

煅自然铜呈小立方体或不规则的碎粒或粉末状，呈棕褐色至黑褐色或灰黑色，无金属光泽。质酥脆。略有醋酸气。

（2）赭石

生赭石呈鲕状、豆状、肾状集合体，多呈不规则的扁平块状。暗棕红色或灰黑色，条痕樱红色或红棕色，有的有金属光泽。一面有钉头；另一面与突起相对应处有同样大小的凹窝。体重，质硬，砸碎后断面显层叠状。气微，味淡。

煅赭石呈无定型粉末或成团粉末，暗褐色或紫褐色，光泽消失。质地酥脆，略带醋气。

（3）磁石

生磁石呈不规则的碎块。灰黑色或褐色，条痕黑色，具金属光泽。质坚硬。具磁性。有土腥气，味淡。

煅磁石呈不规则的碎块或颗粒。表面黑色。质硬而酥。无磁性。有醋香气。

（4）紫石英

生紫石英呈不规则碎块。紫色或绿色，半透明至透明，有玻璃样光泽。气微，味淡。

煅紫石英呈不规则碎块或粉末。表面黄白色、棕色或紫色，无光泽。质酥脆。有醋香气，味淡。

（5）炉甘石

生炉甘石呈块状集合体，呈不规则的块状。灰白色或淡红色，表面粉性，无光泽，凹凸不平，多孔，似蜂窝状。体轻，易碎。气微，味微涩。

煅炉甘石呈白色、淡黄色或粉红色的粉末；体轻，质松软而细腻光滑。气微，味微涩。

四、能力训练

（一）操作条件

1.《中国药典》《中药炮制工》国家职业技能标准、《中药饮片质量标准通则（试行）》。

2. 常见煅淬饮片：煅自然铜、煅赭石、煅磁石、煅紫石英、煅炉甘石。

（二）安全及注意事项

1. 口尝一味药后需漱口后方能尝试下一味药，以免串味。
2. 闻饮片气味时，周围环境需无其他异味。
3. 在饮片煅完投入到液体辅料中时，速度要快，切忌用手直接取药，以免烫伤。
4. 手捻判断饮片质地时，确保饮片冷却，以免烫伤。

（三）操作过程

序号	步骤	操作方法及说明	操作要求/标准
1	取样	随机抽取适量炮制完的饮片，摊凉，置于水平桌面的白纸上	抽取的样品有代表性
2	眼看	（1）观察饮片性状，主要包括形状，表面和内部的颜色，孔隙，光泽，断面 （2）对比炮制前后的颜色加深程度	视力正常，观察细致
3	鼻闻	略带醋香气	嗅觉正常
4	口尝	大多味淡，部分略带酸涩味	味觉正常
5	手捻	质地酥松，或脆，或轻等	触觉正常
6	残次品	煅淬程度不够的饮片，可挑选出来后，重新炮制加工	煅淬炮制操作规范
7	收贮	将符合成品质量标准的饮片，经包装后，及时贮藏	饮片包装规范

【问题情境一】

　　某炮制车间一名实习工人煅淬了 1kg 自然铜，发现成品颜色呈棕红色，质重不脆，无明显气味，试分析实习工人在操作中可能存在的问题？

　　首先该实习工人在操作中可能没有进行反复煅淬；其次，煅淬所用淬液（醋）的用量不够，1kg 自然铜应保证醋液在 0.3kg 左右，确保醋液被全部吸尽，也可适当增加醋液用量以确保成品质量。

【问题情境二】

　　某炮制车间一名实习工人煅淬了 1kg 炉甘石，发现成品表面带有微量具珍珠光泽的白色粉末，鼻闻微带醋酸气味，手摸表面略带粗糙，判定这批成品为不合格品。试分析成品不合格的原因？

成品不合格的原因可能是这名实习工人在煅制炉甘石时，所用的淬液为醋液。该淬液能与炉甘石主要成分碳酸锌发生化学反应，产生醋酸锌，该物质具有珍珠样光泽，微带醋酸气味。

（四）学习结果评价

序号	评价内容	评价标准	评价结果（是/否）
1	取样	能对炮制成品进行科学取样	
2	眼看	能通过眼看的方式判断煅淬炮制品的质量	
3	鼻闻	能通过鼻闻的方式判断煅淬炮制品的质量	
4	口尝	能通过口尝的方式判断煅淬炮制品的质量	
5	手捻	能通过手捻的方式判断煅淬炮制品的质量	
6	残次品	能合理处理煅淬炮制后出现的残次品	
7	收贮	能正确贮藏煅淬炮制合格品	

五、课后作业

1. 简述磁石与煅磁石的质量要求有何不同？

2. 尝试按照操作步骤用煅淬法煅制 1kg 炉甘石，参考成品质量要求，判断自己所煅淬的炉甘石是否符合质量要求？

项目 D-3

闷煅法

实训 D-3-1 能按照操作规程采用闷煅法对中药材进行炮制

一、核心概念

闷煅法

药物煅制时，在隔绝空气、高温缺氧条件下对原料一次加热至规定程度，使原料煅烧成炭的方法。又称扣锅煅、密闭煅、暗煅。

二、学习目标

1.能按照要求完成闷煅法煅药材的前处理。

2.能使用炮制工具完成血余炭、灯心草、棕榈、荷叶、蜂房、莲房、干漆的煅制操作。

3.能正确控制火力并准确判断火候。

三、基本知识

1.闷煅的目的

（1）改变药物性能，产生新的疗效，增强止血作用。如血余炭、棕榈炭等。

（2）降低毒性。如干漆、蜂房等。

2.闷煅法适用的药物

适用于质地特别轻泡或特别坚硬的药物、炒炭易灰化或有特殊需要的药物。

3.常见药材闷煅法的炮制作用

（1）血余炭

血余炭味苦，性平。归肝、胃经。具有收敛止血，化瘀，利尿的功能。用于吐血，咯血，衄血，血淋，尿血，便血，崩漏，外伤出血，小便不利。生品不入药，煅炭后方具有止血作用。

（2）灯心草

灯心草味甘、淡，性微寒。归心、肺、小肠经。具有清心火，利小便的功能。用于心烦失眠，尿少涩痛，口舌生疮。闷煅后具有凉血止血、清热敛疮的功效；外用治咽痹、乳蛾、阴疳。

（3）棕榈

棕榈味苦、涩，性平。归肺、肝、大肠经。具有收敛止血的功能。用于吐血，衄血，尿血，便血，崩漏。生棕榈不入药，经煅后具有止血的作用。

（4）荷叶

荷叶味苦，性平。归肝、脾、胃经。具有清暑化湿，升发清阳，凉血止血的功能。用于暑热烦渴，暑湿泄泻，脾虚泄泻，血热吐衄，便血崩漏。荷叶炭收涩化瘀止血力增强，用于多种出血证和产后血晕。

（5）蜂房

蜂房味甘，性平。归胃经。具有攻毒杀虫，祛风止痛的功能。用于疮疡肿毒，乳痈，瘰疬，皮肤顽癣，鹅掌风，牙痛，风湿痹痛。蜂房可内服，亦可外用，多用其炮制品。煅后可增强疗效，利于制剂。

（6）莲房

莲房味苦、涩，性温。归肝经。具有化瘀止血的功能。用于崩漏，尿血，痔疮出血，产后瘀阻，恶露不尽。生品化瘀之力偏胜，止血力较弱；制炭后收涩力增强。

（7）干漆

干漆味辛，性温。有毒。归肝、脾经。具有破瘀通经，消积杀虫的功能。用于瘀血经闭，癥瘕积聚，虫积腹痛。生干漆辛温有毒，伤营血，损脾胃，不宜生用；煅后降低了其毒性和刺激性。

四、能力训练

（一）操作条件

1.《中国药典》《中药炮制工》国家职业技能标准、《中药饮片质量标准通则（试行）》。

2. 密封所需要的黄土、盐水、白纸条或大米等。

3. 闷煅法所用净药材，如血余、灯心草、棕榈、荷叶、蜂房、莲房、干漆等。

4. 煅制工具：煅锅炉、煅药容器（阳城罐）、药钳、瓷盆、电子秤、燃料等。

（二）安全及注意事项

1. 药材或饮片装量宜占锅容积的 1/3 ～ 1/2，不宜放过多或过紧，以免煅制不透。

2. 煅制过程中应及时用盐泥封堵漏气处，防止空气进入，导致药物燃烧灰化而得不到炭制品。

3.煅制温度、时间应适度，根据药材性质而定。判断药物是否煅透，除观察米和纸的颜色变化外，可用滴水于扣锅底即沸的方法观察火候。

4.药物煅透后放冷，开锅取药，以免遇空气后药物复燃灰化。

5.煅锅炉、煅药容器等设备温度较高，注意防止烫伤。

6.注意水电安全、消防安全。

（三）操作过程

序号	炮制步骤	炮制方法及说明	质量标准
1	器具准备	煅锅炉（炉膛）、煅药容器（阳城罐）、药钳、瓷盆、电子秤、燃料等煅制器具	器具准备齐全，摆放合理，确保洁净
2	材料准备	（1）取原药材，除去杂质，洗净，切段或切丝，干燥 （2）黄土加适量盐水搅拌成泥，备用 （3）原药材大小分档	饮片净度符合2020版《中国药典》或《中药饮片质量标准通则（试行）》的规定
3	称量	使用电子秤称量所需煅制的药材，备用	称量精确到十分之一
4	煅制	（1）取净药材，置于煅烧容器内，或直接将药材置于锅内，上盖锅盖 （2）两锅接缝处先用湿纸封一圈，再用盐泥封固 （3）锅盖底部放几粒大米或贴一白纸条，用武火加热	（1）在煅制过程中盖上锅盖，上压重物，防止冲开 （2）在煅制过程中，可用鼓风机吹旺燃料 （3）煅制过程中注意火候变化
5	出料	（1）煅制锅盖底部的大米或白纸条呈焦黄色为度 （2）停火，放冷后，除去盐泥 （3）开启锅盖，取出药材置于瓷盆内	（1）锅炉或容器温度过高，需等停火冷透后除盐泥 （2）各个药材务必煅至规定标准后停火
6	清场	（1）将炮制好的药物置洁净的包装容器内，密封，贮藏 （2）清洁相关炮制具、台面、地面及环境卫生 （3）关闭水、火、电、煤气等设备	（1）器具、台面、地面干净无明显污渍 （2）所用物品整齐归类

【问题情境一】

炮制操作者在对干漆进行传统煅制时，成品出料时，发现有部分药材未炭化。试分析造成此现象的原因。

该操作者在煅制放料时锅内装量过满，超锅容积1/2，在煅制过程中受热不匀，导致产生原药材未煅透现象。

【问题情境二】

炮制操作者所煅制的血余炭成品有部分灰化，试分析该操作者在煅制时可能存在什么问题？

该操作者在煅制过程中未及时用盐泥堵封漏气处，使氧气进入锅内导致部分药材燃烧，从而使部分药材未完全炭化。

（四）学习结果评价

序号	评价内容	评价标准	评价结果（是／否）
1	器具准备	能将煅制所用器具准备齐全，并保证干净无明显污渍 能按操作便利情况将器具进行合理摆放	
2	材料准备	能按要求除去药材杂质，洗净，干燥 能将药材进行大小分档 能正确搅拌盐泥	
3	称量	能正确使用电子秤	
4	煅制	能正确使用煅锅炉 能正确控制火候 能一次性煅制到位，中途不停火	
5	出料	能顺利熄灭火源或关掉煅锅炉开关 能保护好自己将全部药物迅速倒出或盛出	
6	清场	能及时断电或关闭煤气罐阀门 能将所用器具全部清洁，置于原处 能认真清洁操作台面、地面、实训室卫生	

五、课后作业

1. 简述闷煅的目的及炮制作用。
2. 能按照操作方法及过程对灯心草进行煅制。

实训 D-3-2　能对炮制成品进行质量判定

一、核心概念

煅炭

将需要闷煅的药物进行相应炮制，操作中应注意药材的质地、药性和炮制目的的不同要求，采用不同加热火力和加热时间。该法为制炭法中的"煅炭"。

二、学习目标

1. 能通过眼看的方式正确判断闷煅饮片性状。
2. 能通过鼻闻的方式正确判断闷煅饮片气味。
3. 能通过口尝的方式正确判断闷煅饮片味道。
4. 能通过手捏的方式正确判断闷煅饮片质地。

三、基本知识

常见饮片生品和炮制品质量要求如下。

（1）棕榈

棕榈呈长条板状，一端较窄而厚，另端较宽而稍薄，大小不等。表面红棕色，粗糙，有纵直皱纹；一面有明显的凸出纤维，纤维的两侧着生多数棕色茸毛。质硬而韧，不易折断，断面纤维性。气微，味淡。

棕榈炭呈不规则块状，大小不一。表面黑褐色至黑色，有光泽，有纵直条纹；触之有黑色炭粉。内部焦黄色，纤维性。略具焦香气，味苦涩。

（2）干漆

干漆呈不规则块状，黑褐色或棕褐色，表面粗糙，有蜂窝状细小孔洞或呈颗粒状。质坚硬，不易折断，断面不平坦。具特殊臭气。

干漆炭形如干漆，表面棕褐色至黑色，粗糙，呈蜂窝状或颗粒状。质松脆，断面有空隙。微具特殊臭气。

（3）荷叶

荷叶呈不规则的丝状。上表面深绿色或黄绿色，较粗糙；下表面淡灰棕色，较光滑，叶脉明显突起。质脆，易破碎。稍有清香气，味微苦。

荷叶炭呈不规则的片状，表面棕褐色或黑褐色。气焦香，味涩。

（4）血余炭

血余炭呈不规则块状，乌黑光亮，有多数细孔。体轻，质脆。用火烧之有焦发臭气，味苦。

（5）灯心草

灯心草呈段状，2～5cm。体轻，质软，断面白色。气微，味淡。

灯心草炭呈细圆柱形的段。表面黑色。体轻，质松脆，易碎。气微，味微涩。

四、能力训练

（一）操作条件

1.《中国药典》《中药炮制工》国家职业技能标准、《中药饮片质量标准通则（试行）》。

2. 闷煅的饮片，如棕榈炭、干漆炭、荷叶炭、血余炭、灯心草炭等。

（二）安全及注意事项

1. 口尝或手捏闷煅的饮片时注意饮片内部温度，以免烫伤。
2. 鼻闻饮片气味时，周围环境需无其他异味。

（三）操作过程

序号	步骤	操作方法及说明	操作要求／标准
1	取样	随机抽取适量炮制完的饮片，摊凉，置于水平桌面的白纸上	抽取的样品有代表性
2	眼看	（1）观察饮片性状，主要包括形状、表面和断面的颜色、光泽度、质地等 （2）对比炮制前后的颜色变化程度	视力正常，观察细致
3	鼻闻	多具有焦香气（但干漆炭具特殊臭气；血余炭具焦臭气）	嗅觉正常
4	口尝	味多苦、涩	味觉正常
5	手捏	质轻，易碎	触觉正常
6	残次品	（1）闷煅未完全炭化的部分可以重新炮制 （2）闷煅后完全灰化的部分需报送主管领导，等待处理结果	（1）闷煅炮制操作规范 （2）及时上报灰化饮片的量，等待处理结果
7	收贮	将符合成品质量标准的饮片，经包装后，及时贮藏	饮片包装规范

【问题情境一】

　　某炮制工人用闷煅法煅制荷叶，成品中有部分略显叶脉，颜色青黑色，分析是何原因？

　　这名工人在操作中可能未将文火转为武火，整个煅制过程火候不够，也有可能煅制时间太短，导致炭化未完全，成品叶脉留存，颜色留青。

【问题情境二】

　　某实习生在炮制棕榈炭后，对其质量进行判定时发现有一半成品都成了黑色粉末，且不具焦香气，分析是何原因？

　　这名实习生在煅烧棕榈生品过程中可能未及时用湿泥堵封锅缝，使空气进入锅内，导致部分药材燃烧灰化；或在煅透后未放置冷却后再开锅，使药材遇空气后燃烧灰化。

（四）学习结果评价

序号	评价内容	评价标准	评价结果（是/否）
1	取样	能对炮制成品进行科学取样	
2	眼看	能通过眼看的方式判断闷煅炮制品的质量	
3	鼻闻	能通过鼻闻的方式判断闷煅炮制品的质量	
4	口尝	能通过口尝的方式判断闷煅炮制品的质量	
5	手捏	能通过手捏的方式判断闷煅炮制品的质量	
6	残次品	能合理处理闷煅炮制后出现的残次品	
7	收贮	能正确贮藏闷煅炮制合格品	

五、课后作业

1. 棕榈与棕榈炭的功效与应用有何不同？
2. 根据所学内容对炮制好的干漆炭进行质量判定，并写出判定步骤。

模块 E
蒸煮焯法

项目 E-1

蒸法

实训 E-1-1　能按照操作规程采用蒸法对中药材进行炮制

一、核心概念

1. 蒸法

将净选或切制后的药物加辅料或不加辅料置蒸制容器内用水蒸气加热或隔水加热至一定程度的方法称为蒸法。

2. 圆气

药物在蒸制过程中，由于火力较大，使水分大量蒸发，而在蒸器周围出现大量蒸汽的现象。

3. 上水

药物在蒸制过程中，由于连续加热、蒸制时间过长或处理不当，使药物吸水过多、难以干燥的现象。

二、学习目标

1. 能按要求完成蒸制药材的前处理。

2. 能使用炮制工具完成何首乌、黄芩、地黄、黄精、肉苁蓉、人参、天麻、五味子、山茱萸、女贞子、木瓜、桑螵蛸的蒸制操作。

3. 能正确使用火力、准确判断火候。

三、基本知识

1. 蒸制的目的
（1）改变药物性能，扩大用药范围，如地黄等。
（2）减少副作用，如大黄、黄精等。
（3）保存药效，利于贮存，如桑螵蛸、黄芩等。
（4）便于切片，如木瓜、天麻等。
（5）增强疗效，如肉苁蓉等。

2. 蒸制的分类
其中根据加辅料与否分为：不加辅料蒸者称为清蒸法，如人参、天麻、木瓜等。加辅料蒸者为加辅料蒸法，其中有酒蒸，如地黄、黄精、五味子、山茱萸等；黑豆汁蒸，如何首乌等；豆腐蒸，如藤黄等。

按蒸制的方法分为：直接利用流通蒸汽蒸者称为"直接蒸法"；药物在密闭条件下隔水蒸者称"间接蒸法"，又称"炖法"。

3. 常见药材蒸制的炮制作用
（1）何首乌
生何首乌味苦、甘、涩，性微温。归肝、心、肾经。苦泄性平兼发散，具解毒，消肿，截疟，润肠通便的功能。用于疮痈，瘰疬，风疹瘙痒，久疟体虚，肠燥便秘。

黑豆汁拌蒸何首乌后，味转甘厚而性转温，增强了补肝肾、益精血、乌须发、强筋骨、化浊降脂的作用，用于血虚萎黄，眩晕耳鸣，须发早白，腰膝酸软，肢体麻木，崩漏带下，高脂血症。

（2）黄芩
黄芩味苦，性寒。归肺、胆、脾、大肠、小肠经。具有清热燥湿，泻火解毒，止血，安胎的功能。生黄芩清热泻火解毒力强。用于热入气分，湿热黄疸，乳痈发背。

蒸制或沸水煮黄芩的目的在于使酶灭活，保存药效，又使药物软化，便于切片。

（3）地黄
鲜地黄味甘、苦，性寒。归心、肝、肾经。具清热生津，凉血，止血的功能。用于热邪伤阴，舌绛烦渴，发斑发疹，吐血，衄血，咽喉肿痛等。

生地黄味甘，性寒。归心、肝、肾经。为清热凉血之品，具有清热凉血，养阴生津的功能。用于热入营血，温毒发斑，吐血衄血，热病伤阴，舌绛烦渴，津伤便秘，阴虚发热，骨蒸劳热，内热消渴。

蒸制成熟地黄后可使药性由寒转温，味由苦转甜，功能由清转补。具有补血滋阴，益精填髓的功能。用于血虚萎黄，心悸怔忡，月经不调，崩漏下血，肝肾阴虚，腰膝酸软，骨蒸潮热，盗汗遗精，内热消渴，眩晕，耳鸣，须发早白。

（4）黄精

黄精味甘，性平。归脾、肺、肾经。具有补气养阴，健脾，润肺，益肾的功能。生品具麻味，刺人咽喉，一般不直接入药。

蒸制黄精后，增强补脾润肺益肾的功效，并可除去麻味，以免刺激咽喉。用于肺虚燥咳，脾胃虚弱，肾虚精亏。酒能助其药势，使之滋而不腻，更好地发挥补益作用。

（5）肉苁蓉

肉苁蓉味甘、咸，性温。归肾、大肠经。具有补肾阳，益精血，润肠通便的功能。肉苁蓉生品补肾止浊、滑肠通便力强，多用于便秘，白浊。

酒制肉苁蓉后，补肾助阳之力增强。多用于阳痿，腰痛，不孕。

（6）人参

人参味甘、微苦，性微温。归脾、肺、心、肾经。具有大补元气，复脉固脱，补脾益肺，生津养血，安神益智的功效。生晒参偏于补气生津，复脉固脱，补脾益肺。多用于体虚欲脱，肢冷脉微，脾虚食少，肺虚喘咳，津伤口渴，内热消渴，气血亏虚，久病虚羸，惊悸失眠，阳痿宫冷。

人参蒸制得红参，红参味甘、微苦，性温。归脾、肺、心、肾经。具有大补元气，复脉固脱，益气摄血的功能。多用于体虚欲脱，肢冷脉微，气不摄血，崩漏下血者。

（7）天麻

天麻味甘，性平。归肝经。具有息风止痉，平抑肝阳，祛风通络的功能。用于小儿惊风，癫痫抽搐，破伤风，头痛眩晕，手足不遂，肢体麻木，风湿痹痛。

蒸制天麻，主要是为了便于软化切片，同时可破坏酶，保存苷类成分。

（8）五味子

五味子味酸、甘，性温。归肺、心、肾经。具有收敛固涩，益气生津，补肾宁心的功能。生品敛肺止咳为主。用于自汗，盗汗，口干作渴。

醋制五味子后，增强酸涩收敛之性，涩精止泻作用更强。用于梦遗滑精，遗尿尿频，久泻不止。

酒制五味子后，增强益肾固精作用。用于肾虚遗精。

（9）山茱萸

山茱萸味酸、涩，性微温。归肝、肾经。具有补益肝肾，收涩固脱的功能。山茱萸生品敛阴止汗力强，多用于自汗，盗汗，遗精，遗尿。

蒸制山茱萸后，补肾涩精、固精缩尿力胜。

酒制山茱萸后，借酒力温通，助药势，降低其酸性，滋补作用强于清蒸品。多用于头目眩晕，腰部冷痛，阳痿早泄，尿频遗尿。

（10）女贞子

女贞子味甘、苦，性凉。归肝、肾经。具有滋补肝肾，明目乌发的功能。生品以清肝明目，滋阴润燥为主。多用于肝热目眩、阴虚肠燥便秘。

酒制女贞子后，增强补肝肾作用。多用于肝肾阴虚，头晕耳鸣，视物不清，须发早白。

（11）木瓜

木瓜味酸，性温。归肝、脾经。具有舒筋活络，和胃化湿的功能。用于湿痹拘挛、腰膝关节酸重疼痛，暑湿吐泻，转筋挛痛，脚气水肿。

木瓜质地坚硬，水分不易渗入，软化时久泡则损失有效成分。蒸制软化后切片，片形美观，既缩短软化时间，又容易干燥，便于调剂制剂。

（12）桑螵蛸

桑螵蛸味甘、咸，性平。归肝、肾经。具有固精缩尿，补肾助阳的功能。用于遗精滑精，遗尿尿频，小便白浊。生品令人泄泻，临床一般不生用。

桑螵蛸蒸后可消除致泻的副作用，同时经过蒸制，又可杀死虫卵，有利于保存药效。

4.炮制火力与辅料用量

一般先用武火，待"圆气"后改为文火，保持锅内有足够的蒸汽即可。但在非密闭容器内酒蒸时，要先用文火，防止酒很快挥散出去，达不到酒蒸的目的。

黑豆制何首乌时每100kg何首乌，用黑豆10kg；黄精、五味子、山茱萸、女贞子酒蒸时每100kg生品饮片，用黄酒20kg；黄芩酒蒸时每100kg黄芩片，用黄酒10kg；熟地黄酒蒸时每100kg生地黄，用黄酒30～50kg；肉苁蓉酒蒸时每100kg肉苁蓉片，用黄酒30kg；五味子醋蒸时每100kg净五味子，用醋15kg；桑螵蛸蒸制时每100kg净桑螵蛸，用食盐2.5kg。

四、能力训练

（一）操作条件

1.《中国药典》《中药炮制工》国家职业技能标准、《中药饮片质量标准通则（试行）》。

2.蒸制所用净药材，如何首乌、黄芩、地黄、黄精、肉苁蓉、人参、天麻、五味子、山茱萸、女贞子、木瓜、桑螵蛸。

3.蒸制工具：炉子、炒药锅、药铲、瓷盆、筛子、电子秤、蒸锅、蒸笼、烧杯、量筒、切药刀、漏勺等。

4.辅料：酒、醋、黑豆、食盐等。

（二）安全及注意事项

1.须用液体辅料拌蒸的药物应待辅料被吸尽后再蒸制。

2.蒸制过程中要注意火力：一般先用武火，待"圆气"后改为文火，保持锅内有足够的蒸汽即可。但在非密闭容器内酒蒸时，要先用文火，防止酒很快挥散出去，达不到酒蒸的目的。

3. 蒸制时要控制时间：若时间太短则达不到炮制目的；若蒸制过久，则影响药效，有的药物可能"上水"，难于干燥。

4. 须长时间蒸制的药物宜不断添加开水，以免蒸汽中断，特别注意不要将水煮干，影响药物质量。需日夜连续蒸制者应有专人值班，以保安全。

5. 加辅料蒸制完毕后，若容器内有剩余的液体辅料，应拌入药物后再进行干燥。

6. 蒸制的器具、设备一药一清理，避免混药。

7. 水电安全、消防安全。

（三）操作过程

序号	步骤	操作方法及说明	质量标准
1	器具准备	准备炉子、炒药锅、药铲、瓷盆、筛子、电子秤、蒸锅、蒸笼、烧杯、量筒、切药刀、漏勺等蒸制工具	器具准备齐全、洁净、摆放合理
2	净制	取原药材，除去杂质、大小分档	饮片净度符合《中国药典》2020年版或《中药饮片质量标准通则（试行）》之规定
3	称量	使用电子秤，称取适量需要蒸制的药材和辅料	称量精确到十分之一，若需辅料，投规定比例称取
4	材料准备	（1）酒（醋）蒸时，按比例量取一定重量的黄酒（醋），将药材与黄酒（醋）拌匀，密闭静置闷润，待黄酒（醋）被吸尽 （2）何首乌黑豆汁制法，按比例量取药材一定重量的黑豆，黑豆重量为何首乌重量的10%。取黑豆，加水适量，煮约4小时，熬汁约为黑豆量的1.5倍。黑豆渣再加水煮3小时，熬汁与黑豆比例为1∶1，合并两次熬制的黑豆汁，共计约为黑豆量的2.5倍。将所熬制的黑豆汁与何首乌药材拌匀，密闭静置闷润，待黑豆汁被吸尽	（1）拌药时可隔段时间搅拌，以保证药材对辅料吸收更均匀 （2）熬煮过程中注意火候和时间
5	蒸制	取药材置笼屉或适宜的蒸制容器内，先用武火加热，待"圆气"后改用文火加热至规定状态	（1）清蒸取生药材直接置蒸制容器内，药材投入容器内要铺匀 （2）"圆气"后开始计时，蒸制期间定期加水，保证水不被蒸干

序号	步骤	操作方法及说明	质量标准
6	出料	关闭火源、取出，放凉	药材达到规定状态即可出料
7	干燥	（1）晾至六成干，切制，干燥 （2）取出，直接干燥	及时干燥，干燥符合《中国药典》2020年版规定
8	清场	清洁蒸制器具、台面、地面及工作环境，及时关闭水、电、煤气等，并做好相关记录	（1）按规程清洁器具，清理现场 （2）饮片和器具归类放置

【问题情境一】

天麻在蒸制过程中存在粘刀、切片的饮片易成团、难于干燥等问题，应如何解决？

将天麻大小分档，洗净后沥干水分，分别放入不锈钢方盘或搪瓷方盘内，置于烘箱或红外线干燥箱中，将温度调至60～79℃烘烤1小时至软化，随机取出趁热切片，饮片冷却后即得。不需要继续干燥。

【问题情境二】

何首乌在九蒸九晒过程中，不时会出现发霉变质的现象，造成浪费，如何进行处理？

在实际炮制工艺中，晒是很难控制的，所以才出现发霉变质的现象，将晒改为烘烤，操作相对简单易控制，也能达到炮制要求，符合生产工艺要求。

（四）学习结果评价

序号	评价内容	评价标准	评价结果（是/否）
1	器具准备	能将所用器具进行清洁 能一次性将器具准备齐全 能将工具合理摆放、不杂乱	
2	净制	能正确进行药材净制，无明显杂质 能对饮片进行大小分档 能合理使用净制器具	
3	称量	能正确使用称量器具	

序号	评价内容	评价标准	评价结果（是/否）
4	材料准备	能准确判断药物拌制时间 能正确控制火力，熬煮时间恰当	
5	蒸制	能正确控制火力，蒸制时长恰当	
6	出料	能及时出料，动作迅速，饮片不洒落在台面上或地上	
7	干燥	及时干燥、干燥合格	
8	清场	能将蒸制器具彻底清洁，放回原处，摆放整齐 能认真清洁操作台面、地面卫生 能及时关闭煤气罐阀门、电源	

五、课后作业

1. 简述各种辅料在蒸制过程中的作用。
2. 根据炮制工艺，请分别画出九制地黄和酒制地黄的工艺流程图。

实训 E-1-2　能对炮制成品进行质量判定

一、核心概念

白心
指药物未蒸透，中心存在的生硬、白色的淀粉心。

二、学习目标

1. 能通过眼看的方式正确判断蒸制饮片性状。
2. 能通过鼻闻的方式正确判断蒸制饮片气味。
3. 能通过手摸的方式正确判断蒸制饮片质地。
4. 能通过口尝的方式正确判断蒸制饮片味道。

三、基本知识

常见饮片生品和炮制质量要求如下。
（1）何首乌
生何首乌呈不规则的厚片或块。外表皮红棕色或红褐色，皱缩不平，有浅沟，并有横长皮孔样突起及细根痕。切面浅黄棕色或浅红棕色，显粉性；横切面有的皮部可见云锦状花纹，中央木部较大，有的呈木心。气微，味微苦而甘涩。

制何首乌呈不规则皱缩状的块片，厚约 1cm。表面黑褐色或棕褐色，凹凸不平。质坚硬，断面角质样，棕褐色或黑色。气微，味微甘而苦涩。

（2）黄芩

黄芩片为类圆形或不规则形薄片。外表皮黄棕色或棕褐色。切面黄棕色或黄绿色，具放射状纹理。

（3）地黄

鲜地黄呈纺锤形或条状，外皮薄，表面浅红黄色，具弯曲的纵皱纹、芽痕、横长皮孔样突起及不规则疤痕。肉质，切面淡黄白色，可见橘红色油点，木部黄白色，导管呈放射状排列。气微，味微甜、微苦。

生地黄本品呈类圆形或不规则的厚片。外表皮棕黑色或棕灰色，极皱缩，具不规则的横曲纹。切面棕黄色至黑色或乌黑色，有光泽，具黏性。体重，质较软而韧，不易折断。气微，味微甜。

熟地黄为不规则的块片、碎块，大小、厚薄不一。表面乌黑色，有光泽，黏性大。质柔软而带韧性，不易折断，断面乌黑色，有光泽。气微，味甜。

（4）黄精

生黄精呈不规则的厚片，外表皮淡黄色至黄棕色。切面略呈角质样，淡黄色至黄棕色，可见多数淡黄色筋脉小点。质稍硬而韧。气微，味甜，嚼之有黏性。

蒸黄精形如黄精，表面棕黑色。有光泽，质柔软，味甜。

酒黄精呈不规则的厚片。表面棕褐色至黑色，有光泽，中心棕色至浅褐色，可见筋脉小点。质较柔软。味甜，微有酒香气。

（5）肉苁蓉

生肉苁蓉片呈不规则形的厚片。表面棕褐色或灰棕色。有的可见肉质鳞叶。切面有淡棕色或棕黄色点状维管束，排列成波状环纹。气微，味甜、微苦。管花肉苁蓉片切面散生点状维管束。

酒苁蓉形如肉苁蓉片。表面黑棕色，切面有点状维管束，排列成波状环纹。质柔润。略有酒香气，味甜、微苦。酒管花肉苁蓉切面散生点状维管束。

（6）人参

生晒参呈圆形或类圆形薄片。外表皮灰黄色。切面淡黄白色或类白色，显粉性，形成层环纹棕黄色，皮部有黄棕色的点状树脂道及放射性裂隙。体轻，质脆。香气特异，味微苦、甘。

红参呈类圆形或椭圆形薄片。外表皮红棕色，半透明。切面平坦，角质样。质硬而脆。气微香而特异，味甘、微苦。

（7）天麻

天麻片呈不规则的薄片。外表皮淡黄色至黄棕色，有时可见点状排成的横环纹。切面黄白色至淡棕色。角质样，半透明。气微，味甘。

（8）五味子

生五味子呈不规则的球形或扁球形，直径 5 ～ 8mm。表面红色、紫红色或暗红色，皱缩，显油润；有的表面呈黑红色或出现"白霜"。果肉柔软，种子 1 ～ 2，肾形，表面棕黄色，有光泽，种皮薄而脆。果肉气微，味酸；种子破碎后，有香气，味辛、微苦。

醋五味子形如五味子，表面乌黑色，油润，稍有光泽。有醋香气。

酒五味子表面棕黑色或黑褐色，质柔润或稍显油润，微具酒气。

（9）山茱萸

生山茱萸呈不规则的片状或囊状，长 1 ～ 1.5cm，宽 0.5 ～ 1cm。表面紫红色至紫黑色，皱缩，有光泽。顶端有的有圆形宿萼痕，基部有果梗痕。质柔软。气微，味酸、涩、微苦。

酒山茱萸形如山茱萸，表面紫黑色或黑色，质滋润柔软。微有酒香气。

蒸山茱萸表面紫黑色，质滋润柔软。

（10）女贞子

生女贞子呈卵形、椭圆形或肾形，长 6 ～ 8.5mm，直径 3.5 ～ 5.5mm。表面黑紫色或灰黑色，皱缩不平，基部有果梗痕或具宿萼及短梗。体轻。外果皮薄，中果皮较松软，易剥离，内果皮木质，黄棕色，具纵棱，破开后种子通常为 1 粒，肾形，紫黑色，油性。气微，味甘、微苦涩。

酒女贞子形如女贞子，表面黑褐色或灰黑色，常附有白色粉霜。微有酒香气。

（11）木瓜

木瓜片呈类月牙形薄片。外表紫红色或棕红色，有不规则的深皱纹。切面棕红色。质坚硬。气微清香，味酸。

（12）桑螵蛸

生桑螵蛸为卵圆形、长条形或类平行四边形。表面棕黄色，背面有一带状隆起，腹面平坦或有凹沟。体轻，气微腥，味淡。

蒸桑螵蛸色泽较深。

四、能力训练

（一）操作条件

1.《中国药典》《中药炮制工》国家职业技能标准、《中药饮片质量标准通则（试行）》。

2. 常见蒸制饮片：制何首乌、黄芩、熟地黄、蒸黄精、酒黄精、酒苁蓉、红参、天麻、醋五味子、酒五味子、酒山茱萸、蒸山茱萸、酒女贞子、木瓜、桑螵蛸。

（二）安全及注意事项

1. 口尝一味药后需漱口后方能尝试下一味药，以免串味。

2. 闻饮片气味时，周围环境需无其他异味。

（三）操作过程

序号	步骤	操作方法及说明	操作要求/标准
1	取样	随机抽取适量炮制完的饮片，摊凉，置于水平桌面的白纸上	抽样的随机化原则
2	眼看	（1）观察饮片性状，主要包括形状，表面和内部的颜色，大小，断面 （2）对比炮制前后的颜色加深程度	视力正常，观察细致
3	鼻闻	具有特异香气	嗅觉正常
4	手摸/手捻	（1）质坚硬，如制何首乌 （2）质柔软，如生地黄、熟地黄	触觉正常
5	口尝	具有特异味道	味觉正常
6	残次品	（1）蒸制程度不够的饮片，可挑选出来后，重新炮制加工 （2）蒸制时间太长或蒸制中间水蒸干，需报送主管领导，等待处理结果	（1）蒸制炮制规范 （2）及时上报水蒸干情况
7	收贮	将符合成品质量标准的所有饮片收贮到固定容器内，以备包装人员接收	无遗漏、无浪费

【问题情境一】

某炮制工人在醋蒸 1kg 五味子后，发现醋五味子除了有醋香气，还带有酒香气。试分析其原因并提出解决方案。

出现其他味道的原因可能是炮制前没有将蒸锅、量筒清洗干净，将之前辅料黄酒残留在量筒内或蒸过的物料停留在蒸笼内，导致醋五味子出现了酒香气。只需要在炮制药材前后，都清洁炮制用具就不会出现类似问题。

【问题情境二】

某炮制工人在蒸 1kg 天麻时，出现部分透心软化，部分有白心，试分析产生此现象的原因及解决办法。

天麻出现软硬程度不一样的原因是在炮制前没有对天麻进行分档，导致天麻在蒸制过程中受热不均匀。

解决方案：下次炮制时，必须要对炮制药材进行大小分档就可以避免此类现象。蒸制程度不够的天麻，可挑选出来后，继续蒸制。

（四）学习结果评价

序号	评价内容	评价标准	评价结果（是／否）
1	取样	能对蒸制成品进行科学取样	
2	眼看	能通过眼看的方式判断蒸制炮制品的质量	
3	鼻闻	能通过鼻闻的方式判断蒸制炮制品的质量	
4	手摸	能通过手摸的方式判断蒸制炮制品的质量	
5	口尝	能通过口尝的方式判断蒸制炮制品的质量	
6	残次品	能合理处理蒸制后出现的残次品	
7	收贮	能正确收贮蒸制合格品	

五、课后作业

1. 鲜地黄、生地黄和熟地黄功效与应用有何不同？

2. 请分别醋蒸五味子和南五味子各 1kg，结合质量要求，判断两种五味子是否炮制合格，并比较这两种五味子的炮制品在性状上的差异？

项目 E-2

煮法

实训 E-2-1　能按照操作规程采用煮法对中药材进行炮制

一、核心概念

煮法

将净选或切制、破碎后的药物加辅料或不加辅料置适宜容器内，加适量清水共煮至一定程度的方法，称为煮法。

二、学习目标

1. 能按要求完成煮制药材的前处理。
2. 能使用炮制工具完成川乌、草乌、附子、远志、吴茱萸、硫黄、藤黄的煮制操作。
3. 能正确使用火力、准确判断火候。

三、基本知识

1. 煮制的目的
（1）使药物软化，便于切片，如水煮黄芩。
（2）消除或降低药物的毒副作用，如川乌、草乌、硫黄、藤黄等。
（3）缓和药性，如甘草水煮远志。
（4）增强疗效，如醋煮延胡索。

2. 常见药材煮制的炮制作用
（1）川乌

川乌味辛、苦，性热；有大毒。归心、肝、肾、脾经。具有祛风除湿，温经止痛的功效。

生川乌有大毒，多外用。用于风冷牙痛，疥癣，痈肿。

清水煮制川乌后，毒性降低，可供内服。用于风寒湿痹，肢体疼痛，麻木不仁，心腹冷痛，疝痛，跌打肿痛。

（2）草乌

草乌味辛、苦，性热；有大毒。归心、肝、肾、脾经。具有祛风除湿，温经止痛的功效。

生草乌有大毒，多作外用，以祛寒止痛，消肿为主。用于喉痹，痈疽，疔疮，痈疡以及破伤风。

清水煮制草乌后，毒性降低，可供内服。以祛风除湿、温经止痛力胜。用于风寒湿痹，关节疼痛，脘腹冷痛，跌扑肿痛，头风头痛，偏正头痛等。

（3）附子

附子味辛、甘，性大热；有毒。归心、肾、脾经。具有回阳救逆，补火助阳，散寒止痛的功效。

生附子有毒，多作外用。

炮制附子后，毒性降低，便于内服。产地加工成盐附子，可以防止药物腐烂，利于贮藏。加工成黑顺片、白附片，毒性降低，可直接入药。淡附片长于回阳救逆，散寒止痛。用于亡阳虚脱，肢冷脉微，阴寒水肿，阳虚感冒，寒湿痹痛，心腹疼痛。炮附片以温肾暖脾、补命门之火力胜。用于心腹冷痛，虚寒吐泻，冷痢腹痛，冷积便秘或久痢赤白等症。

（4）远志

远志味苦、辛，性温。归心、肾、肺经。具有安神益智，交通心肾，祛痰，消肿的功效。

生品"戟人咽喉"，多外用。用于痈疽肿毒，乳房肿痛。

甘草水制远志后，"以甘缓之，使上发也"（《害利》），既缓其苦燥之性，又能消除刺喉麻感，以安神益智为主。用于心悸，失眠，健忘，精神不安。

（5）吴茱萸

吴茱萸味辛、苦，性热；有小毒。归肝、脾、胃、肾经。具有散寒止痛，降逆止呕，助阳止泻的功效。

生吴茱萸有小毒，多外用，长于祛寒燥湿。用于手口疮，牙痛，湿疹。

甘草制吴茱萸后，降低毒性，缓和燥性。用于厥阴头痛，寒疝腹痛，寒湿脚气，经行腹痛，脘腹胀痛，呕吐吞酸，五更泄泻。

（6）硫黄

硫黄味酸，性温；有毒。归肾、大肠经。

生品有毒，多外用，可以解毒杀虫疗疮。外治用于疥癣，秃疮，阴疽恶疮。

豆腐煮制硫黄后，毒性降低，可供内服，能补火助阳通便。用于阳痿足冷，虚喘冷哮，虚寒便秘。

（7）藤黄

藤黄味酸、涩，性寒；有大毒。归胃、大肠经。具有消肿排脓，散瘀解毒，杀虫止痒的功效。

生藤黄有大毒，不能内服。外用于痈疽肿毒、顽癣。

豆腐煮制藤黄后，毒性降低，可供内服。用于跌打损伤，金疮肿毒，肿瘤。

3. 炮制火力与辅料用量

煮制时先用武火煮至沸腾，再改用文火，保持微沸。

毒剧药如川乌、草乌清水煮时加水量宜大，要求药透汁不尽。加液体辅料（药汁）煮时，宜控制加水量，以刚好浸没药物为度，要求煮至药透汁尽。煮制中途需添加水时，应加入沸水。

淡附片煮制时每 100kg 淡附片，用甘草 5kg、黑豆 10kg；远志、吴茱萸煮制时每 100kg 生品饮片，用甘草 6kg；硫黄煮制时每 100kg 净硫黄，用豆腐 200kg；藤黄煮制时每 100kg 净藤黄，用豆腐 300kg。

四、能力训练

（一）操作条件

1.《中国药典》《中药炮制工》国家职业技能标准、《中药饮片质量标准通则（试行）》。

2. 煮制所用净药材，如川乌、草乌、附子、远志、吴茱萸、硫黄、藤黄。

3. 煮制工具：炉子、瓷盆、筛子、电子秤、煮锅、烧杯、量筒、切药刀、漏勺等。

4. 辅料：甘草、黑豆、豆腐。

（二）安全及注意事项

1. 大小分档。药物在煮制前应大小分档，以便分别炮制，保证质量。

2. 掌握适当的加水量。毒剧药清水煮时加水量宜大，要求药透汁不尽，煮后将药物捞出，除去水液。加液体辅料（药汁）煮时，宜控制加水量，以刚好浸没药物为度，要求煮至药透汁尽。加水过多，药透而汁未吸尽，则有损药效；加水过少，汁尽而药未煮透，则影响质量。煮制中途需添加水时，应加入沸水。

3. 掌握适当的火力。煮制时先用武火煮至沸腾，再改用文火，保持微沸。否则水迅速蒸发，不易向药物组织内部渗透。

4. 及时干燥。药物煮好后出锅，及时晒干或烘干。如需切片，可闷润至内外水分一致时，先切成饮片，再进行干燥，如黄芩；或适当晾晒，再切片，干燥，如川乌。

5. 煮过毒性药材的辅料需妥善处理。煮制毒性药物的水液，用后宜妥善处理，不得随意倾倒，防止污染环境；煮过毒药的固体辅料，用后宜妥善销毁，防止误食中毒。

6. 煮制的器具、设备一药一清理，避免混药。

7. 水电安全、消防安全。

（三）操作过程

序号	步骤	操作方法及说明	质量标准
1	器具准备	准备炉子、炒药锅、药铲、瓷盆、筛子、电子秤、煮锅、烧杯、量筒、切药刀、漏勺等煮制工具	器具准备齐全、洁净、摆放合理
2	净制	取原药材，除去杂质、大小分档	饮片净度符合《中国药典》2020年版或《中药饮片质量标准通则（试行）》之规定
3	称量	使用电子秤，称取适量需要煮制的药材或辅料	称量精确到十分之一，若需辅料，投规定比例称取
4	材料准备	（1）清水煮，需将净药材（川乌、草乌、附子）浸泡至内无干心 （2）药汁煮，需先将药物用清水提取、去药渣后，与待炮制的药材搅拌均匀 （3）豆腐煮，需将药物（硫黄、藤黄）置于两块豆腐中间或在豆腐上挖一长方形槽，将药物置于槽中，再盖上豆腐	（1）药物提取过程中注意火候和时间 （2）拌药时可隔段时间搅拌，以保证药材对辅料吸收更均匀
5	煮制	将药材置于煮锅内，加水浸没药物，用武火加热煮沸后改用文火，保持微沸	（1）注意调节火力，一般先用武火煮至沸腾，再改用文火防止水迅速蒸发 （2）煮制中途需加水时，应加沸水
6	出料	煮至规定程度，关闭火源、放凉，取出药材置于瓷盆中	（1）清水煮至内无白心 （2）药汁煮至药透汁尽 （3）硫黄煮至黄褐色或黄绿色结晶块，断面蜂窝状 （4）藤黄煮至黄褐色，表面粗糙
7	干燥	（1）晾至六成干，切制，干燥 （2）取出，直接干燥 （3）除去豆腐，晾干	（1）根据药材性质选取适宜干燥方法 （2）及时干燥，干燥符合《中国药典》2020年版规定
8	清场	清洁煮制器具、台面、地面及工作环境，及时关闭水、电、煤气等，并做好相关记录	按规程清洁器具，清理现场；饮片和器具归类放置

【问题情境一】

　　某炮制工人在对1kg川乌进行煮制操作时，药未透而水快干，试着分析该现象原因及处理方法？

　　煮制过程中水快干可能是水加入过少或火力太大导致水蒸发过快。

　　解决方案：可加入沸水继续煮。在下次煮制时增加水量，或调节火力，先用武火煮至沸腾，再改为文火，保持微沸，要求药透汁不尽。不可直接加入冷水，可能增加川乌的毒性，属大忌。

【问题情境二】

　　某炮制工人对1kg草乌进行煮制、干燥、切片，发现部分药物还未干燥彻底，试分析原因及处理办法？

　　草乌未干燥彻底主要是其操作步骤有误。

　　解决方案：草乌煮透，取出，晾至六成干，切薄片，干燥。

（四）学习结果评价

序号	评价内容	评价标准	评价结果（是/否）
1	器具准备	能将所用器具进行清洁 能一次性将器具准备齐全 能将工具合理摆放、不杂乱	
2	净制	能正确进行药材净制，无明显杂质 能对饮片进行大小分档 能合理使用净制器具	
3	称量	能正确使用称量器具	
4	材料准备	能正确准备煮制材料，如豆腐、药汁等	
5	煮制	能正确控制火力，煮制时长恰当	
6	出料	能及时出料，动作迅速，饮片不洒落在台面上或地上	
7	干燥	能及时干燥，干燥合格	
8	清场	能将煮制器具彻底清洁，放回原处，摆放整齐 能认真清洁操作台面、地面卫生 能及时关闭煤气罐阀门、电源	

五、课后作业

1. 简述川乌的炮制方法和降毒机制？
2. 以小组为单位，根据炮制规范进行硫黄的煮制。

实训 E-2-2　能对炮制成品进行质量判定

一、核心概念

麻舌感

指将炮制品置口中嚼 1 分钟，2～5 分钟出现麻辣感，持续 20～30 分钟消失的一种现象。

二、学习目标

1. 能通过眼看的方式正确判断煮制饮片性状。
2. 能通过鼻闻的方式正确判断煮制饮片气味。
3. 能通过手摸的方式正确判断煮制饮片质地。
4. 能通过口尝的方式正确判断煮制饮片味道。

三、基本知识

常见饮片生品和炮制质量要求如下。

（1）川乌

生川乌呈不规则的圆锥形，稍弯曲，顶端常有残茎，中部多向一侧膨大，长 2～7.5cm，直径 1.2～2.5cm。表面棕褐色或灰棕色，皱缩，有小瘤状侧根及子根脱离后的痕迹。质坚实，断面类白色或浅灰黄色，形成层环纹呈多角形。气微，味辛辣、麻舌。

制川乌为不规则或长三角形的片。表面黑褐色或黄褐色，有灰棕色形成层环纹。体轻，质脆，断面有光泽。气微，微有麻舌感。

（2）草乌

生草乌表面灰褐色或黑棕褐色，皱缩，有纵皱纹、点状须根痕及数个瘤状侧根。质硬，断面灰白色或暗灰色，有裂隙，形成层环纹多角形或类圆形，髓部较大或中空。气微，味辛辣、麻舌。

制草乌呈不规则圆形或近三角形的片。表面黑褐色，有灰白色多角形形成层环和点状维管束，并有空隙，周边皱缩或弯曲。质脆。气微，味微辛辣，稍有麻舌感。

（3）附子

黑顺片为纵切片，上宽下窄，长 1.7～5cm，宽 0.9～3cm，厚 0.2～0.5cm。

外皮黑褐色，切面暗黄色，油润具光泽，半透明状，并有纵向导管束。质硬而脆，断面角质样。气微，味淡。

白附片无外皮，黄白色，半透明，厚约0.3cm。

淡附片呈纵切片，上宽下窄，长1.7～5cm，宽0.9～3cm，厚0.2～0.5cm。外皮褐色。切面褐色，半透明，有纵向导管束。质硬，断面角质样。气微，味淡，口尝无麻舌感。

（4）远志

生远志呈圆筒形的段。外表皮灰黄色至灰棕色，有横皱纹。切面棕黄色。气微，味苦、微辛，嚼之有刺喉感。

制远志形如远志段，表面黄棕色。味微甜。

（5）吴茱萸

生吴茱萸呈球形或略呈五角状扁球形，直径2～5mm。表面暗黄绿色至褐色，粗糙，有多数点状突起或凹下的油点。顶端有五角星状的裂隙，基部残留被有黄色茸毛的果梗。质硬而脆，横切面可见子房5室，每室有淡黄色种子1粒。气芳香浓郁，味辛辣而苦。

制吴茱萸形如吴茱萸，表面棕褐色至暗褐色。

（6）硫黄

生硫黄呈不规则块状。黄色或略呈绿黄色。表面不平坦，呈脂肪光泽，常有多数小孔。用手握紧置于耳旁，可闻轻微的爆裂声。体轻，质松，易碎，断面常呈针状结晶形。有特异的臭气，味淡。

制硫黄呈黄褐色或黄绿色结晶块，断面蜂窝状，臭气不明显。

（7）藤黄

生藤黄呈不规则碎块状、片状或细粉状，表面棕黄色、红黄色或橙棕色，质脆易碎，有光泽，无臭，味辛。

制藤黄显黄褐色，表面粗糙，断面显蜡样光泽。

四、能力训练

（一）操作条件

1.《中国药典》《中药炮制工》国家职业技能标准、《中药饮片质量标准通则（试行）》。

2.常见煮制饮片：制川乌、制草乌、黑顺片、白附片、淡附片、制远志、制吴茱萸、制硫黄、制藤黄。

（二）安全及注意事项

1.口尝一味药后需漱口后方能尝试下一味药，以免串味。

2.闻饮片气味时，周围环境需无其他异味。

3.对于一些毒性中药，如川乌等，不能轻易口尝，以防中毒。

（三）操作过程

序号	步骤	操作方法及说明	操作要求/标准
1	取样	随机抽取适量炮制完的饮片，摊凉，置于水平桌面的白纸上	抽样的随机化原则
2	眼看	（1）观察饮片性状，主要包括形状，表面和内部的颜色，大小，断面 （2）对比炮制前后的颜色加深程度	视力正常，观察细致
3	鼻闻	（1）气微，如川乌、草乌 （2）气芳香，如吴茱萸	嗅觉正常
4	手摸/手掰	质硬而脆，如制川乌、制草乌	触觉正常
5	口尝	（1）微有麻舌感，如川乌、草乌、附子 （2）味微甜，如远志 （3）味淡，如硫黄	味觉正常
6	残次品	加水过多，药透而汁未吸尽或加水过少，汁尽而药未煮透，需报送主管领导，等待处理结果	（1）符合煮制炮制规范 （2）及时上报异常情况
7	收贮	将符合成品质量标准的所有饮片收贮到固定容器内，以备包装人员的接收	无遗漏、无浪费

【问题情境一】

　　某炮制工人在对1kg远志进行煮制操作时，汁尽而药还未煮透，试分析原因及解决办法。

　　出现汁尽而药还未煮透的原因是煮制加水量过少或火力控制不当。

　　解决方案：该现象会导致药物质量受到影响，需报送主管领导，等待处理结果。下次煮时，宜控制加水量，以刚好浸过药物为度，煮制时先用武火煮至沸腾，再改用文火，保持微沸，要求煮至药透汁尽。

【问题情境二】

　　某炮制工人在煮制1kg川乌时，出现部分还存有白心，试分析原因及解决办法。

　　川乌出现煮制程度不一样的原因是在炮制前没有对川乌进行分档，导致川乌在煮制过程中煮制不均匀。

　　解决方案：下次炮制时，必须要对炮制药材进行大小分档就可以避免此类现象。可继续煮至取大个及实心者切开无白心，口尝微有麻舌感时，取出。

（四）学习结果评价

序号	评价内容	评价标准	评价结果（是/否）
1	取样	能对煮制成品进行科学取样	
2	眼看	能通过眼看的方式判断煮制炮制品的质量	
3	鼻闻	能通过鼻闻的方式判断煮制炮制品的质量	
4	手摸	能通过手摸的方式判断煮制炮制品的质量	
5	口尝	能通过口尝的方式判断煮制炮制品的质量	
6	残次品	能合理处理煮制后出现的残次品	
7	收贮	能正确收贮煮制合格品	

五、课后作业

1. 简述附子中毒及解救方法。
2. 请煮制川乌200g，结合质量要求，观察其性状，判断川乌是否炮制合格。

项目 E-3

燀法

实训 E-3-1　能按照操作规程采用燀法对中药材进行炮制

一、核心概念

燀法

将净选药物置沸水中浸煮短暂时间，取出，分离种皮的方法称为燀法。适用于种子类药物去除种皮或分离不同药用部位。

二、学习目标

1. 能按要求完成燀制药材的前处理。
2. 能使用炮制工具完成苦杏仁、桃仁、白扁豆的燀制操作。
3. 能正确使用火力、准确判断火候。

三、基本知识

1. 燀制的目的
（1）在保存有效成分的前提下，除去非药用部分，如苦杏仁、桃仁。
（2）分离不同的药用部位，如白扁豆。

2. 常见药材燀制的炮制作用
（1）苦杏仁

苦杏仁味苦，性微温；有小毒。归肺、大肠经。具有降气止咳平喘，润肠通便的功效。生用有小毒，剂量过大或使用不当易中毒。

燀制苦杏仁后，可除去非药用部位，便于有效成分煎出，提高药效；并可使酶灭活，有利于保存苦杏仁苷。炮制后还可降低毒性，使用药安全，其作用与生苦杏仁基本一致。

（2）桃仁

桃仁味苦、甘，性平。归心、肝、大肠经。具有活血祛瘀，润肠通便，止咳平喘的功效。生用行血祛瘀力强，多用于血瘀经闭，产后瘀滞腹痛，跌打损伤。

燀制桃仁后，易去皮，可除去非药用部位，使有效成分易于煎出，提高药效。其功用与生桃仁基本一致。

（3）白扁豆

白扁豆味甘，性微温。归脾、胃经。具有健脾化湿，和中消暑的功效。生用清暑、化湿力强。用于脾胃虚弱，食欲不振，大便溏泄，白带过多，暑湿吐泻，胸闷腹胀。

燀制白扁豆主要是为了分离不同的药用部位，增加药用品种。扁豆衣气味俱弱，健脾作用较弱，偏于祛暑化湿。

3. 炮制火力

清水加热至沸，保持沸腾。水量一般为药量的 10 倍以上。

四、能力训练

（一）操作条件

1.《中国药典》《中药炮制工》国家职业技能标准、《中药饮片质量标准通则（试行）》。

2. 燀制所用净药材，如苦杏仁、桃仁、白扁豆。

3. 燀制工具：炉子、瓷盆、筛子、电子秤、煮锅、烧杯、漏勺等。

（二）安全及注意事项

1. 大小分档。药物在燀制前应大小分档，以便分别炮制，保证质量。

2. 控制用水量：一般为药量的 10 倍以上。若水量少，投入药物后，水温迅速降低，酶不能很快被灭活，反而使苷被酶解，影响药效。

3. 煮沸时间：水沸后投药，加热时间以 5 ～ 10 分钟为宜。以免水烫时间过长，成分损失。

4. 干燥方法：燀去皮后，宜当天晒干或低温烘干，否则易泛油，色变黄，影响成品质量。

5. 燀制的器具、设备一药一清理，避免混药。

6. 水电安全、消防安全。

（三）操作过程

序号	步骤	操作方法及说明	质量标准
1	器具准备	准备炉子、瓷盆、筛子、电子秤、煮锅、烧杯、漏勺等煮制工具	器具准备齐全、洁净、摆放合理
2	净制	取原药材除去杂质、大小分档	饮片净度符合《中国药典》2020 年版及《中药饮片质量标准通则（试行）》之规定

序号	步骤	操作方法及说明	质量标准
3	称量	使用电子秤,称取适量需要燀制的药材	精确到十分之一,若需辅料,投规定比例称取
4	燀制	先将足量清水加热至沸,再将药物投入沸水中,翻烫5～10分钟	水沸后投药,注意加热时间,以5～10分钟为宜
5	出料	取出,浸漂于冷水中	药材烫至种皮由皱缩到膨胀,种皮易于挤脱
6	分离种皮	于冷水中捞起药物,搓开种皮与种仁,晒干,簸去或筛取种皮	种皮分离干净
7	干燥	当天晒干或低温烘干	及时干燥,干燥符合《中国药典》2020年版规定
8	清场	清洁燀制器具、台面、地面及工作环境,及时关闭水、电、煤气等,并做好相关记录	按规程清洁器具,清理现场;饮片和器具归类放置

【问题情境一】

某炮制工在对1kg桃仁进行燀制操作完成后,发现种皮不易搓开,试分析该现象原因及处理方法?

该现象是因为水沸后投入桃仁翻烫时间不足造成。

解决方案:注意加热时间,以5～10分钟为宜,烫至种皮由皱缩到膨胀,种皮才易于挤脱。

【问题情境二】

某炮制工对1kg苦杏仁经过燀制,过后发现部分苦杏仁泛油、颜色偏黄,试分析该现象原因及处理方法?

该现象是苦杏仁燀制后没有及时干燥造成的。

解决方案:燀去种皮后,宜当天晒干或低温烘干。

(四)学习结果评价

序号	评价内容	评价标准	评价结果(是/否)
1	器具准备	能将所用器具进行清洁 能一次性将器具准备齐全 能将工具合理摆放、不杂乱	

序号	评价内容	评价标准	评价结果（是 / 否）
2	净制	能正确进行药材净制，无明显杂质 能合理使用净制器具	
3	称量	能正确使用称量器具	
4	焯制	能正确控制火力，焯制时长恰当	
5	出料	能及时出料，动作迅速，饮片不洒落在台面上或地上	
6	分离种皮	能将种皮分离干净	
7	干燥	能及时干燥，干燥合格	
8	清场	能将焯制器具彻底清洁，放回原处，摆放整齐 能认真清洁操作台面、地面卫生 能及时关闭煤气罐阀门、电源	

五、课后作业

1. 简述苦杏仁与桃仁的异同点。
2. 以小组为单位，根据炮制规范进行白扁豆的焯制。

实训 E-3-2　能对炮制成品进行质量判定

一、核心概念

1. 种皮
是指覆盖于种子周围的皮。

2. 种阜
是指种子发芽孔附近的小突起，严格地说只限来自胚珠珠孔附近的珠被细胞的突起。

二、学习目标

1. 能通过眼看的方式正确判断焯制饮片性状。
2. 能通过鼻闻的方式正确判断焯制饮片气味。
3. 能通过手摸的方式正确判断焯制饮片干燥程度。

4. 能通过口尝的方式正确判断焯制饮片味道。

三、基本知识

常见饮片生品和炮制质量要求如下。

（1）苦杏仁

生苦杏仁呈扁心形。表面黄棕色至深棕色，一端尖，另端钝圆，肥厚，左右不对称，尖端一侧有短线形种脐，圆端合点处向上具多数深棕色的脉纹。种皮薄，子叶2，乳白色，富油性。气微，味苦。

焯苦杏仁呈扁心形。表面乳白色或黄白色，一端尖，另端钝圆，肥厚，左右不对称，富油性。有特异的香气，味苦。

（2）桃仁

生桃仁呈扁长卵形，表面黄棕色至红棕色，密布颗粒状突起。一端尖，中部膨大，另端钝圆稍偏斜，边缘较薄。尖端一侧有短线形种脐，圆端有颜色略深不甚明显的合点，自合点处散出多数纵向维管束。种皮薄，子叶2，类白色，富油性，气微，味微苦。

焯桃仁呈扁长卵形，表面浅黄白色，一端尖，中部膨大，另端钝圆稍偏斜，边缘较薄。子叶2，富油性。气微香，味微苦。

（3）白扁豆

生白扁豆呈扁椭圆形或扁卵圆形，表面淡黄白色或淡黄色，平滑，略有光泽，一侧边缘有隆起的白色眉状种阜，质坚硬。种皮薄而脆，子叶2，肥厚，黄白色。气微，味淡，嚼之有豆腥气。

扁豆衣呈不规则的碎片状，光滑，乳白色或淡黄白色，有的可见类白色的眉状种阜。质脆。

四、能力训练

（一）操作条件

1. 《中国药典》《中药炮制工》国家职业技能标准、《中药饮片质量标准通则（试行）》。

2. 常见焯制饮片：苦杏仁、桃仁、白扁豆、扁豆衣。

（二）安全及注意事项

1. 口尝一味药后需漱口后方能尝试下一味药，以免串味。

2. 闻饮片气味时，周围环境需无其他异味。

（三）操作过程

序号	步骤	操作方法及说明	操作要求/标准
1	取样	随机抽取适量炮制完的饮片，摊凉，置于水平桌面的白纸上	抽样的随机化原则
2	眼看	观察饮片性状，主要包括形状，表面和内部的颜色，大小，断面	视力正常，观察细致
3	鼻闻	（1）特异香气，如苦杏仁 （2）气微，如桃仁、白扁豆	嗅觉正常
4	手摸/手掰	（1）质润，如苦杏仁、桃仁 （2）质坚硬，如白扁豆 （3）质脆，如扁豆衣	触觉正常
5	口尝	（1）味苦，如苦杏仁 （2）嚼之有豆腥气，如白扁豆	味觉正常
6	残次品	（1）焯制程度不够，可继续煮至种皮膨胀 （2）焯制后没有及时处理，造成成品泛油、颜色偏黄，需报送主管领导，等待处理结果	（1）符合焯法炮制规范 （2）及时上报泛油情况
7	收贮	将符合成品质量标准的所有饮片收贮到固定容器内，以备包装人员接收	无遗漏、无浪费

【问题情境一】

某炮制工焯制了 1kg 苦杏仁，经检测苦杏仁苷含量低于药典标准，试分析产生该现象的原因及处理方法？

该现象原因是焯制苦杏仁时水量不足。

解决方案：水量要大，一般是药量的 10 倍以上，若水量少，投入苦杏仁后，水温迅速降低，酶不能迅速被灭活，反而使苷被酶解，影响药效。

【问题情境二】

某炮制工焯制了 1kg 白扁豆，搓开种皮种仁，晒干筛取种皮时发现里面掺有其他杂质，试分析产生该现象的原因及处理方法？

出现杂质的原因可能是炮制前没有将具孔盛器、筛子、煮锅等清洗干净。

解决方案：需在炮制药材前后，都清洁炮制用具。

（四）学习结果评价

序号	评价内容	评价标准	评价结果（是/否）
1	取样	能对燀制成品进行科学取样	
2	眼看	能通过眼看的方式判断燀制炮制品的质量	
3	鼻闻	能通过鼻闻的方式判断燀制炮制品的质量	
4	手摸	能通过手摸的方式判断燀制炮制品的质量	
5	口尝	能通过口尝的方式判断燀制炮制品的质量	
6	残次品	能合理处理燀制后出现的残次品	
7	收贮	能正确收贮燀制合格品	

五、课后作业

1. 举例说明燀法的操作工艺及注意事项。

2. 请分别燀制苦杏仁和桃仁各 1kg，并查阅资料，结合炮制成品，比较这两种炮制品性状上的差异。

模块 F
丸剂的制备

项目 F-1

水丸

实训 F-1-1　能按照规程制备水丸

一、核心概念

1. 水丸

指饮片细粉以水（或根据制法用黄酒、醋、稀药汁、糖液、含 5% 以下炼蜜的水溶液等）为黏合剂制成的丸剂。水丸传统采用泛制法制备。

2. 泛制法

在转动的适宜容器内将药材细粉与赋形剂交替润湿、撒布，不断翻滚，使药丸逐层增大的一种制丸方法。以泛制法制备的丸剂又称泛制丸。水丸是泛制法制丸的主要代表剂型。

3. 起模

将药粉制成丸粒基本母核（丸模、模子）的操作，是泛丸成型的基础，是水丸制备的关键工序。

二、学习目标

1. 能正确使用泛丸匾。
2. 能按要求完成药材的前处理。
3. 能用手工泛制法完成水丸的制备。

三、基本知识

水丸的赋形剂如下。

（1）水

最常用的赋形剂。水本身无黏性，但能润湿、溶解药粉中的黏液质、糖、胶质等成分而诱发黏性，使药材细粉可制成泛丸。处方中某些引湿性水溶性药物或毒剧药、贵重药可先溶解或分散于水中，再与其他药粉制丸。应使用制药纯水（蒸馏水、去离子水等）或新沸冷开水。适用于遇水不变质、不溶解，而药材粉末本身又具有一定黏性的药物。

（2）酒

常用黄酒（含醇量为12%～15%）与白酒（含醇量为50%～70%）两种，酒的含醇量越高、黏性越弱。具有防腐作用。酒润湿药粉产生的黏性较水弱，当水为润湿剂泛丸黏性过强时，可以酒泛丸。酒味甘、辛，性大热，善行，具有活血通络、引药上行及矫腥除臭等作用，尤适用于舒筋活血类方药。

（3）醋

常用米醋（含醋酸3%～5%），除发挥润湿、诱导药粉黏性作用外，醋有助于增加药粉中生物碱类成分的溶出，利于吸收，提高药效。同时醋味酸、苦，性温，具有活血散瘀、理气止痛、行水消肿、矫味矫臭及引药入肝等作用，适用于活血散瘀止痛药物。

（4）药汁

常用药物煎汁、药物鲜汁等，有利于保存药性，提高疗效。适用于处方中某些药材不易制粉，可制成药汁，做赋形剂进行泛丸。

四、能力训练

（一）操作条件

《中国药典》《中药炮制工》国家职业技能标准、《中药饮片质量标准通则（试行）》。

（二）安全及注意事项

1. 泛丸应进行通风、补尘，尽量降低粉尘浓度。
2. 泛丸的器具、设备一药一清理，避免混药。
3. 水电安全、消防安全。

（三）操作过程

序号	步骤	操作方法及说明	质量标准
1	器具准备	泛丸匾、竹刷、铲子、水瓢	器具准备齐全、洁净、摆放合理
2	原料药的准备	对药材饮片进行洗涤、干燥、灭菌。除另有规定外，将饮片粉碎成细粉或最细粉。起	所选用的饮片净度符合《中国药典》2020年版及

序号	步骤	操作方法及说明	质量标准
2	原料药的准备	模和盖面工序一般用过七号筛的细粉或根据处方规定选用方中特定药材的细粉;成型工序用过 5 ~ 6 号筛的药粉。需制汁的药材按规定制备	《中药饮片质量标准通则(试行)》之规定
3	起模	粉末直接起模:在泛丸匾中喷少量水,在其上撒布少量药粉使之润湿,转动泛丸锅,刷下锅壁附着的药粉,再喷水、撒粉,如此反复循环多次,使药粉逐渐增大,至泛成直径约 1mm 的球形颗粒时,筛取一号筛与二号筛之间的丸粒,即成丸模。 湿颗粒起模:将药粉用水润湿、混匀,制成软材,过二号筛,取颗粒置泛丸锅中,经旋转、滚撞、摩擦,即成圆形,取出过筛分等,即得丸模	(1)起模用粉量、药粉粒度应符合工艺规程要求 (2)随时筛检丸模粒径,应符合工艺规程要求 (3)每次撒布药粉宁少勿多 (4)成模量应符合工艺规程要求
4	成型	在丸模上反复加水湿润、撒粉、黏附滚圆。必要时可根据中药性质不同,采用分层泛入的方法	丸粒粒径、圆整度、溶散时限应符合工艺规程要求
5	盖面	用药材细粉或清水继续在泛丸锅内滚动,使达到规定的成品粒径标准的操作	丸粒表面致密、光洁、色泽一致
6	干燥	应及时干燥。干燥温度一般控制在 80℃以下,含挥发性成分的水丸,应控制在 50 ~ 60℃。可采用热风循环干燥、微波灭菌干燥、沸腾干燥、螺旋震动干燥等设备	符合《中国药典》2020 年版规定水丸的含水量不得超过 9%
7	选丸	选丸丸粒干燥后,用筛网筛出不合格丸粒	丸粒圆整、大小均匀、剂量准确
8	包装	一般水丸常用玻璃瓶、塑料瓶、瓷瓶包装	根据水丸的性质选择合适的包装材料

【问题情境一】

　　某药企手工泛制逍遥丸(水丸),在生产过程中,泛丸时发现结块、大丸、形状不完整丸(歪粒)。试分析产生此现象的原因有哪些?应如何解决?

　　原因是泛丸制备过程中水加多了,在泛丸过程中如发现结块、大丸、形状不完整丸,应及时用药筛筛出。将筛出的结块、大丸、形状不完整丸用水调成糊状,泛在丸粒上。

【问题情境二】

　　某药企要手工泛制千金止带丸,在生产过程中,泛丸时发现丸粒粒径差异大、圆整度不够，试分析产生此现象的原因是什么？应如何解决？

原因是一次喷水量太多，喷洒不均匀，药粉铺层的时候薄厚不均；手转动泛丸匾的时候力度不均。解决方法：在泛丸匾中喷少量水，在其上撒布少量药粉使之润湿，手动转动泛丸匾，刷下泛丸匾上附着的药粉，再喷水、撒粉，如此反复循环多次，使药粉逐渐增大，至泛成直径约1mm的球形颗粒时，筛取一号筛与二号筛之间的丸粒，即成圆整度较好，粒径均匀的丸粒。

（四）学习结果评价

序号	评价内容	评价标准	评价结果（是／否）
1	泛制法的制备工艺	能正确画出泛制的工艺流程图	
2	粉碎过筛工序	（1）能正确进行物料的粉碎过筛操作 （2）能正确判断药粉粒度是否合格	
3	起模工序	（1）能使用泛丸匾制备丸模 （2）能正确判断丸模粒径是否合格	
4	成型工序	（1）能使用泛丸锅进行泛丸操作 （2）能正确判断丸粒粒径、圆整度是否合格	
5	盖面工序	（1）能使用泛丸锅进行盖面操作 （2）能正确判断丸粒粒径、外观是否合格	

五、课后作业

1. 当处方中含有挥发性、特殊气味的药物时，该如何处理？
2. 当水泛丸产品表面色泽不一时，试分析原因并提出解决方法。

实训 F-1-2 能解决水丸制备过程中出现的工艺问题

一、核心概念

溶散迟缓

溶散迟缓指丸剂未在规定溶散时限内溶散的现象，是水丸最常见质量问题之一。

二、学习目标

1. 能及时发现手工泛丸制备过程中的问题并及时解决。
2. 能准确判断产品质量。

三、基本知识

序号	检查项目	要求
1	外观检查	外观应圆整均匀、色泽一致
2	水分	按照《中国药典》（2020 年版）四部水分测定法（通则 0832）测定。除另有规定外，水丸不得过 9.0%
3	重量差异	按照《中国药典》（2020 年版）四部丸剂（通则 0108）【重量差异】项下要求检查，应符合规定。凡进行装量差异检查的单剂量包装丸剂及进行含量均匀度检查的丸剂，一般不再检查重量差异
4	装量差异	单剂量包装的丸剂装量差异限度应符合下表中规定
5	溶散时限	按照《中国药典》（2020 年版）四部崩解时限检查法（通则 0921）片剂项下的方法加挡板进行检查。除另有规定外，水丸应在 1 小时内全部溶散

水丸剂重量差异限度

标示重量（或平均重量）	重量差异限度
0.05g 及 0.05g 以下	+12%
0.05g 以上至 0.1g	±11%
0.1g 以上至 0.3g	±10%
0.3g 以上至 1.5g	±9%
1.5g 以上至 3g	±8%
3g 以上至 6g	±7%
6g 以上至 9g	±6%
9g 以上	±5%

四、能力训练

（一）操作条件

1. 手工泛丸的岗位 SOP。
2. 手工泛丸的质量控制点。

（二）安全及注意事项

1. 泛丸应进行通风、补尘，尽量降低粉尘浓度。
2. 泛丸的器具、设备一药一清理，避免混药。
3. 水电安全、消防安全。
4. 不要在泛丸匾内混入异物，以免损坏。

（三）手工泛丸常发生的质量问题与解决方法

质量问题	原因	解决方法
起模难	药粉自身黏性较差	使用煎煮过的小米做模。小米的用量以50g/kg为准
丸粒大小不均匀	（1）在泛制水丸的初期阶段，洒水、加粉量太大，形成了新的小药粒 （2）成型过程中加粉不均匀	如果小药粒已形成，可用药筛将其筛出。随着药粒的增大，相应的加水、加粉量可增大
焦丸	（1）丸粒厚度不均匀 （2）烘箱温度不稳定 （3）物料未及时翻搅	在烘箱的不锈钢盘中铺丸时厚度应尽量均匀，并在药物干燥的过程中及时翻搅。在条件允许的情况下，为干燥箱装鼓风装置，使干燥箱内各处温度一致
丸粒压缩变硬	在丸粒干燥的起始阶段，若水分蒸发过快，在粉粒外层的液体变薄，粉粒之间内聚力骤增，收缩作用增加，造成丸粒压缩变硬	湿丸烘干温度应由低至高逐渐自然升温至达各品种应控制的规定温度
溶散迟缓	温度过高时（＞80℃），制丸时湿丸中的淀粉类易糊化，导致黏性增加，不利于丸粒的溶散	控制最高温度≤80℃，如果药品中含较多挥发性成分，温度还应再降低

【问题情境一】

　　某药企手工泛制龙胆泻肝丸（水丸），在生产过程中，泛丸干燥后发现有些焦丸（歪粒）。试分析产生此现象的原因有哪些？应如何解决？

　　原因是泛丸制备干燥时丸粒厚度不均匀、烘箱温度不稳定及物料未及时翻搅。解决方法：在烘箱的不锈钢盘中铺丸时厚度应尽量均匀，并在药物干燥的过程中及时翻搅。在条件允许的情况下，为干燥箱装鼓风装置，使干燥箱内各处温度一致。

【问题情境二】

　　某单位手工泛制了一批保和丸，在质量检查过程中，发现丸粒溶散迟缓，试分析产生此现象的原因是什么？应如何解决？

原因是制丸过程中温度过高，导致丸剂中的淀粉类发生糊化，导致黏性增加，溶散迟缓。控制最高温度≤80℃。

（四）学习结果评价

评价内容	评价标准	评价结果（是/否）
泛制法的制备问题	（1）能准确判断手工泛丸的质量 （2）能正确处理手工泛丸过程中出现的问题	

五、课后作业

1. 当水丸的处方中有挥发性药物时，该如何处理？
2. 当水泛丸产品丸粒压缩变硬，试分析产生此现象的原因并提出解决方法。

项目 F-2

蜜丸

实训 F-2-1　能按照蜜丸制备工艺完成丸剂的制备操作

一、核心概念

1. 蜜丸（含水蜜丸）

蜜丸系指饮片细粉以炼蜜为黏合剂制成的丸剂。水蜜丸系指饮片细粉以炼蜜和水为黏合剂制成的丸剂。

2. 塑制法

系指饮片细粉加适宜的黏合剂，混合均匀，制成软硬适宜、可塑性较大的丸块，再依次制丸条、分粒、搓圆而成丸粒的一种制丸方法。

二、学习目标

1. 能正确使用手工搓圆器制丸。
2. 能按要求完成药材的前处理。
3. 能用手工塑制法完成蜜丸的制备。

三、基本知识

1. 蜜丸的规格

通常把蜜丸分为大蜜丸和小蜜丸，其中每丸重量在 0.5g（含 0.5g）以上的称大蜜丸，每丸重量在 0.5g 以下的称小蜜丸。

2. 蜂蜜的选择

选择合适的蜂蜜对保证蜜丸的质量起着至关重要的作用。结合 2020 年版《中国药典》指标与生产实践，用于制备蜜丸的蜂蜜应选用半透明、带光泽、浓稠的液体，白色至淡黄色或橘黄色至黄褐色，25℃时相对密度应在 1.349 以上，果糖和葡萄糖的总量不得少于 60.0%、水分不超过 24%。气芳香，味极甜，清洁而无杂质。目前有生产企业用果葡糖浆代替蜂蜜生产蜜丸，果葡糖浆又称人造蜂蜜，是由蔗糖水解或淀粉酶解而成，其外观指标与蜂蜜基本相似。

3. 蜂蜜的炼制

炼蜜是指将蜂蜜加热熬炼至一定程度的操作。欲制得柔软、光滑、滋润的蜜丸，应炼制好蜂蜜。炼制蜂蜜的目的是为了除去杂质、降低水分含量、破坏酶类、杀死微生物、增加黏性等。具体方法是：将蜂蜜放于锅中，加入适量水加热煮沸，捞去浮沫，用三号或四号筛滤过，除去杂质，再复入锅中继续加热炼制至规定程度。蜂蜜炼制的程度与丸剂中饮片性质、其药粉含水量、制丸季节气温有关系，在其他条件相同的情况下，一般情况下冬季多用稍嫩蜜，夏季多用稍老蜜。根据处方中饮片性质，常将蜂蜜炼制至不同程度：

（1）嫩蜜

蜂蜜加热至 105 ～ 115℃，含水量为 17% ～ 20%，相对密度为 1.35 左右，色泽无明显变化，稍有黏性。嫩蜜适合于含较多油脂、黏液质、胶质、糖、淀粉、动物组织等黏性较强的药物制蜜丸。

（2）中蜜

又称炼蜜，是将嫩蜜继续加热，温度达到 116 ～ 118℃，含水量为 14% ～ 16%，相对密度为 1.37 左右，用手捻有黏性，当两手指分开时有白丝出现。中蜜适合于黏性中等的药物制蜜丸。

（3）老蜜

将中蜜继续加热，温度达到 119 ～ 122℃，含水量在 10% 以下，相对密度为 1.40 左右，出现红棕色具光泽较大气泡，手捻之甚黏，当两手指分开时出现长白丝，滴入水中成珠状（滴水成珠）。老蜜黏合力较强，适合于黏性差的矿物性和纤维性药物制蜜丸。

四、能力训练

（一）操作条件

1. 器具。
2. 手工蜜丸的操作视频。

（二）安全及注意事项

1. 蜜丸制作过程中应进行通风、补尘，尽量降低粉尘浓度。
2. 制作蜜丸的器具、设备一药一清理，避免混药。
3. 水电安全、消防安全。

（三）操作过程

序号	步骤	操作方法及说明	质量标准
1	器具准备	制丸机、瓷盆、方盘、铝锅、烧杯、药筛、温度计、电炉、天平等	器具准备齐全、洁净、摆放合理
2	原料药的准备与处理	把处方中的中药材粉碎成适宜粒径的粉末	
3	炼蜜	取生蜂蜜适量，加热炼制，至蜜表面起黄色气泡（稍变颜色）	手拭之有一定黏性，但两手指离开时无长丝出现即可
4	制丸块	将药粉置于搪瓷盘中，加入凉至适宜温度的炼蜜，混合揉搓制成均匀滋润的丸块	药粉与炼蜜应充分混合均匀，制成软硬适度、可塑性佳的丸块
5	搓丸条	在搓条机上制条，再置于搓丸器的沟槽底板上（需预先涂少量润滑剂，以防黏附），至被切断，且搓圆成丸	丸条应符合工艺规程要求
6	分粒、搓圆	把丸条分粒，并用搓圆器，使达到规定的成品粒径标准的操作	丸粒表面致密、光洁、色泽一致
7	干燥	药丸略晒干或红外线灯烤干	符合《中国药典》2020年版规定蜜丸的含水量不得超过15%
8	质检	按照《中国药典》2020年版的规定进行质量检查	外观圆整均匀、色泽一致及剂量准确
9	包装	一般蜜丸常用蜡纸、玻璃纸、塑料袋或蜡壳包装	根据蜜丸的性质选择合适的包装材料

【问题情境一】

　　某药企手工制作大山楂丸，在生产过程中，泛丸时发现丸粒黏合不起来、比较散，试分析产生此现象的原因是什么？应如何解决？

　　原因是使用的炼蜜太嫩，水分含量高，药粉的黏合性不好，会导致丸粒霉变。解决办法：炼蜜选择中蜜或者老蜜。

【问题情境二】

　　某药企手工制作槟榔四消丸（大蜜丸）时，制作的大蜜丸表面粗糙，分析产生此现象的原因是什么？应如何解决？

　　原因是药料中含纤维多、药粉过粗、加蜜量少且混合不匀。一般用将药料粉碎得更细些、加大用蜜量、使用较老的炼蜜、给足润滑剂等办法解决。

序号	评价内容	评价标准	评价结果（是/否）
1	塑制法的制备工艺	能正确画出泛制的工艺流程图	
2	炼蜜	能正确炼制不同程度的蜂蜜	
3	制丸块	能制成软硬适度、可塑性佳的丸块	
4	搓丸条、分粒、搓圆	（1）能使用搓丸器进行蜜丸操作 （2）能正确判断丸粒粒径、圆整度是否合格	
5	质检	能正确判断丸粒粒径、外观是否合格	

五、课后作业

1. 嫩、中、老蜜的炼制区别？各适用什么药粉制丸？
2. 在制备清胃黄连丸过程中难以搓丸，试分析原因并提出解决方法。

实训 F-2-2　能按照规程制备蜜丸蜡壳

一、核心概念

1. 蜡壳
中药大蜜丸的传统包装材料。

2. 蜡壳包装
指的是用一定配方组成的蜡液制成蜡壳后，将一粒大蜜丸放入里面，密封而成。

二、学习目标

1. 能正确制备蜡壳。
2. 能按要求完成器具的前处理。
3. 能手工完成蜡壳的制备。

三、基本知识

蜂蜡为蜜蜂科昆虫中华蜜蜂或意大利蜂分泌的蜡。依据加工情况不同分为：

1. 黄蜡
又名黄占，为将蜂巢置水中加热，滤过，冷凝取蜡或再精制而成，为不规则团块，大小不等，呈黄色、淡黄棕色或黄白色，不透明或微透明，表面光滑。体较轻，蜡质，断面砂粒状。用手搓捏能软化，有蜂蜜样香气，味微甘。

2. 白蜂蜡

由黄蜡经漂白制成，可将蜂蜡切成薄片，或加热成带状薄片，倒入缸中，放置露天经日晒夜露和随时搅拌，视其色由黄变白，随即加热熔合，呈半透明色蜂蜡。蜂蜡的主要成分为棕榈酸蜂蜡醇酯，另含有少量的游离高级醇而有乳化作用。蜂蜡的熔点为 62～65℃。蜂蜡可用作制备蜡纸。传统制蜡壳以其为主要原料。

四、能力训练

（一）操作条件

1. 手工制蜡壳的 SOP。
2. 蜡壳制备的物料。

（二）安全及注意事项

1. 蜡壳制备的器具、设备清理。
2. 水电安全、消防安全。

（三）操作过程

序号	步骤	操作方法及说明	质量标准
1	工具的制作	制木球：选用硬杂木（如梨木、杏木、水曲柳等）经水浸透后镟成直径 2.5cm 等不同规格的圆木球（即略大于 9g 蜜丸和 6g 蜜丸）。过去是"锻匠镶"，现在可用车床加工。在各个圆木球上顶保留一个 2cm 的小孔穴，将做成后的木球放入沸水中煮透，捞出泡在冷水盆中备用 制弯杆：用 3 号铁丝制成"L"形弯杆 12 个，弯勾端磨尖。每 6 根杆子背靠背用细绳扎成束，使弯头分布均匀如梅花形，将绳扎的部分在溶化的蜡液中沾一下，冷却后即能固定坚牢	弯杆冷却后能固定坚牢
2	蜂蜡的漂白	（1）做蜡条：将两根手掌般宽的长条木板刨光用水浸透，捞出后擦干表面水分。将蜂蜡加热融化后，用木板沾一下，然后浸入冷水中冷却，取出木板即可撕下蜡皮，呈条状。两根木板交替操作，直至做完蜡液，收集蜡条扎成捆存放备用。 （2）晒蜡：选天气晴朗的日子，将蜡条均匀地滩晒在芦席或水泥地面上，每日翻动一次，在中午气温高时注意观察，如发现蜡皮有受热融化迹象可喷淋清水少许以降温。连晒 3 天左右	蜂蜡条由黄色变为纯白色为度

序号	步骤	操作方法及说明	质量标准
3	兑蜡和试蜡	要按8:2的比例兑入质地纯净且较坚硬的矿蜡。先试作几个蜡壳放一宿，如果发生变形说明硬度不够，可再加少许矿蜡。如蜡壳用手轻捏即碎裂，说明硬度太大，可加入少许蜂蜡调节，调节至试作的蜡壳放置一宿不走形，手捏之柔韧不破裂为度，即可开始成批生产	兑蜡和试蜡蜂蜡的韧性大而硬度低，手捏之柔韧不破裂为度
4	吊蜡皮	将兑好的蜡加热融化后离火，置于火炉附近保温以不凝为度。从水盆中捞出木球并擦干表面水珠。将木球的孔端一一固定在弯扦头上，即可开始吊蜡皮。将木球在蜡液中沾一下即可。但要根据蜡液的温度来调节沾蜡的次数，如蜡液过热时可多重复沾的次数，蜡凉则减。总之，沾好蜡的木球连同扦子整束放入冷水盆中冷却。换另一把扦子如法操作。冷后的蜡球从扦上摘下，晾干水分	蜡层增厚至看不清木球
5	割"尾巴"与切蜡壳	蜡球从扦上取下时，与扦接连处形成一个蜡质的尾巴和孔洞。要用小刀切去尾巴，然后用拇指和食指挟住蜡球缓缓转动，用小刀沿赤道线切一缝。用手掰开一面让其与另一侧面相连，倒出木球，置清洁处晾干水分	切口平滑无毛刺
6	封口与打印	在蜡壳中装入丸药后合拢。用鸭嘴形小烙铁沿合缝烫一圈，重新装在弯扦上，在热蜡液中浸一下旋即提起，让其在空气中冷却。取下后用鸭嘴烙铁烫平尾巴，蜡封全过程即告完成。打印是吊蜡壳的最后一道工序。常用的印章有"猩红""金箔""银箔"三种，印章一般用牛角刻成。内容包括药名，也有字号名。事先将金箔、银箔连同隔纸一起剪成印章大小的块状或准备好猩红纱布印泥；盖章时章子沾上金箔、银箔或者猩红；将蜡丸一侧在蜡烛火微烤一下致软，沿印章面滚动一下，打印工序即告完成，此后便是成品的包装和销售	封口平整，打印字体清晰

【问题情境一】

　　某药企手工制备蜡壳，在包装蜜丸的过程中发现能看见里面的蜜丸，试分析产生此现象的原因有哪些？应如何解决？

　　吊蜡皮吊的层数太少，应增加吊蜡皮的层数，直至蜡层增厚至看不清木球为止。

某药企手工制备的蜡壳，发现用手轻捏即碎裂，试分析产生此现象的原因是什么？应如何解决？

说明硬度太大，可加入少许蜂蜡调节，调节至试作的蜡壳放置一宿不走形，手捏之柔韧不破裂为度，再开始批量生产。

（四）学习结果评价

序号	评价内容	评价标准	评价结果（是/否）
1	工具的制作	能正确完成木球、弯杆的制作	
2	蜂蜡的漂白	能完成蜂蜡条由黄色变为纯白色	
3	兑蜡和试蜡	能兑蜡和试蜡，手捏之柔韧不破裂	
4	吊蜡皮	能正确判断蜡层增厚	
5	割"尾巴"与切蜡壳	能使用小刀割尾巴与切蜡壳	

五、课后作业

1. 制备蜡壳的原材料主要有哪些？
2. 生产的蜡壳粒径不均匀，表面凹凸不平，试分析原因并提出解决办法。

实训 F-2-3 能解决蜜丸制备过程中出现的工艺问题

一、核心概念

反砂

蜜丸在贮存过程中，出现糖的结晶析出，此现象称为"反砂"或"返砂"，是蜜丸、蔗糖青剂等含糖较高剂型制备过程中的常见问题。

二、学习目标

1. 能及时发现蜜丸制备过程中的问题并及时解决。
2. 能准确判断产品质量。

三、基本知识

序号	检查项目	要求
1	外观检查	外观应圆整均匀、色泽一致
2	水分	照《中国药典》（2020年版）四部水分测定法（通则0832）测定。除另有规定外，蜜丸不得过15.0%
3	重量差异	照《中国药典》（2020年版）四部丸剂（通则0108）【重量差异】项下要求检查，应符合规定。凡进行装量差异检查的单剂量包装丸剂及进行含量均匀度检查的丸剂，一般不再检查重量差异
4	装量差异	单剂量包装的丸剂装量差异限度应符合下表中规定
5	溶散时限	照《中国药典》（2020年版）四部崩解时限检查法（通则0921）片剂项下的方法加挡板进行检查。除另有规定外，小蜜丸、水蜜丸应在1小时内全部溶散；除另有规定外，大蜜丸不检查溶散时限

蜜丸剂重量差异限度

标示重量（或平均重量）	重量差异限度
0.05g 及 0.05g 以下	+12%
0.05g 以上至 0.1g	±11%
0.1g 以上至 0.3g	±10%
0.3g 以上至 1.5g	±9%
1.5g 以上至 3g	±8%
3g 以上至 6g	±7%
6g 以上至 9g	±6%
9g 以上	±5%

四、能力训练

（一）操作条件

1. 手工蜜丸的岗位 SOP。
2. 手工蜜丸的质量控制点。

（二）安全及注意事项

1. 蜜丸应进行通风、补尘，尽量降低粉尘浓度。
2. 蜜丸的器具、设备一药一清理，避免混药。
3. 水电安全、消防安全。

（三）塑制蜜丸常发生的质量问题与解决方法

质量问题	原因	解决方法
变硬	（1）用蜜量不足 （2）合坨时蜜温较低 （3）蜜炼得过老 （4）含胶类药比例较多时且合坨蜜温过高而使其烊化，冷后又凝固	针对原因，调整用蜜量、控制合坨时蜜温以及炼蜜程度即可解决
表面粗糙	（1）药料中含纤维多 （2）药料中含矿物或贝壳类药过多 （3）药粉过粗 （4）加蜜量少且混合不匀 （5）润滑剂用量不足	一般用将药料粉碎得更细些、加大用蜜量、使用较老的炼蜜、给足润滑剂等办法解决。亦可将纤维多的、矿物药等药味加以提取，浓缩成膏兑入炼蜜中
皱皮	（1）炼蜜较嫩而含水分多，当水分蒸发后蜜丸萎缩 （2）包装不严，蜜丸在湿热季节吸潮，而在干燥季节水分蒸发，使蜜丸反复产生胀缩现象而造成 （3）润滑剂使用不当	将蜜炼至适宜程度，控制适当的含水量，加强包装使之严密
反砂	（1）蜂蜜质量欠佳，含果糖少 （2）合坨不均匀 （3）蜂蜜炼制不到程度	改善蜂蜜质量，合坨充分，控制炼蜜程度
发霉	（1）药料处理不干净，残留微生物或虫卵等 （2）药料在粉碎、过筛、合坨、制丸及包装等操作中被污染 （3）包装不严密，在贮存中污染	可采用清洗物料、控制丸剂含水量、应用灭菌技术和添加抑菌剂等方法解决

【问题情境一】

　　某药厂按塑制丸工艺生产千金止带丸（大蜜丸），成品检查时发现含水量为20%，丸粒较软。试分析产生此现象的原因有哪些？应如何解决？

　　成品含水量超标，并且丸粒较软，可能原因：用蜜量过多、蜜炼得太嫩等。通过调整用蜜量、控制合坨时蜜温以及炼蜜程度来解决。

【问题情境二】

　　某技术人员试制血竭蜜丸，制备时冷却后硬结，不利搓丸。试分析产生此现象的原因有哪些？应如何解决？

下蜜温度不当，一般药粉多趁热下蜜，流动性好，渗透性好，易于制备。但是如果处方中含有树脂类药物时，蜜温过高会使这些药粉融化，冷却后硬结。一般下蜜时温度应控制在60℃以下。

（四）学习结果评价

评价内容	评价标准	评价结果（是 / 否）
塑制蜜丸法的制备问题	（1）能准确判断塑制蜜丸的质量 （2）能正确处理塑制蜜丸制备过程中出现的问题	

五、课后作业

1. 当处方中含有油脂类的药物时，该如何处理？
2. 当制备的蜜丸表面粗糙时，试分析原因并提出解决方法。

项目 F-3

浓缩丸

实训 F-3-1　能按照规程制备浓缩丸

一、核心概念

浓缩丸

浓缩丸系指饮片或部分饮片提取浓缩后，与适宜的辅料或其余饮片细粉，以水、蜂蜜或蜂蜜和水为黏合剂制成的丸剂。

二、学习目标

1. 能正确使用浓缩提取罐。
2. 能按要求完成药材的前处理。
3. 能用手工塑制法完成浓缩丸的制备。

三、基本知识

根据所用黏合剂的不同，分为浓缩水丸，浓缩蜜丸和浓缩水蜜丸。

1. 浓缩丸

是目前丸剂中较常用的一种剂型，其特点是体积缩小，易于服用和吸收，发挥药效好；同时利于保存，不易霉变。但是，浓缩丸的饮片在煎煮，特别是在浓缩过程中由于受热时间较长，有些成分可能会受到影响，使药效降低。

2. 饮片处理的原则

根据饮片性质，确定提取制膏的饮片和粉碎制粉的饮片。通常情况是质地坚硬、黏性大、体积大、富含纤维的饮片，宜提取制膏。贵重饮片，体积小、淀粉量多的饮片，宜粉碎制成细粉。提取饮片与制粉饮片的比例，必须通过预试验，综合分析确定，从而使服用剂量控制在一个合理可行的范围内。

3. 制备方法

（1）采用塑制法制备时，取处方中部分饮片提取浓缩成膏（蜜丸型浓缩丸须加入适量炼蜜）做黏合剂，其余饮片粉碎成细粉，混合均匀，再制丸条、分粒、搓圆即得。具体操作同蜜丸。

（2）采用泛制法制备时，取处方中部分饮片提取浓缩成浓缩液做黏合剂，其余饮片粉碎成细粉用于泛丸。或用稠膏与细粉混合成块状物，干燥后粉碎成细粉，再以水或不同浓度的乙醇为润湿剂泛制成丸。具体操作同水丸。处方中膏少粉多时，常用前法；膏多粉少时，常用后法。

四、能力训练

（一）操作条件

1. 制备器具。
2. 手工制备浓缩丸的操作视频。

（二）安全及注意事项

1. 浓缩丸制备的过程中应进行通风、补尘，尽量降低粉尘浓度。
2. 制备浓缩丸的器具、设备一药一清理，避免混药。
3. 水电安全、消防安全。

（三）操作过程

序号	步骤	操作方法及说明	质量标准
1	器具准备	提取浓缩罐、瓷盆、方盘、铝锅、烧杯、药筛、温度计、电炉、天平等	器具准备齐全、洁净、摆放合理
2	原料药的准备与处理和中药材提取、浓缩	把处方中的中药材粉碎成适宜粒径的粉末。采用适宜的方法提取并浓缩	最大限度地提取出有效成分
3	制丸块	将浓缩膏置于搪瓷盘中，将其他药粉混入，揉搓制成均匀滋润的丸块	药粉与炼蜜应充分混合均匀，制成软硬适度、可塑性佳的丸块
4	搓丸条	在搓条机上制条，再置于搓丸器的沟槽底板上（需预先涂少量润滑剂，以防黏附），至被切断，且搓圆成丸	丸条应符合工艺规程要求
5	分粒、搓圆	把丸条分粒，并用搓圆器，使达到规定的成品粒径标准的操作	丸粒表面致密、光洁、色泽一致
6	干燥	药丸略晒干或红外线灯烤干	符合《中国药典》2020年版规定浓缩丸的含水量不得超过9%

序号	步骤	操作方法及说明	质量标准
7	质检	按照《中国药典》2020年版的规定进行质量检查	外观圆整均匀、色泽一致及剂量准确
8	包装	一般浓缩丸常用蜡纸、玻璃纸、塑料袋或蜡壳包装	根据蜜丸的性质选择合适的包装材料

【问题情境一】

　　某药企在生产杜仲腰痛浓缩丸时，制出来的浓缩丸发现水分为20%。不易达标甚至超标，丸粒黏结，试分析产生此现象的原因是什么？应如何解决？

　　因为浸膏比重过大，制得的基丸表面易被黏性成分包裹，内部水分在干燥过程中不易渗出，从而改变了浸膏的工艺，药粉粒度改为80目。干燥温度为70℃，干燥时间为12小时，切条后的基丸圆整，碎丸较少，也很少出现丸粒黏结和黏盘现象。

【问题情境二】

　　某药企在制备八珍丸的生产过程中，泛丸时发现，丸子外观不光滑、不易成型，试分析产生此现象的原因是什么？应如何解决？

　　药材粉碎细度非常重要，必须控制在适当的范围，粉碎过粗即会产生此现象。解决办法，把药材粉碎粒度减小。

（四）学习结果评价

序号	评价内容	评价标准	评价结果（是/否）
1	塑制法的制备工艺	能正确画出泛制的工艺流程图	
2	中药材浓缩液	能正确提取、浓缩中药材的有效成分	
3	制丸块	能制成软硬适度、可塑性佳的丸块	
4	搓丸条、分粒、搓圆	（1）能使用搓丸器进行蜜丸操作 （2）能正确判断丸粒粒径、圆整度是否合格	
5	质检	能正确判断丸粒粒径、外观是否合格	

五、课后作业

当浓缩丸出现溶散时限延长，试分析原因并提出解决方法。

实训 F-3-2 能解决浓缩丸制备过程中出现的工艺问题

一、核心概念

丸裂

丸裂开的现象叫做丸裂。

二、学习目标

1. 能及时发现浓缩丸制备过程中的问题并及时解决。
2. 能准确判断产品质量。

三、基本知识

序号	检查项目	要求
1	外观检查	外观应圆整均匀、色泽一致
2	水分	照《中国药典》（2020 年版）四部水分测定法（通则 0832）测定。除另有规定外，浓缩丸不得过 12.0%
3	重量差异	照《中国药典》（2020 年版）四部丸剂（通则 0108）【重量差异】项下要求检查，应符合规定。凡进行装量差异检查的单剂量包装丸剂及进行含量均匀度检查的丸剂，一般不再检查重量差异
4	装量差异	单剂量包装的丸剂装量差异限度应符合下表中规定
5	溶散时限	照《中国药典》（2020 年版）四部崩解时限检查法（通则 0921）片剂项下的方法加挡板进行检查。除另有规定外，浓缩丸应在 2 小时内全部溶散

丸剂重量差异限度

标示重量（或平均重量）	重量差异限度
0.05g 及 0.05g 以下	+12%
0.05g 以上至 0.1g	±11%
0.1g 以上至 0.3g	±10%

标示重量（或平均重量）	重量差异限度
0.3g 以上至 1.5g	±9%
1.5g 以上至 3g	±8%
3g 以上至 6g	±7%
6g 以上至 9g	±6%
9g 以上	±5%

四、能力训练

（一）操作条件

1. 浓缩丸岗位 SOP。
2. 浓缩丸的质量控制点。

（二）安全及注意事项

1. 泛丸应进行通风、补尘，尽量降低粉尘浓度。
2. 泛丸的器具、设备一药一清理，避免混药。
3. 水电安全、消防安全。

（三）塑制浓缩丸常发生的质量问题与解决方法

质量问题	原因	解决方法
丸粒大小不均匀	成型过程中加粉不均匀	慢慢加入粉末
溶散迟缓	干燥温度过高时制丸时湿丸中的淀粉类易糊化，导致黏性增加，不利于丸粒的溶散	温度应控制在 50℃ 以下
外观色泽不均	（1）原料的好差影响成品外观色泽 （2）因储藏条件不当，致使药材变质，如出油等，其色泽会加深变暗	选择质量好的原料，既保证产品外观质量，也保证产品的内在质量
丸裂	粉膏混合不均匀	注意粉膏混合要均匀

【问题情境一】

某药企制备六味地黄丸过程中，发现了好多丸裂。试分析产生此现象的原因有哪些？应如何解决？

制备过程中粉膏混合不均匀。应均匀地将药粉撒在浓缩膏上，再进行制丸。

【问题情境二】

某药企在生产归脾丸过程中，发现丸粒外观色泽不均匀，试分析产生此现象的原因是什么？应如何解决？

选用的中药材发生霉变或者储存不当，选择质量较好的中药材。

（四）学习结果评价

评价内容	评价标准	评价结果（是／否）
塑制浓缩丸法的制备问题	（1）能准确判断塑制浓缩丸的质量 （2）能正确处理塑制浓缩丸制备过程中出现的问题	

五、课后作业

1. 丸裂的概念？

2. 当生产人参胡桃浓缩丸时，水分不符合标准或超限，试分析原因并提出解决方法。

模块 G
浸出制剂的制备

项目 G-1

煎膏剂

实训 G-1-1　能按照规程手工制备煎膏剂

一、核心概念

1. 煎膏剂

指饮片用水煎煮、去渣，取煎煮液浓缩，加炼蜜或糖（转化糖）制成的半流体制剂。主要供内服。

2. 转化糖

用稀酸或酶对蔗糖作用后所得的含等量的葡萄糖和果糖的混合物。

二、学习目标

1. 能按照煎膏剂生产工艺流程手工制备煎膏剂。
2. 能使用煎煮法提取中药饮片中的药用成分。

三、基本知识

1. 煎膏剂的生产工艺

煎膏剂的生产工艺流程：备料→煎煮浓缩→加糖收膏→质检→包装。

2. 浸出方法（煎煮法）

煎煮法指以水为溶剂，经加热煮沸浸提中药饮片中有效成分的方法。该法是最早使用的一种简易浸出方法，是制备浸出制剂最常用的方法。由于浸出溶剂通常用水，故有时也称为"水煮法"或"水提法"。煎煮法具有溶剂价廉易得、操作简单易行、药用成分浸提充分等优点。但对热不稳定、易水解、易酶解或易挥发的成分在煎煮过程中易被破坏或挥散，并且浸提液中杂质含量较多、分离困难等。所以煎煮法适用于药用成分溶于水且对热稳定，以及药用成分不明确的中药饮片的浸提。

四、能力训练

（一）操作条件

1. 操作室洁净度、温湿度符合要求。
2. 煎煮锅、滤网、桑皮纸、比重计等设备工具。
3. 煎膏剂处方。
4. 中药饮片、辅料（炼蜜或糖等）。

（二）安全及注意事项

1. 安全用电。
2. 注意生产过程的安全操作。

（三）操作过程

序号	步骤	操作方法及说明	质量标准
1	备料	按处方要求将加工炮制合格的饮片准确称量配齐	饮片"细而不粉"
2	炼糖	蔗糖加30%～60%的水，加热煮沸30分钟，加0.1%酒石酸，不断搅拌至糖液呈金黄色	糖液呈金黄色
3	煎煮浓缩	根据原料性质进行煎煮，一般加水煎煮2～3次，每次1～3小时，随时补充沸水。煎液过滤，滤液武火加热至沸腾，当药液变稠时改用文火，不断搅拌，继续浓缩至规定的相对密度，得"清膏"	取少许浓缩液滴于桑皮纸上，液滴周围不渗水
4	收膏	清膏中加规定量的炼糖或炼蜜，继续加热熬炼，不断搅拌并除去液面上的泡沫至规定标准；收膏时随着稠度增加，加热温度可相应降低	除另有规定外，炼蜜或糖的用量，一般不超过清膏量的3倍；收膏稠度视各品种而定，一般相对密度在1.4左右，或滴于桑皮纸上周围不现水迹
5	分装与贮存	待煎膏充分冷却后，分装于清洁、干燥、无菌的广口容器中	分装均匀，密封，置阴凉处贮存

【问题情境一】

煎膏剂如需添加蜂蜜，应做如何处理？

制备煎膏剂所用的蜂蜜须经炼制处理。嫩蜜：将蜂蜜加热至105～115℃，使含水量为17%～20%，相对密度在1.35左右，色泽无明显变化，稍有黏性。中蜜：又称炼蜜。是将嫩蜜继续加热，温度达116～118℃，使含水量为14%～16%，相对密度在1.37左右，出现浅黄色有光泽的翻腾的均匀细气泡，用手捻有黏性，当两手指分开时无白丝出现。老蜜：是将中蜜继续加热，温度达169～122℃，使含水量为10%以下，相对密度在1.40左右，出现红棕色有光泽较大气泡，手捻之甚黏，当两手指分开出现长白丝，滴入水中成珠状（滴水成珠）。煎膏剂一般添加炼蜜。

【问题情境二】

制备煎膏剂应如何选择蜂蜜、蔗糖、冰糖、红糖、饴糖作辅料？

由于糖的品质不同，制成煎膏剂的质量及效用也有差异。蜂蜜具有滋补、祛痰镇咳或缓泻作用，常作滋补剂的辅料。冰糖是蔗糖的结晶，味甘性寒，具有润肺生津的作用，常用作润肺止咳剂的辅料。红糖是一种未经提纯的糖，营养价值比蔗糖高，具有补血、疏肝、祛寒、破瘀等功效，尤其适于产妇及贫血者服用，具有矫味、营养和辅助治疗的作用，故中医常用红糖做煎膏剂。饴糖具有缓中、补虚、生津、润燥的作用，常用作虚弱患者之辅料。

（四）学习结果评价

序号	评价内容	评价标准	评价结果（是/否）
1	备料	能按要求将中药饮片粉碎至适宜粒径	
2	炼糖	能按要求炼制合格糖液	
3	煎煮浓缩	能正确控制温度 能正确控制煎煮时间和加水次数 能正确判断煎煮终点	
4	收膏	能按处方正确添加糖液 能正确判断煎膏稠度	
5	分装与贮存	能按照处要求，正确分装合格煎膏剂	

五、课后作业

1. 试述手工制备煎膏剂的工艺流程。
2. 查阅资料回答，煎膏剂的主要特点有哪些？

实训 G-1-2　能处理煎膏剂制备过程中出现的工艺问题

一、核心概念

1. 凝固

指蛋白质受热温度过高，发生凝结形成絮状物或固体的现象。

2. 糊化

指淀粉与水混合加热，达到一定温度后，淀粉粒溶胀、崩溃，形成黏稠溶液的现象。

二、学习目标

1. 能处理煎膏剂制备过程中出现的工艺问题。
2. 能按要求正确贮存煎膏剂。

三、基本知识

1. 煎膏剂在生产与贮藏期间应符合下列有关规定

（1）饮片按各品种项下规定的方法煎煮，滤过，滤液浓缩至规定的相对密度，即得清膏。

（2）如需加入饮片原粉，除另有规定外，一般应加入细粉。

（3）清膏按规定量加入炼蜜或糖（或转化糖）收膏；若需加饮片细粉，待冷却后加入，搅拌混匀。除另有规定外，加炼蜜或糖（或转化糖）的量，一般不超过清膏量的 3 倍。

（4）煎膏剂应无焦臭、异味，无糖的结晶析出。

（5）除另有规定外，煎膏剂应密封，置阴凉处贮存。

2. 煎膏剂的质量要求

按照《中国药典》2020 年版对煎膏剂质量检查的有关规定，除另有规定外，煎膏剂应进行以下相应检查。

（1）相对密度：除另有规定外，取供试品适量，精密称定，加水约 2 倍，精密称定，混匀，作为供试品溶液。照相对密度测定法（通则 0601）测定，按下式计算，应符合各品种项下的有关规定。

$$供试品相对密度 = \frac{W_1 - W_1 \times f}{W_2 - W_1 \times f}$$

式中，W_1 为比重瓶内供试品溶液的重量，g；W_2 为比重瓶内水的重量，g。

$$f = \frac{加入供试品中的水重量}{供试品重量 + 加入供试品中的水重量}$$

凡加饮片细粉的煎膏剂，不检查相对密度。

（2）不溶物：取供试品 5g，加热水 200ml，搅拌使溶化，放置 3 分钟后观察，不得有焦屑等异物。

加饮片细粉的煎膏剂，应在未加入细粉前检查，符合规定后方可加入细粉。加入药粉后不再检查不溶物。

（3）装量：照最低装量检查法（通则 0942）检查，应符合规定。

（4）重量差异：取供试品 5 张，分别称定每张总重量，剪取单位面积（cm²）的裱背，称定重量，换算出裱背重量，总重量减去裱背重量，即为膏药重量，与标示重量相比较，应符合表中的规定。

标示重量	重量差异限度
3g 及 3g 以下	±10%
3g 以上至 12g	±7%
12g 以上至 30g	±6%
30g 以上	±5%

四、能力训练

（一）操作条件

1. 操作室洁净度、温湿度符合要求。
2. 煎煮锅、滤网、桑皮纸、波美比重计等设备工具。
3. 煎膏剂处方。
4. 中药饮片、辅料（炼蜜或糖等）。

（二）安全及注意事项

1. 安全用电。
2. 注意生产过程的安全操作。

（三）煎煮法制备煎膏剂的常见问题及处理

序号	常见问题	产生原因	解决方法
1	凝固与糊化	受热温度过高，饮片软化膨胀不充分	加热前用冷水浸泡饮片一段时间，使饮片组织充分软化膨胀
2	糖液焦糊	加热温度过高或时间过长	根据不同种类糖，选择适宜的加热温度和时间；冰糖的含水量较少，炼制时间宜短，在开始炼制时加适量水；饴糖含水量较多，炼制时可不加水，炼制时间较长； 红糖含杂质较多，转化后一般加糖量2倍水稀释，静置适当时间，除去沉淀备用
3	药液焦糊	火候控制不好或时间过长	一般先用大火（武火）至沸，小火（文火）保持微沸
4	有效成分含量低	时间过短，药用成分浸提不充分；时间过长，杂质煎出量过多，挥发性成分挥发损失过大	根据饮片性质控制煎煮时间，一般为0.5～2小时，煎煮2～3次； 若质地坚硬、药用成分难以煎出并且有毒的中药饮片，投料量较大或为第一煎的中药饮片，则可适当延长煎煮时间；若质地松软、清解剂或芳香类药物以及药用成分受热易破坏的中药饮片，或投料量较小，或为第二煎的中药饮片，则煎煮时间可短些

【问题情境一】

　　有些煎膏剂在贮存一定时间后，常有糖的结晶析出，是何原因造成的？如何防止这情况发生？

　　这种现象俗称"返砂"。返砂的原因与煎膏剂所含总糖量和转化糖量有关。有研究表明，转化糖与总糖量比例过低或过高时，均易出现返砂现象，一般控制总糖含量在85%以下为宜。转化率在10%～30%，有蔗糖结晶；转化率在60%～90%，有葡萄糖的结晶；转化率在40%～50%，未检查出蔗糖和葡萄糖结晶。炼糖时，使糖部分转化，控制糖的适宜转化率，可以防止煎膏剂产生"返砂"现象。

【问题情境二】

　　煎膏剂生产过程中，除了使用可以将清膏或成品膏滴于桑皮纸上判断相对密度外，还可使用什么方法进行判断？

实际生产中，判断正在加热的清膏及成品膏是否达到规定的相对密度，按《中国药典》规定方法测定较费时间，在进行定性或简单定量判断时，可用波美计测定"收膏"的相对密度，简便准确。

（四）学习结果评价

序号	评价内容	评价标准	评价结果（是 / 否）
1	凝固与糊化	能正确判断产生原因 能提出解决方法	
2	糖液焦糊	能正确判断产生原因 能提出解决方法	
3	药液焦糊	能正确判断产生原因 能提出解决方法	
4	有效成分含量低	能正确判断产生原因 能提出解决方法	

五、课后作业

1. 煎膏剂的质量检查项目有哪些？
2. 查阅资料回答，按照《中国药典》的规定煎膏剂应如何进行相对密度的检查。

项目 G-2

糖浆剂

实训 G-2-1　能按照规程制备糖浆剂

一、核心概念

糖浆剂

糖浆剂系指含有原料药物的浓蔗糖水溶液。

二、学习目标

1. 能按照糖浆剂生产工艺流程制备糖浆剂。
2. 能使用热溶法配制糖浆剂。

三、基本知识

1. 糖浆剂的生产工艺

糖浆剂的制备工艺流程为：备料→浸提→净化→浓缩→配制→滤过→灌装→成品。

2. 糖浆剂的配制方法

（1）溶解法

热溶法是将蔗糖溶于沸蒸馏水中，继续加热使其全溶，降温后加入其他药物，搅拌溶解、过滤，再通过滤器加蒸馏水至全量，分装，即得。热溶法有很多优点，蔗糖在水中的溶解度随温度升高而增加，在加热条件下蔗糖溶解速度快，趁热容易过滤，可以杀死微生物，成品易保存。热溶法适用于单糖浆、不含挥发性成分的糖浆、受热较稳定的药物糖浆及有色糖浆的制备，不适用于含有机酸糖浆剂的制备。

冷溶法是在室温条件下，将蔗糖溶于冷蒸馏水或含药的溶液中制备糖浆剂的方法。本法适用于单糖浆、对热不稳定或挥发性药物，制备的糖浆剂颜色较浅。但制备所需时间较长并容易污染微生物。

（2）混合法

系将药物与单糖浆直接混合而制成糖浆剂。本法的优点是方法简便、灵活，可大量配制，也可小量配制。一般含药糖浆的含糖量较低，要注意防腐。

四、能力训练

（一）操作条件

1. 操作室洁净度、温湿度符合要求。
2. 浸提设备、蒸气夹层锅、板框压滤机等设备工具。
3. 糖浆剂处方。
4. 中药饮片、蔗糖、辅料等。

（二）安全及注意事项

1. 安全用电。
2. 注意生产过程的安全操作。

（三）操作过程

序号	步骤	操作方法及说明	质量标准
1	备料	按处方要求将加工炮制合格的饮片准确称量配齐	饮片"细而不粉"
2	浸提	根据饮片性质选择适宜浸提方法；一般采用煎煮法煎煮两次，每次煎煮1～2小时	符合不同浸提方法的操作要求
3	净化	煎煮液静置沉淀后过滤	滤液澄清
4	浓缩	滤液继续加热，浓缩至规定的相对密度，必要时加入矫味剂、防腐剂或着色剂等	浓缩液相对密度符合规定
5	配制（热溶法）	加热纯化水至沸腾，加入蔗糖，搅拌溶解。降温后加入浓缩液、防腐剂等，搅拌过滤，通过滤器加蒸馏水至全量	溶液澄清，颜色适宜
6	滤过	按规定静置一定时间，用板框压滤机过滤，必要时加入澄清剂加速沉降	符合《中国药典》2020年版的有关规定
7	灌装与贮存	过滤后的澄清糖浆剂及时灌装，塞紧，贴签，贮存	灌装容器为洁净干燥有刻度的玻璃瓶或塑料瓶；当天配制的糖浆剂当天灌装完毕；糖浆剂密封至阴凉处贮存

【问题情境一】

制备糖浆剂的蔗糖应符合哪些要求？

制备糖浆剂所用的原料蔗糖应是精制的无色或白色干燥的结晶，并符合《中国药典》的规定。蔗糖属于双糖类，其水溶液较稳定，但在有酸的存在下，加热后易转化水解生成转化糖（葡萄糖与果糖）。转化糖具有还原性，可延缓某些易氧化药物的氧化变质。但转化糖过多对糖浆的稳定性也有一定的影响。

【问题情境二】

糖浆剂在制备时应注意哪些事项？

制备糖浆剂应在避菌环境中，各种用具、容器应进行洁净或灭菌处理，并及时灌装；应选择药用白砂糖；生产中宜用蒸气夹层锅加热，温度和时间应严格控制。

（四）学习结果评价

序号	评价内容	评价标准	评价结果（是 / 否）
1	备料	能按要求将中药饮片粉碎至适宜粒径	
2	浸提	能根据饮片性质选择恰当的浸提方法 能按要求浸提合格药液	
3	净化	能正确净化中药浸提液	
4	浓缩	能正确浓缩浸提液 能正确判断浸提液的相对密度	
5	配制	能按照处方要求，选择恰当的方法配制糖浆剂 能正确采用热溶法配制糖浆剂	
6	滤过	能正确使用滤过设备，过滤配制好的糖浆剂	
7	灌装与贮存	能按照处方要求，正确分装、贮存糖浆剂	

五、课后作业

1. 混合法制备糖浆剂的混合方式是什么？

2. 查阅资料回答，糖浆剂的主要特点有哪些？

实训 G-2-2　能处理糖浆剂制备过程中出现的工艺问题

一、核心概念

1. 单糖浆

系指蔗糖的近饱和水溶液，其含糖浓度为 85%（g/ml）或 64.72%（g/g）。不含药物，可配制药用糖浆，也可作为矫味剂、助悬剂以及片剂、丸剂等剂型的包衣黏合剂。

2. 芳香糖浆

系指含芳香性物质的浓蔗糖水溶液，主要用作液体药剂的矫味剂，如橙皮糖浆、姜糖浆等。

3. 药用糖浆

系指含药物或饮片提取物的浓蔗糖水溶液，具有特定的治疗作用，如五味子糖浆、磷酸可待因糖浆等。

二、学习目标

1. 能处理糖浆剂制备过程中出现的工艺问题。
2. 能按要求正确贮存糖浆剂。

三、基本知识

1. 糖浆剂在生产与贮藏期间应符合下列有关规定

（1）将原料药物用水溶解（饮片应按各品种项下规定的方法提取、纯化、浓缩至一定体积），加入单糖浆；如直接加入蔗糖配制，则需煮沸，必要时滤过，并自滤器上添加适量新煮沸过的水至处方规定量。

（2）含蔗糖量应不低于 45%（g/ml）。

（3）根据需要可加入适宜的附加剂。如需加入抑菌剂，除另有规定外，在制剂确定处方时，该处方的抑菌效力应符合抑菌效力检查法（通则 1121）的规定。山梨酸和苯甲酸的用量不得过 0.3%（其钾盐、钠盐的用量分别按酸计），羟苯酯类的用量不得过 0.05%。如需加入其他附加剂，其品种与用量应符合国家标准的有关规定，且不应影响成品的稳定性，并应避免对检验产生干扰。必要时可加入适量的乙醇、甘油或其他多元醇。

（4）除另有规定外，糖浆剂应澄清。在贮存期间不得有发霉、酸败、产生气体或其他变质现象，允许有少量摇之易散的沉淀。

（5）一般应检查相对密度、pH 值等。

（6）除另有规定外，糖浆剂应密封，避光置干燥处贮存。

2. 糖浆剂的质量要求

按照《中国药典》2020 年版对糖浆剂质量检查的有关规定，除另有规定外，糖浆剂应进行以下相应检查。

（1）装量

单剂量灌装的糖浆剂，照下述方法检查应符合规定。检查法，取供试品 5 支，将内容物分别倒入经标化的量入式量筒内，尽量倾净。在室温下检视，每支装量与标示装量相比较，少于标示装量的不得多于 1 支，并不得少于标示装量的 95%。

多剂量灌装的糖浆剂，照最低装量检查法（通则 0942）检查，应符合规定。

（2）微生物限度

除另有规定外，照非无菌产品微生物限度检查，微生物计数法（通则 1105）和控制菌检查法（通则 1106）及非无菌药品微生物限度标准（通则 1107）检查，应符合规定。

四、能力训练

（一）操作条件

1. 操作室洁净度、温湿度符合要求。
2. 浸提设备、蒸气夹层锅、板框压滤机等设备工具。
3. 糖浆剂处方。
4. 中药饮片、蔗糖、辅料等。

（二）安全及注意事项

1. 安全用电。
2. 注意生产过程的安全操作。

（三）糖浆剂配制过程中的常见问题及处理

序号	常见问题	产生原因	解决方法
1	成品颜色过深	采用热溶法配制糖浆剂过程中，温度过高或加热时间过长导致转化糖含量增加	控制加热时间和温度，一般沸后 5 分钟，温度不超过 100℃
2	混浊	药物为含醇制剂与单糖浆混合时会产生混浊	添加适量甘油助溶，或加滑石粉、滤纸浆作助滤剂滤净
3	沉淀	药物为水浸提制剂，蛋白质、黏液质等易发酵、霉变或久贮产生沉淀	先加热至沸腾 5 分钟，使凝固滤除，必要时可浓缩后加乙醇处理一次

【问题情境一】

药物分别为水溶性固体、难溶性药物、液体制剂、含醇制剂、水浸提制剂、干浸膏时，与单糖浆混合配制糖浆剂的方法是什么？

药物如为水溶性固体，可先用少量蒸馏水制成浓溶液后再与单糖浆混匀；难溶性药物可酌情加少量其他适宜的溶剂使其溶解，然后加入单糖浆中混匀；药物为可溶性液体或液体制剂，直接加入单糖浆中混匀，必要时可滤过；药物为含醇制剂（如酊剂、流浸膏等）与单糖浆混合时会发生混浊，可加适量甘油助溶，或加滑石粉、滤纸浆等作助滤剂滤净；药物为水浸提制剂、蛋白质、黏液质等易发酵、霉变或久贮产生沉淀，可先加热至沸腾5分钟，使其凝固滤除，必要时可浓缩后加乙醇处理一次；药物为干浸膏，应先粉碎后加少量甘油或其他适宜稀释剂，在无菌研钵中研匀后再与单糖浆混匀。

【问题情境二】

含糖量低的糖浆剂易发生微生物污染，应如何处理？

含糖量低的糖浆剂容易增殖微生物，空气中的酵母菌、霉菌对糖浆剂可致发酵、生霉、酸败及产生混浊现象等，应加入适宜的防腐剂。常用的防腐剂有羧酸类及尼泊金类。羧酸类中常用 0.1% ～ 0.25% 苯甲酸，0.05% ～ 0.15% 山梨酸；此外也可用丙酸。此三种羧酸的钠盐也可应用，但浓度应提高，如苯甲酸钠常用浓度为 0.15% ～ 0.35%。三种羧酸在化学上属于低级脂肪酸，在水溶液中很少电离，大部分保持分子态，对微生物的抑制作用主要是分子态，故使用此类防腐剂时，在酸性条件下效果为佳。

（四）学习结果评价

序号	评价内容	评价标准	评价结果（是／否）
1	成品颜色过深	能正确判断产生原因 能提出解决方法	
2	混浊	能正确判断产生原因 能提出解决方法	
3	沉淀	能正确判断产生原因 能提出解决方法	

五、课后作业

1. 糖浆剂的常用防腐剂有哪些？
2. 查阅资料回答，按照《中国药典》的规定糖浆剂应如何进行微生物限度的检查。

项目 G-3

酒剂

实训 G-3-1　能按照规程制备药酒剂

一、核心概念

酒剂
指饮片用蒸馏酒提取制成的澄清液体制剂，又称药酒。

二、学习目标

1. 能按照酒剂生产工艺流程完成酒剂的生产。
2. 能使用浸渍法、渗漉法提取中药饮片中的药用成分。

三、基本知识

1. 酒剂的生产工艺
酒剂的生产工艺流程：备料→浸出→静置、过滤→质检→包装。

2. 常用浸出方法
（1）浸渍法
浸渍法分为冷浸法和热浸法两种。①冷浸法：即在常温条件下进行浸渍的方法。将饮片加工炮制合格后，置适宜的容器中，加入规定量的蒸馏酒，密闭浸渍，每日搅拌 1～2 次，一周后改为每周搅拌 1 次，除另有规定外，浸渍 30 天以上。取上清液，压榨药渣，榨出液与上清液合并。此法制得的成品澄明度较好，但浸渍时间较长。②温浸法：在 40～60℃的条件下进行浸渍的方法。适宜于耐热药物制备酒剂。将饮片加工炮制合格后，置适宜的容器中，加入规定量蒸馏酒，搅匀密闭，水浴或蒸汽加热至微沸后立即取下，倾入另一有盖容器中，浸泡 30 天以上，每日搅拌 1～2 次，滤过，压榨药渣，榨出液与滤液合并。本法温度高，药用成分浸出完全，时间短，但澄明度较差，且酒与挥发性成分易挥发损失。
（2）渗漉法
以蒸馏酒为溶剂，按照渗漉法操作，收集渗漉液，若处方中需加矫味剂或着色剂时，可加至渗漉完毕后的药液中。

四、能力训练

（一）操作条件

1. 操作室洁净度、温湿度符合要求。
2. 渗漉筒、筛网等设备工具。
3. 酒剂处方。
4. 中药饮片、蒸馏酒、着色剂、矫味剂等。

（二）安全及注意事项

1. 安全用电。
2. 严防明火。
3. 注意生产过程的安全操作。

（三）渗漉法制备酒剂的操作过程

序号	步骤	操作方法及说明	质量标准
1	备料	将原料适当粉碎，筛分出粗粉、细粉，分别放置	粉碎成适宜粗粉或中粉
2	选酒	选用适宜浓度，符合质量要求的蒸馏酒。一般情况，高浓度酒适用祛风湿类；低浓度酒适用滋补类	符合《食品安全国家标准》关于蒸馏酒质量标准的规定。用量一般为中药饮片量的 6～8 倍
3	润湿	粗、细药粉分别置入有盖容器，加入中药饮片量 60%～100% 蒸馏酒，密闭放置 15 分钟至数小时	药粉充分膨胀
4	装筒	在渗漉筒的底部做一个假底，分别将已湿润膨胀后的粗、细粉，分数次装填入筒中，先装粗粉，再填细粉，药粉装填完毕应在药面上镇压适当的重物	装筒时药粉不超过筒的 2/3
5	加酒静置	药粉装好后先将下部出口处打开，自药面上加入溶剂，待出口处流出液不再出现气泡时关闭出口，继续添加溶剂至高出药面数厘米，加盖放置 24～48 小时	流出液不含气泡
6	渗漉收集	打开出口进行渗漉，收集渗漉液，至蒸馏酒用完或味淡为止。收集完后，可根据处方需要，添加矫味剂或着色剂至渗漉完毕的药液中	溶剂应始终保持高于药面

渗漉过程中药液的流出速度应如何控制？

渗漉速度应根据中药饮片性质选择。若太快，则药用成分来不及浸出和扩散，导致药液浓度过低；太慢则影响设备利用率和产量。一般将渗漉速度分为慢渗和快渗两种，慢渗为 1 ~ 3ml/（kg·min），快渗为 3 ~ 5ml/（kg·min）。也可以按每小时流出量为渗漉器被利用容积的 1/48 ~ 1/24 控制。

【问题情境二】

如需将渗漉液制备成流浸膏剂后续应如何处理？制成浸膏剂应如何处理？

制备流浸膏剂，先收集中药饮片量85%的初漉液另器保存，续漉液应在低温条件下浓缩15%，与初漉液合并，取上清液分装；制备浸膏剂，应将全部渗漉液低温浓缩至稠膏状，加稀释剂或继续浓缩至规定标准。

（四）学习结果评价

序号	评价内容	评价标准	评价结果（是/否）
1	备料	能按要求将中药饮片粉碎至适宜粒径	
2	选酒	能根据处方选择合适的溶剂	
3	渗漉	能正确装填物料 能正确使用渗漉装置 能正确判断渗漉终点	
4	收集	能按照处方要求，正确收集合格渗漉液	

五、课后作业

1. 试述渗漉法的工艺流程。

2. 查阅资料回答，浸提制剂的特点有哪些？

实训 G-3-2　能处理酒剂制备过程中出现的工艺问题

一、核心概念

1. 渗漉法

将适宜的中药饮片粉末装于渗漉装置中，在上部不断添加溶剂，溶剂流经粉末，自下部流出口收集浸提液，从而使中药饮片中的药用成分浸出的操作方法。

2. 塌缸

采用渗漉法制备酒剂过程中，因中药饮片粉碎过细，堆积在容器底部，造成溶剂无法顺利通过的现象，称为塌缸。

二、学习目标

1. 能处理酒剂制备过程中出现的工艺问题。
2. 能按要求正确贮存酒剂。

三、基本知识

1. 酒剂在生产与贮藏期间应符合下列有关规定

（1）酒剂可用浸渍、渗漉、热回流等方法制备。

（2）生产酒剂所用的饮片，一般应适当粉碎。

（3）生产内服酒剂应以谷类酒为原料。

（4）蒸馏酒的浓度及用量、浸渍温度和时间、渗漉速度，均应符合各品种制法项下的要求。

（5）可加入适量的糖或蜂蜜调味。

（6）配制后的酒剂须静置澄清，滤过后分装于洁净的容器中。在贮存期间允许有少量摇之易散的沉淀。

（7）酒剂应检查乙醇含量和甲醇含量。

（8）除另有规定外，酒剂应密封，置阴凉处贮存。

2. 酒剂的质量要求

按照《中国药典》2020 年版对酒剂质量检查的有关规定，除另有规定外，酒剂应进行总固体、乙醇量、甲醇量、装量、微生物限度检查，并应符合相关规定。

（1）总固体

含糖、蜂蜜的酒剂照第一法检查，不含糖、蜂蜜的酒剂照第二法检查，应符合规定。

第一法：精密量取供试品上清液 50ml，置蒸发皿中，水浴上蒸至稠膏状，除另有规定外，加无水乙醇搅拌提取 4 次，每次 10ml，滤过，合并滤液，置已干燥至恒重的蒸发皿中，蒸至近干，精密加入硅藻土 1g（经 105℃干燥 3 小时，移置干燥器中冷却 30 分钟），搅匀，在 105℃干燥 3 小时，移置干燥器中，冷却 30 分钟，迅速精密称定重量，扣除加入的硅藻土量，遗留残渣应符合各品种项下的有关规定。

第二法：精密量取供试品上清液 50ml，置已干燥至恒重的蒸发皿中，水浴上蒸干，在 105℃干燥 3 小时，移置干燥器中，冷却 30 分钟，迅速精密称定重量，遗留残渣应符合各品种项下的有关规定。

（2）乙醇量

照乙醇量测定法（通则 0711）测定，应符合各品种项下的规定。

（3）甲醇量

照甲醇量检查法（通则 0871）检查，应符合规定。

（4）装量

照最低装量检查法（通则 0942）检查，应符合规定。

（5）微生物限度

照非无菌产品微生物限度检查。微生物计数法（通则 1105）和控制菌检查法（通则 1106）及非无菌药品微生物限度标准（通则 1107）检查，除需氧菌总数每 1ml 不得过 500cfu，霉菌和酵母菌总数每 1ml 不得过 100cfu 外，其他应符合规定。

四、能力训练

（一）操作条件

1. 操作室洁净度、温湿度符合要求。
2. 渗漉筒、筛网等设备工具。
3. 酒剂处方。
4. 中药饮片、蒸馏酒、着色剂、矫味剂等。

（二）安全及注意事项

1. 安全用电。
2. 严防明火。
3. 注意生产过程的安全操作。

（三）渗漉法制备酒剂的常见问题及处理

序号	常见问题	产生原因	解决方法
1	塌缸	中药饮片粉碎过细	视溶剂通过情况，将中药饮片重新粉碎至合格粒度或延长渗漉时间
2	药粉层干涸	溶剂液面低于药面	自加溶剂至渗漉结束前，溶剂应始终保持高于药面，以防止药粉层干涸开裂

序号	常见问题	产生原因	解决方法
3	浸提不完全	装筒过松：溶剂通过速度过快，造成药用成分浸提不完全	装筒时湿润药粉应分次投入、层层压平、压力均匀（松紧适度）、不超过筒的2/3。装量不宜太高，以留下一定的空间存放溶剂
		装筒过紧：溶剂流动不畅，流出口堵塞，渗漉过程无法进行	
		装筒松紧不均：溶剂沿较松的一边流下，导致松的一侧浸提不完全，紧的一侧不能正常浸提	
		装量太高：溶剂存放空间不足，渗漉无法连续	
		气泡未排尽：药粉与药粉间隙存在有一定量的空气，当加入溶剂时，会产生气泡不断往液面上浮，使已装好的粉层冲散破坏，造成空隙，而溶剂则沿气泡形成的空隙流出，造成浸提不完全	加酒前应注意先将出口处打开，使空气随流出液排出，待流出液不含气泡时再将出口关闭

【问题情境一】

在渗漉静置过程中出现了"塌缸"现象，产生这种现象的原因是什么？应如何解决？

出现"塌缸"现象是因为用于渗漉的中药饮片粉碎过细，造成孔隙堵塞，妨碍溶剂通过。应根据中药饮片性质选择合适的粉碎细度，一般中药饮片以粉碎成粗粉或中粉为宜。

【问题情境二】

在渗漉过程中发现酒内有气泡上冒，产生这种现象的原因是什么？应如何解决？

药粉与药粉间隙存在有一定量的空气，当加入溶剂时，会产生气泡不断往液面上浮，使已装好的粉层冲散破坏，造成空隙，而溶剂则沿气泡形成的空隙流出，造成浸提不完全。加酒前应注意先将出口处打开，使空气随流出液排出，待流出液不含气泡时再将出口关闭。

（四）学习结果评价

序号	评价内容	评价标准	评价结果（是/否）
1	塌缸	能正确判断塌缸产生原因 能提出解决方法	
2	药粉层干涸	能正确判断药粉层干涸产生的原因 能提出解决方法	
3	浸提不完全	能正确判断浸提不完全产生的原因 能提出解决方法	

五、课后作业

1. 常用的浸提方法有哪些？
2. 查阅资料回答，酒剂如何进行甲醇量检查。